津沽中医药

非物质
文化遗产

代表性传承人
口述采珍

主　审　张伯礼
主　编　毛国强

天津出版传媒集团

天津科技翻译出版有限公司

图书在版编目(CIP)数据

津沽中医药非物质文化遗产代表性传承人口述采珍 / 毛国
强主编. -- 天津 : 天津科技翻译出版有限公司, 2024.
10. -- ISBN 978-7-5433-4556-0

Ⅰ. R2-05

中国国家版本馆 CIP 数据核字第 2024P3Y447 号

出　　版：天津科技翻译出版有限公司
地　　址：天津市南开区白堤路 244 号
出 版 人：方　艳
邮政编码：300192
电　　话：(022)87894896
传　　真：(022)87893237
网　　址：www.tsttpc.com
印　　刷：雅迪云印(天津)科技有限公司
发　　行：全国新华书店
版本记录：787mm×1092mm　16 开本　18.75 印张　380 千字
　　　　　2024 年 10 月第 1 版　2024 年 10 月第 1 次印刷
　　　　　定价：120.00 元

(如发现印装问题,可与出版社调换)

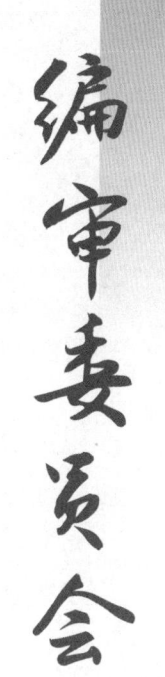

编审委员会

编委名单

主　编　毛国强

副主编　孔令彬　白迪迪　刘立荣　孙桂龙

编　委　（按姓氏汉语拼音排序）

陈红梅　陈英英　段　煜　高　颖　黄　明
金沛沛　李　丹　李　凯　李　莉　刘　佳
马　泰　申红玲　王春旺　王佳宝　杨一丹
赵松涛

参与访谈和讲座录音资料整理学生（按姓氏汉语拼音排序）

付　林　郭馨萌　侯维然　李和佳　李佳颖
李素文　李文贤　林其乐　刘友琴　马豆豆
马暮然　孟柯男　史文雅　田艳青　王　润
王慧敏　王乐悦　吴　敏　许　珂　鄢　然
曾　敏　张　瑜　张　喆　张美杰　张赛霞
赵麟萱　赵诗涵　周小力　朱欣平

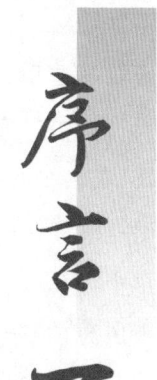

序言一

　　非物质文化遗产(以下简称"非遗")是我国璀璨的文化历史发展长河中最具代表性的内容之一,这些遗产蕴含着中华民族特有的文化精髓、价值和意识,体现着我们的生命力和创造力。近些年来,我国非常重视非遗保护工作,国务院先后公布了五批国家级非遗代表性项目名录,共计1557项,并为非遗保护工作建章立制,极大地促进了非遗项目的保护传承。

　　习近平总书记指出,中医药学凝聚着深邃的哲学智慧和中华民族几千年的健康养生理念及其实践经验,是中国古代科学的瑰宝,也是打开中华文明宝库的钥匙。传统医药是非遗代表性项目十大类别之一。如果说中医药文化是我国传统文化的代表,那么中医药非遗就是传统文化里的"遗珠"。然而,在已公布的五批国家级项目名录中有1557项国家级非遗代表性项目,其中传统医药有182项,数量较少,与中医药在我国传统文化中的优势地位很不相称。

　　何因至此?我认为,有这么几点值得思考。其一,缺少对中医药非遗项目的认知和整理;其二,中医药传承人才的培养是个短板;其三,很多散落在民间的中医绝技、中医药项目的传承人对非遗项目的保护和重视很不够。这几点与公众对中医药非遗项目的认知度直接相关,并且大众传媒对中医药非遗项目的报道也不多。这些都在一定程度上阻碍了中医药非遗项目的传承发展。

　　文化的传承发展需要根植于深厚的土壤之中,需要满足当代人民群众的实际需求,中医药非遗项目的传承发展亦是如此。天津是一座具有悠久历史文化的城市,中医药文化的传承发展颇具特色。特别是建卫筑城600多年来,津沽名医、"卫药"品牌等中医药的传承发展烙上了深深的"天津印记"。就中医药非遗项目来说，天津有包括国家级非遗代表性项目和非遗代表性项目代表性传承人在内的一批独具特色的中医药项目，他们不仅是天津中医药的代表，更彰显了天津的文化底蕴和传统特色。

自 2019 年始，天津中医药大学文化与健康传播学院、落户于该院的天津市中医药文化研究与传播中心联合天津市非物质文化遗产保护协会在《中国中医药报》等推出以"展示非遗风采，传承中医药文化"为主题的"天津市中医药非遗项目展示"专栏，正是肩负着这样的使命和担当。该专栏在全国有影响的专业媒体刊发，通过对天津市中医药非遗传承故事的述说与展示，以新颖、通俗的形式展示天津市中医药非遗项目的风采，可谓创新了非遗保护的大众传播渠道和形式，从而使更多公众了解天津市中医药非遗项目的历史传承、内容特色及文化内涵，增强大家对中医药非遗项目的认知，使公众深入了解这些非遗保护项目能够缓解疾病的功效，对于推进健康中国建设、促进中医药文化传承和传播，都会起到很好的促进作用。本书是采写团队在上述系列稿件的基础上，对传承人进行了再访，对内容进行了进一步充实和完善后而成。

习近平总书记在庆祝中国共产党成立 100 周年大会上的重要讲话中明确提出，"坚持把马克思主义基本原理同中国具体实际相结合、同中华优秀传统文化相结合"。2023 年 6 月 2 日，习近平总书记在文化传承发展座谈会上深入阐释"两个结合"的重大意义：让马克思主义成为中国的，中华优秀传统文化成为现代的，让经由"结合"而形成的新文化成为中国式现代化的文化形态。非遗是中华优秀传统文化的重要组成部分，我们有责任把文化遗产守护好、传承好。希望借此图书，让天津市的中医药非遗项目走进更多人的生活，发挥好维护健康之效。同时让中医药文化非遗项目得以"活起来"，并一代代地传承好、保护好、发展好。

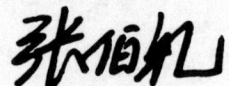

中国工程院院士

天津中医药大学名誉校长、国医大师

国家级中医药非物质文化遗产代表性传承人

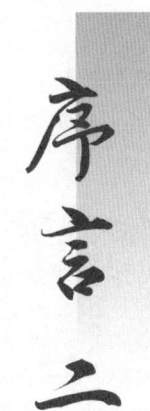

序言二

　　中华民族传统文化历史悠久，中医药作为中华传统优秀文化的重要载体，为中华民族的繁衍昌盛做出了巨大贡献，也对世界文明产生深远影响。习近平总书记高度重视中医药文化的传播弘扬,指出:中医药学是中国古代科学的瑰宝,也是打开中华文明宝库的钥匙。2017年《中华人民共和国中医药法》实施,2019年《中共中央 国务院关于促进中医药传承创新发展的意见》发布,国家相关部委先后制定《中医药文化传播行动实施方案(2021—2025年)》《"十四五"中医药文化弘扬工程实施方案》《中医药振兴发展重大工程实施方案》等指导性文件,对全方位、高质量开展中医药文化整理、普及与传播具有重要的推进作用。

　　作为世界上最为古老的文明古国之一，数千年中华文明发展历史孕育出无比灿烂的非物质文化遗产(以下简称"非遗")。这些非遗是中华民族的民族记忆,也是新时代提升我国软实力的重要资源。习近平总书记十分关心非遗的保护传承,多次强调要加强非遗的保护与传承,积极培养传承人,使非遗绽放出更加迷人的光彩。

　　中医药作为中华民族传统优秀文化的重要载体,有着浓厚的"非遗"基因。"传统医药"是非遗的十大门类之一。推动中医药非遗的保护发展,既是中医药传承发展的战略举措,也是中医药服务国民健康、提升中华民族文化软实力所应尽的责任与使命。

　　国家、社会与民众日益重视并关注中医药,"了解中医药、享受中医药、发展中医药"成为时代风尚,中医药非遗的保护传承方兴未艾。然而,分析发展状况,中医药非遗保护工作还需要进行多方面的探索与完善,其发展动力、能力有待提高,服务领域亟待拓宽。我们应当自立自信,进一步完善相关机制,发出中医药声音;扬长补短,发挥中医药优势作用,补齐中医药非遗保护的短板;拓展应用领域,探索中医药非遗保护与康养、旅游、文创等方面的融合发展;提高质量,突出特色优势,丰富相关研究,提高科研能力与综合实力,培养高水平传承人,构建优质、高效服务民众健康的中医非遗传承体系。

在这样的背景下,《津沽中医药非物质文化遗产代表性传承人口述采珍》出版,可谓正当其时。天津中医药发展历史悠久,名家辈出,形成大批优秀的中医药非遗项目。本书中所提到的吴咸中院士、石学敏院士、张伯礼院士等国家级非遗传承人是广受赞誉的著名中医专家。天津中医药大学文化与健康传播学院、天津市中医药文化研究与传播中心通过实地调研、文献整理、采访传承人等方式,对天津市30项中医诊疗、中药制作的非遗项目进行汇集与整理,详细介绍各项非遗技艺的内容、特色与优势,深度挖掘非遗背后蕴含的故事,梳理项目发展的历史与传承谱系,全方位、立体化发掘这些非遗项目,形成这部完整、翔实、兼具资料保存与文化传承意义的专著。这部著作的出版可填补天津中医药非遗传承研究的空白,成为全国中医药非遗研究发展示范,对促进中医药非遗传承发展具有积极意义。

当前,中医药非遗保护发展面临着难得的历史机遇,站到新起点,我们要以党的二十大精神为引领,在各项政策措施的支持保障下,大力推进中医药非遗的系统性保护、高质量发展。坚持以人民为中心、生命至上的核心理念,守护"本和源、根和魂",完善传统医药非遗保护发展工作机制,促进中医药非遗全方位、高质量发展。诚挚希望天津中医药大学文化与健康传播学院、天津市中医药文化研究与传播中心的研究团队百尺竿头更进一步,将中医药非遗研究推向深入、系统,更广泛服务于中国式现代化发展。希望中医药非遗传承人能够在更广阔空间为中华民族伟大复兴与人类文明、健康做出更大贡献。

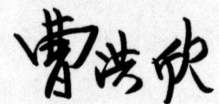

中国非物质文化遗产保护协会副会长兼
中医药委员会会长
国家非物质文化遗产(中医生命与疾病认知方法)代表性传承人

目录

第二卷　中药制作技艺

第一卷 中医诊疗技艺

第一篇

中医生命与疾病认知方法

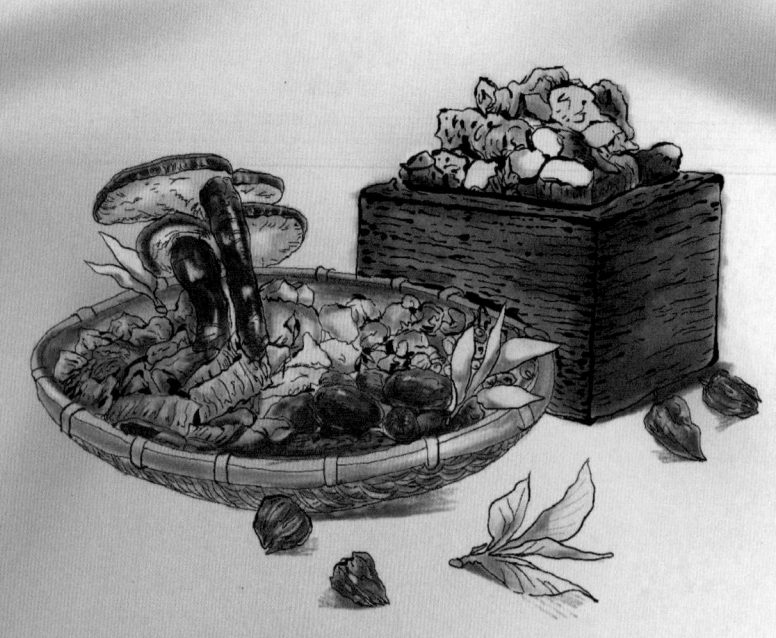

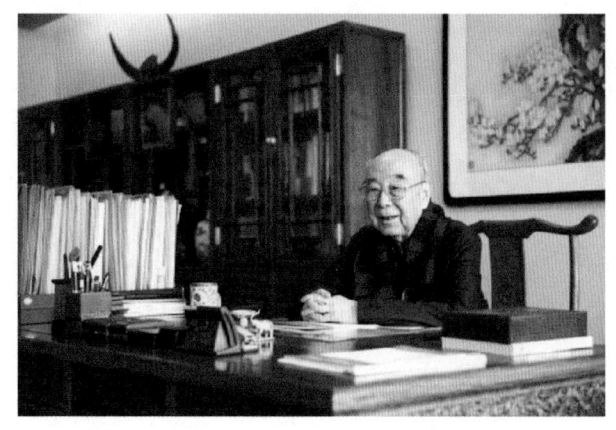

人物小传

中国工程院院士
吴咸中

吴咸中,1925年出生,中西医结合专家,满族,辽宁省新民县人。天津医科大学外科学教授,博士研究生导师,博士后流动站负责人,国家级重点学科带头人,中国工程院资深院士,国家首批国医大师。吴咸中为我国中西医结合治疗急腹症的主要奠基人和全国中西医结合事业的卓越开拓者,曾被誉为"中国中西医结合事业的旗手"和"中国工程技术界的榜样"。现任天津市中西医结合研究院院长、天津市中西医结合医院名誉院长、中国中西医结合学会名誉会长。曾任天津市南开医院院长、天津医学院院长和名誉院长、中国中医药学会副会长、中华医学会副会长、中国中西医结合学会会长等职。

曾先后5次当选中国共产党全国代表大会代表,并多次被评为天津市劳动模范、特等劳动模范和全国劳动模范。获得国家科技进步奖二等奖、天津市重大科技成就奖、中国中西医结合学会终身成就奖、全国中医药杰出贡献奖等重大奖项。

吴咸中为全国"西医学中医"的中西医结合高级专家的杰出代表。他首倡"以法为突破口、抓法求理"的中西医结合理论研究思路,推动了临床研究、基础研究和药学研究的有机结合,使中西医结合不断向高层次发展;创立并不断完善了中国中西医结合急腹症诊疗体系,实现了外科治疗学的重要变革,该体系于1982年被世界卫生组织认定为中国五大世界医学领先项目之一;在重症胆管炎、重型胰腺炎和多脏器功能不全综合征等外科急危重症领域取得重大突破,其突破成为中西医结合医学领域代表性重大成果。先后编写出版的《腹部外科实践》(第1至4版)、《证与治则的研究》《攀登与感悟:吴咸中论文选第三集》,以及《医学院士文库:吴咸中》、英文版《中西医学的架桥人——吴咸中院士》等,总结了吴咸中的奋斗历程、学术成就和学术思想。

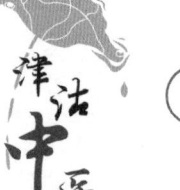

传承谱系

壹 ● **第一代学术传承人**

吴咸中

贰 ● **第二代学术传承人**

鲁焕章　罗连城　郑显理　田在善　赵连根　伍孝先

叁 ● **第三代学术传承人**

崔乃强　周振理　孔　棣　秦鸣放

肆 ● **第四代学术传承人**

崔云峰　李忠廉　张大鹏　张西波　张　楠　于向阳　张　晖　王震宇

吴　瑜　王西墨　余剑波

传承中医药国粹是医者责任

——记国家级非物质文化遗产代表性项目
代表性传承人吴咸中院士

"人活一生就要对人类做出贡献,更重要的是,医者要将中医药国粹这一中华民族的宝贵财富世代传承,造福于人民,肩负为民众健康保驾护航的担当和责任!"

"患者的病痛就是医者和中医药工作者的心痛,为民众解除疾痛是世代传承中医药非物质文化遗产(简称"非遗")的真正意义之所在!中医药国粹的财富不能从我们手中失传!"

"我之所以至今仍坚守在诊疗第一线,就是要实现将中医药非遗传承给世代后生,让民众安享高质量的生活!"

99岁的吴咸中不仅是国家级重点学科带头人,还是中国中西医结合事业的开拓者之一,中国中西医结合普通外科奠基人,他将自己的毕生精力奉献给中西医结合外科研究,所开创的非物质文化遗产项目"中医生命与疾病认知方法"和卓越的医学成果使其成为国家级非物质文化遗产(中医生命与疾病认知)代表性传承人。

中国非物质文化遗产网介绍,中医对生命与疾病的认知是基于中华民族传统文化产生的认识人体生命现象和疾病规律的一种医学知识。中医生命与疾病的知识起源于传说中的远古黄帝、岐伯时代,以《黄帝内经》为标志的中医生命与疾病知识体系的形成至今已有两千多年的历史。中医生命与疾病知识主要包括阴阳、五行、脏象、经络、疾病与证候、病因病机、辨证、治则治法、五运六气等内容。

中医学运用阴阳对立统一的观念来阐述人体生命活动,以及人与自然、社会等外界环境之间相互依存的关系。阴阳平衡是维持和保证人体生命活动的基础,阴阳失调则导致疾病的发生变化。中医学运用五行学说阐述人体与

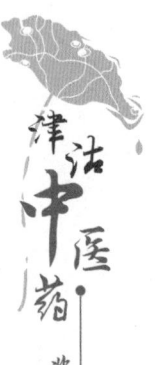

自然界、人体各部分之间的联系,以及疾病发生、发展的机理,并用以指导疾病的治疗。脏象是人体重要的生命现象,主要包括五脏、六腑、奇恒之腑,以及精、气、血、津液的生理功能和病理变化。经络是人体气血运行的通道,有联络全身的作用。经络系统包括十二经脉、奇经八脉,以及络脉等,是中医诊断和治疗疾病的基础,也是针灸、推拿等疗法的重要理论依据。病因是研究疾病发生原因和条件的学说,包括外感六淫、内伤七情和饮食劳倦等。病机学说是研究疾病发生、发展规律的学说。辨证论治是运用望、闻、问、切等方法诊察疾病,将诊察结果加以分析、综合得出结论,确立治疗的原则。治则治法是治疗疾病必须遵守的基本原则与方法,是中医在长期临床实践中总结出的治疗规律,主要有调整阴阳、扶正祛邪、标本缓急,以及因人、因时、因地制宜等。五运六气是研究、探索自然界天文、气象、物候变化对人体健康和疾病影响的系统知识。

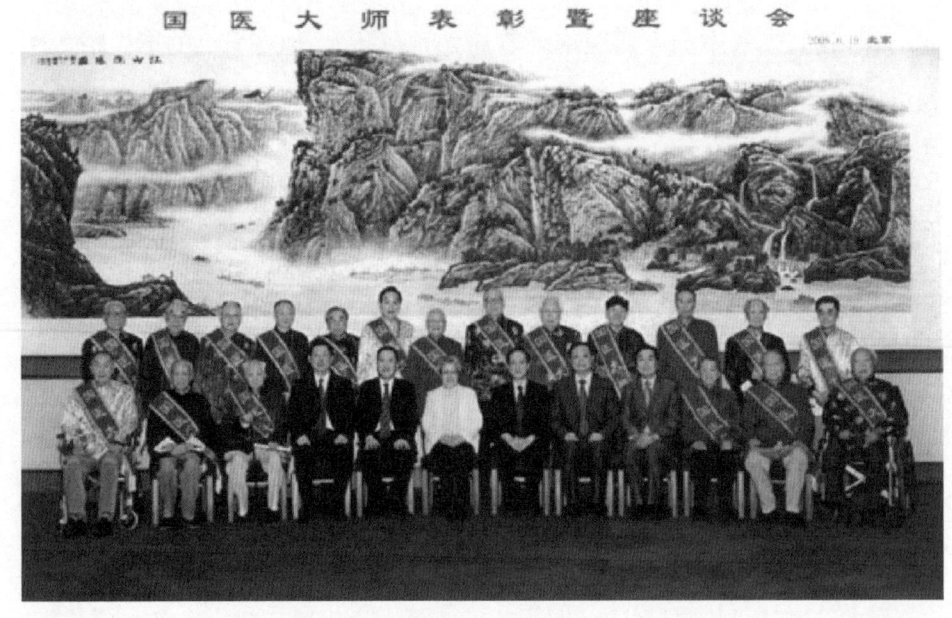

首届国医大师表彰大会合影,后排左二为吴咸中

青年立志从医济世有建树

1925年8月,吴咸中出生于辽宁省新民市一个书香门第。祖父为晚清秀才,父亲曾任县立中学教员、县教育所所长。以"劝学自求,事业至上"为信条的父亲决心将子女们培养成济世人才,扶国救民。在这种家庭氛围熏陶中,五个孩子都勤奋好学,且天资聪慧,除三子专攻农业外,其他皆从父命以医为业,并都学有所成,成为各自领域的佼佼者。长子吴执中成为中国职业病学的奠基人;二子吴英恺(原名吴择中)成为中国心胸外科的先驱;姐姐吴振中成为眼科学家;吴咸中本人则成为著名的中西医结合外科学家。

据介绍,1943年3月,吴咸中考取南满医科大学;1947年7月,吴咸中来到二兄吴英恺主持的天津市中央医院外科做实习大夫。此时,吴英恺已先后创造了3项亚洲或中国第一。吴咸中回忆说,二哥对他要求近乎苛刻,问病史、查病情、做手术、记病历,这些事情都不能出丝毫差错,这让他打下了扎实的基本功。

吴咸中1948年毕业于沈阳医学院(现中国医科大学),后就职于天津市中央医院(现天津医科大学总医院),师从于著名心胸外科专家吴英恺教授和泌尿外科专家虞颂庭教授,专攻普通外科和血管外科。

1950年冬,已经是优秀外科医生的吴咸中参加了第一批抗美援朝医疗队。1953年,他被授予天津市特级劳动模范称号。1956年,31岁的他便被任命为外科副主任。吴咸中的迅速成长还得益于虞颂庭教授的精心培养,使他在普通外科和血管外科领域的成绩引起广泛关注。

1959年,吴咸中参加卫计委(现中华人民共和国国家卫生健康委员会,简称"卫健委")委托天津中医学院举办的"西学中"离职培训班,共两年半时间,在95名同学中,他学习成绩居首,被认为是"学中医探骊而得珠者""辨证如老吏断狱,处方如老匠斫轮,令人起观止之叹"。荣膺以卫计委李德全部长名义颁发的唯一金质奖章和荣誉证书。

吴咸中回忆,自20世纪60年代初开始,他在临床诊疗中看到患急性阑

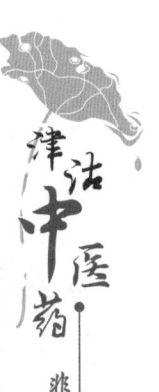

尾炎、急性肠梗阻、急性溃疡病穿孔等疾病的患者与日俱增，且给患者带来极大的痛苦，他便确定以中西医结合治疗急腹症为主攻方向，先后在天津医科大学总医院等几家医院合作进行中西医结合治疗急性阑尾炎、急性肠梗阻、急性溃疡病穿孔等常见病的临床研究，取得很好的疗效。1964年，担任天津市南开医院院长后，他使该院成为全国首家中西医结合临床研究基地。按照"肯定疗效、总结规律、改革剂型、探讨机理"的总体构想，不断深入开展中西医结合治疗急腹症的临床与基础研究，创立急腹症治疗"八法"，倡导"以法为突破口、抓法求理"的研究思路。

自1972年起，他先后主编并出版《中西医结合治疗急腹症手册》《中西医结合治疗急腹症》《新急腹症学》《急腹症方药新解》等专著，举办十余期全国性培训班，推广中西医结合治疗急腹症经验，建立全国性协作网络。

中西医结合治疗急腹症的科技成果曾得到周恩来总理的褒奖，并在全国科学大会上受到表彰，《人民画报》《中国建设（英文版）》等重要刊物予以大幅报道。1982年，世界卫生组织把中西医结合治疗急腹症确定为中国5项世界领先医学项目之一。1996年，吴咸中当选为中国工程院院士。

如今虽年至耄耋，吴咸中院士依然坚守在诊疗的第一线，为患者把脉驱疾，堪称天津市医疗界的"长青不老松"，至今仍身兼数职，担任着天津市中西医结合研究院院长、天津市南开医院名誉院长等职。而且，从中国中西医结合学会名誉会长、天津市中西医结合学会会长，到中国中西医结合学会普通外科专业委员会终身主任委员、《中国中西医结合外科杂志》主编等职，均为吴咸中院士担任，他还是目

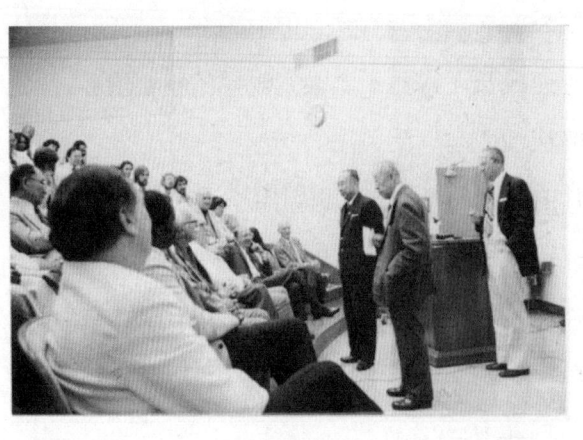

1980年访问美国，吴咸中与吴英恺教授共同答疑

前国际外科学会、世界卫生组织传统医学咨询团成员年龄最长的成员。

多项医学成果凝结非遗亮点

吴咸中院士被人们称为高等教育管理体制改革的先行者。"通过实行'兼容、开放、联合'的方针，我立志将'中医生命与疾病认知方法'在全国推广和传承！"吴咸中说。他领导的中西医结合临床（外科）于1989年成为第一批国家级重点学科，并一直保持着在国内的优势地位。1997年经国家教委（现为教育部）批准，香港柏宁顿（中国）教育基金会授予吴咸中"孺子牛金球奖"。

"我提出中西医结合、继承与创新结合，在全国首先提出'以法为突破口、抓法求理'的中医理论研究新思路，不断完善中西医结合诊疗急腹症的新体系，改变了手术一统天下的外科治疗模式，努力实现了中医药、手术和微创技术的完美结合！"吴咸中说。1982年，该模式被世界卫生组织认定为世界医学领先项目，1984年被国家列为二十项重大成就之一。

"1989年我又提出'在高层次上进行中西医结合'的发展战略，以重症胆管炎、重型胰腺炎和多脏器功能不全综合征等外科急危重症为主攻方向，对急性阑尾炎、急性重症胆管炎、溃疡病急性穿孔、急性肠梗阻、胆道感染和胆石症、肠源性内毒素血症和多脏器功能不全综合征，以及急性胰腺炎等几大类急腹症，均制定了分期分型和辨证论治的原则与方法。"他说。

上述诊断与治疗方法已被载入《黄家驷外科学》等外科权威著作中，取得国际领先或国际先进的临床疗效和理论成果。"通里攻下法在腹部外科的应用和基础研究"项目于2003年获国家科技进步奖二等奖，"多脏器功能不全综合征的中西医结合防治深入研究"项目获天津市科技进步奖一等奖。

创建非遗保护和传承基地

1975年，吴咸中院士在全国第一个创建中西医结合研究所，1998年，又创立了首个中西医结合研究院。他的"在高层次上发展中西医结合"的战略构想，中西医结合要经过"兼容共用、优势互补、结合创新"三种形式和三个阶段

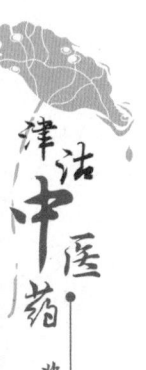

的科学论述,中医、西医、中西医结合三支力量应是"海陆空",而不是"魏蜀吴"的生动比喻已广为学界称道。由此,天津市政府于 2007 年授予吴咸中院士"天津市重大成就奖";人力资源部、国家卫生和计划生育委员会和国家中医药管理局于 2009 年授予其首届"国医大师"称号,吴咸中院士是全国第一位获此殊荣的"西学中"专家;中国中西医结合学会 2017 年授予其"中西医结合事业终身成就奖";人力资源社会保障部、国家卫生健康委员会、国家中医药管理局 2019 年授予其"全国中医药杰出贡献奖"。

"国家和天津市政府的鼓励给予我和我的团队以极大的勇气! 我开始用这一非遗成果推动对外开放与交流合作。1973 年,我率中华医学会代表团访问日本,完成了中日医学交流的破冰之旅,随后与美、德、英、俄等国广泛交流,于 1983 年正式接收了全国第一批国外的中医留学生和进修生,1985 年应聘为世界卫生组织传统医学专家咨询团成员,促成国际对话医学赠书项目持续 20 年之久。"吴咸中为能够成功在全球弘扬祖国中医药非遗兴奋不已。

在世界医学舞台上,吴咸中院士通过对中医通里攻下法、活血化瘀法、清热解毒法、理气开郁法的代表方剂和药组的研究揭示了其"胃肠效应""腹腔效应"和"整体效应"的作用机制,证明下法具有调整胃肠运动功能、清除肠道菌毒、缩小内毒素池、保护肠屏障、抑制过度炎性反应、调节神经—内分泌—免疫功能等综合作用。同时,也揭示出中医"釜底抽薪、急下存阴"治法的科学内涵,开创了急腹症中西医结合理论研究的一条新途径。

吴咸中院士带领其团队所研究的"通里攻下法在腹部外科疾病中的应用""多脏器功能障碍综合征发病机理及中西医结合治疗""通里攻下法对急腹症多脏衰治疗作用""通里攻下法对肠源性内毒素血症防治""中医药对腹部厌氧菌感染治疗""经内镜对胆胰疾病的诊治观察和实验""清热利胆、疏肝止痛片研制临床与实验研究""中西医结合治疗急性重症胆管炎和溃疡病急症穿孔""利胆排石汤配合经内镜乳头括约肌切开治疗胆管结石""中西医结合清解汤、化瘀片、巴黄片治疗急性阑尾炎临床观察及实验""治疗肠源性内毒素血症复方药物颗粒及其制备方法""苦杏仁苷的制备方法和苦杏仁苷在促进心脑胰及伤口血液循环中的应用"和"中西医结合治疗急腹症辨证施治转盘"等成果,多年来使无数患者摆脱了急腹症疾病的折磨,同时避免了手术治疗的痛苦和经济负担,同时其也成为利民解困的非物质文化代表项目。

广植桃李弘扬非遗文化

吴咸中院士言传身教,甘为人梯,广植桃李,多年来培养出数十名中西医结合的医学专家,坚持不懈地传承着"中医生命与疾病认知方法"这一国家级的非物质文化遗产项目。

全国中西医结合胆胰疾病医疗中心主任、天津市南开医院外科首席专家崔乃强,就是吴咸中院士的开门弟子。他在接受记者采访时感慨地说:"恩师吴咸中院士为我们打开一扇门,指出一条路。"

崔乃强于1970年到天津市西青区杨柳青医院外科工作。由于学的是西医,对中医和中西医结合没有理论基础。1978年,他考入天津医学院普通外科研究生班,便跟随吴咸中院士走上中西医结合之路。

吴咸中院士在开展中西医结合的初期,提出中医辨证、西医辨病的原则。把西医先进的检查手段和中医缜密的望、闻、问、切即辨证论治相结合,探索出急腹症发病和发展规律,归纳出急腹症分期治疗原则,总结出手术疗法与非手术疗法的适应证及中转手术条件。这样,既保证了非手术率的最大化,也保证了患者的生命安全。

随后的几年研究生学习生活中,吴咸中院士亲自授课,还安排了一些相关专家为学生讲课。无数临床实例使学生们树立起中西医结合信念,坚定了中西医结合的决心。

2006年,一例山东急性重型胰腺炎危重患者慕名来到南开医院向吴院士求治,他在当地医院治疗多日,腹痛腹胀日益加重,呼吸功能、肠功能受损,并出现多器官功能障碍症状,已被数家医院宣判"死刑"。吴院士带领弟子对患者进行了综合评价和辨证论治,决定应用通里攻下荡涤六腑的治疗原则,在常规西医治疗的基础上,按照吴院士倡导的辨证施治和分期治疗的

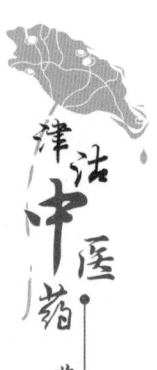
原则,给予清胰陷胸汤,重用通里攻下、活血化瘀中药等治疗。患者迅速好转,没有经过全身感染期,直接进入恢复期。两周后,患者奇迹般痊愈出院。

2000 年以来,大数据与循证医学方法在急腹症研究中已有大量应用。在吴院士的指导下,崔乃强教授领衔天津市科委"重中之重"课题"肠源性 MODS 病机演变及中西医结合诊疗规范"的研究。吴咸中院士认真指教课题组要探索肠源性 MODS 病机演变及器官损害序贯发生的规律;建立 MODS 的中医分期、分型及辨证施治规范;探讨以通里攻下为主要治则的作用机制。并通过祖国医学与现代医学理论的有机结合,构建肠功能不全理论框架,制定急性肠功能障碍的诊疗标准,形成中西医结合治疗肠源性 MODS 的诊疗规范,指导临床治疗,降低病死率。稳定型心绞痛(SAP)是病死率极高的疾病,其病死率高达 20%~30%。应用中西医结合分期辨证施治,在全身炎性反应期重用通里攻下,保护了肠屏障,减少了肺损害的发生,由此明显改变了初期阶段的高病死率状态,并且由于肠屏障得到保护,减少了细菌与内毒素移位,降低了肠源性感染和肠源性 MODS 的发生。

在吴院士指导下,其学生们承担的国家支撑项目《中西医结合治疗重症急性胰腺炎》的研究结果表明,通里攻下为主的中西医结合治疗降低了重症急性胰腺炎并发症的发病率和病死率,并减少了住院时间和费用,使患者不经过病程长、病死率高的进展期,直接进入恢复期,完成了跨期治疗。这一研究获得 2016 年中国中西医结合科技进步奖一等奖。

吴院士就是这样把弟子扶上马又送一程,几代医疗人传承着"中医生命与疾病认知方法"。他常教导学生说:"中医有着 2000 多年的历史,长期的医疗实践所积累的大量经验,是中华民族的丰厚遗产和宝库。你们要勇于挑起为民解疾痛的担子!"

(孙桂龙　孔令彬)

第二篇

针灸

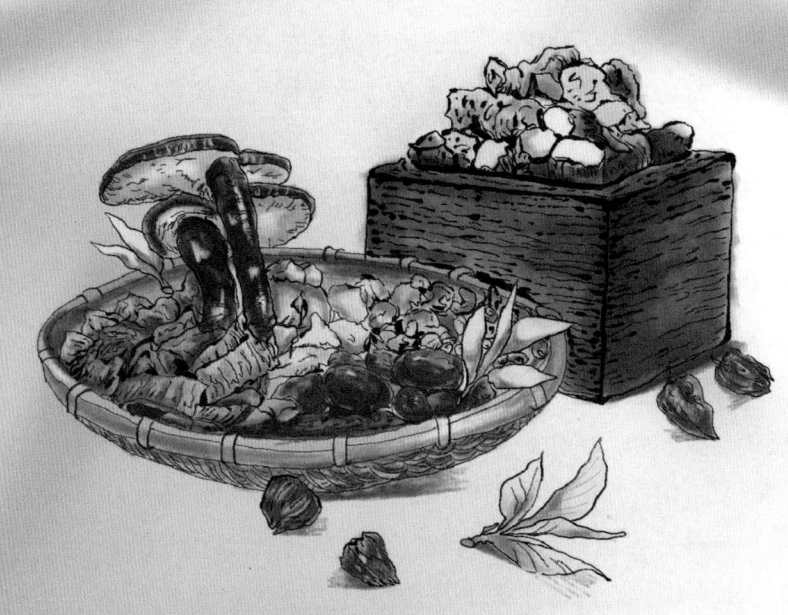

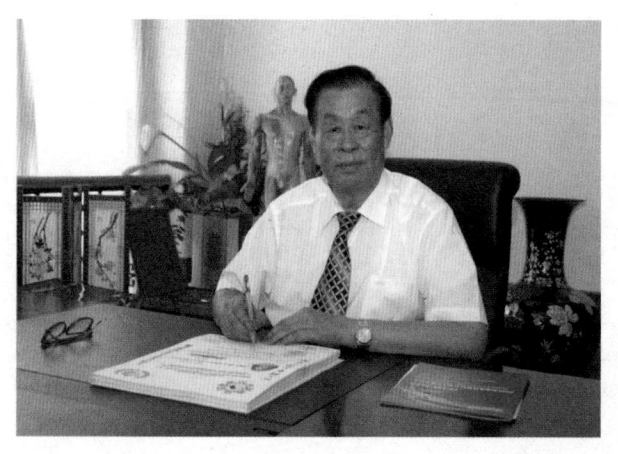

人物小传

中国工程院院士
石学敏

石学敏,1938年出生于天津,世界著名中医针灸学专家,国医大师,中国工程院院士,博士研究生导师,国家有突出贡献专家,国务院特殊津贴专家,国家级非遗项目针灸代表传承人,现代针灸奠基人,中国中医科学院学部委员,全国中医药杰出贡献奖获得者,岐黄中医药传承发展奖获得者,谢赫·扎耶德国际传统医学奖获得者,国家中医针灸临床医学研究中心主任,中国针灸学会高级顾问,欧洲传统中医协会顾问,联邦德国巴伐利亚州中国传统医学研究院第一副院长。全球中医针灸最高奖"天圣铜人奖"获得者。

多年来,先后被评为中华人民共和国卫计委先进工作者、全国优秀医院院长、天津市优秀科技工作者、十佳医务工作者等称号,1999年当选为中国工程院院士。2000年,石学敏院士又荣获何梁何利奖。2001年,获香港求是科技基金会杰出科技成就奖。2006年12月,荣获中华中医药学会"首届中医药传承特别贡献奖"。2008年,荣获世界中医药学会联合会颁发的"中医药国际贡献奖"。2019年,获得"全国最美医生""中国好医生"称号。2023年,荣获世界中医药学会联合会中医药国际贡献奖——著作奖。2023年,荣获谢赫·扎耶德国际传统医学奖。

石学敏院士从事临床、教科工作已60年。他创立的"醒脑开窍"针刺法治疗中风取得了显著疗效,创造了世界医学史上的神话。他率先提出针刺手法量学理论,并开展相关研究,确定了捻转补泻手法量化操作,使传统针刺手法向规范化、量化发展,极大地推动了中医现代化进程。石学敏院士依据传统中医理论,整合多年的临床研究和现代药理研究成果,采用国际公认的诊疗标准,针对中风的病因、病机特点,开展"醒脑开窍"针刺法临床与基础研究,并配合康复训练、饮食、心理、健康教育等疗法形成一套完整的、独特的、规范的中医中药治疗中风的综合治疗方案——石氏中风单元疗法,被国家科技部及中医药管理局列为十大重点推广项目之一。

主持完成包括国家973项目在内的科研课题43余项,其中获国家科技进步奖1项,省部级科技进步奖33项(次),国家教委及天津市教学成果奖3项,获国家专利6项。在教学方面,多年来培养硕士研究生、博士研究生、博士后百余名,学生遍布中国各地和世界各国,硕果累累,桃李满天下。出版专著50余部,其中由他主编的《中医纲目》被专家誉为继《医宗金鉴》之后的一部中医临床划时代巨著。石学敏院士亦致力于针灸海外学术交流,积极推动中医针灸走向世界。他先后赴世界30多个国家及地区讲学和诊疗,至今已做了100余场学术讲座,影响巨大,掀起海外针灸热。同时,并就针灸临床及机理研究,与德、法、日等多国开展国际合作,为中医针灸走向世界做出突出贡献,被誉为"针灸外交家"。

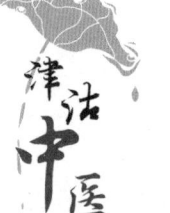

传承谱系

 壹 ● **第一代学术传承人**

石学敏

 贰 ● **第二代学术传承人**

卞金玲　李　妍　李　军　马春燕　韩　艾　张慧勇

叁 ● **第三代学术传承人**

王　舒	翟　娜	李　平	王金贵	杜元灏	张春红	孟智宏	杜宇征
戴晓矞	傅立新	张智龙	郭永明	樊小农	倪光夏	郭　琳	申鹏飞
许军峰	陈泽林	温景荣	赵晓峰	熊　杰	丁　晶	刘　健	李桂平
李　澎	李金波	丁淑强	金锦兰	蔡　斐	田晓芳	赵　琦	谭　涛

 肆 ● **第四代学术传承人**

史慧妍	倪丽伟	王　晶	牟　蛟	周淼焱	王　琪	康明明	李凌鑫
佟媛媛	王文熠	常颖慧	陈宥伊	罗　丁	周　萍	李景轩	郭　爽
郭晓艳	罗笑琳	李　想	李薇薇	金娇娇	陈　光	张　鹏	满　斌
罗玲玲	陈尚杰	王　佳	郭　妍	寇　鹏	朱　原	王子旭	吉学群
杨元庆	杨秀娟	王　栩	王　漫	王然芸	王洋洋	张艳芳	公一因
卢　轩	田丽娟	王振国	郑海珍	曹子月	常砾丹	丁恩奇	董晓珂
马金娜	潘晓云	孙艳平	杨晓琴	朱　婧	张丽丽	孟祥刚	班海鹏
谷文龙	刘新明	高新新	范　晶	高　达	王　敏	王艳国	李　琛
沈　燕	高　莹	李　礼	石　磊	黎　波	杨丽红	张　超	邓士哲
田　光	李孟汉	关　卫	武峻艳	孟丽娜	张　博	王　丽	任雪松
白玮婧							

伍 ● 第五代学术传承人

蒋荣民	郑海珍	杜新宇	刘佩东	牛舰霏	冯闪闪	贺秋霞	谭晓婵
周诗远	王 炎	王晨瑜	刘春霞	李溪蹊	陈 超	黄泓文	王焕程
杨 洁	王 悦	孙元杰	于海莎	蒋园园	俞晓旸	宋会会	杨 帆
杨 润	吴佳明	郝 婷	朝力根	王冰卉	王 颖	张昕垚	夏荣慧
边 雷	肖 侠	任凤蛟	刘琼琼	殷赫然	庄紫晗	康天奇	许畦钰
胡士英	李婷婷	孙雪柔	张淑君	刘 畅	张玲玲	陈瑞敏	金诗琪
吴玉真	秦梦妮	王文慧	李一阳	宋扬扬	徐文韬	张新昌	张宏如
李会娟	秦 娴	庞 娜	纪 哲	李 众	刘嘉妍	吕致君	盛张倩
石瑜杰	田 骞	汪晓晴	王江艳	白会想	郭士明	蒋 琳	黎舒敏
席 娜	王 涛	张 浪	李文博	李艳妮	常女子	樊同涛	麻聪聪
王晓光	赵海英	刘 楠	慕容志苗		余 亮	张 雪	褚德旭
曹灿灿	马慧慧	杨箐荟	王 盟	周沛沛	周 围	刘文娜	

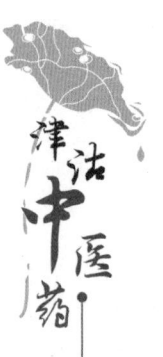

"传承好针灸是我永恒的责任"

——记国家级非物质文化遗产代表性项目代表性传承人石学敏院士

"小小一根银针，正在从石学敏院士手中，传到一批又一批更年轻的人手中。这些银针，通过他的弟子们接力，让更多患者的健康得到呵护。在传承过程中，也会让这样的一份仁爱之心，照亮更多人的生活。"

"除了众所周知的诸多身份，石学敏多了一个新身份——国家级非物质文化遗产代表性项目'针灸'代表性传承人。"

2019年8月，在"2019最美医生"发布仪式现场，中国工程院院士、国医大师、天津中医药大学第一附属医院主任医师石学敏在台上接受采访时，主持人如是总结："有人说我是鬼手神针，也有人说是银针外交，其实，我最想干的事情就是如何把中医针灸技术传承下去，让这古老的中医技艺造福更多的百姓。"面对众多赞誉，石学敏最看重的是"传承"二字，他表示："把针灸传承好、发扬好，让中医更好地为中国人民和世界人民服务。"传承，也正是非物质文化遗产代表性项目生生不息之源头所在。

投身杏林矢志不渝

石学敏，1938年6月出生于天津市西青区。说起如何走上中医之路，石学敏回忆道，童年的时候，印象最深的就是缺医少药，家周边十多个村子只有一名医生，大多数人生了病只能硬扛。记得小的时候，发生过两次传染病，"一次是疟疾，一次是黄疸，一家子一家子地传染，村子里死了一些乡亲。幼小的心灵受到了触动，最早的愿望就是长大了学医，医治好更多的人。"石学敏说。

中学毕业后，石学敏如愿考入天津中医学院（现天津中医药大学）。而正式接触针灸则是在他毕业两年后。1965年，他被派往北京参加全国针灸研修班学习，自此与针灸结缘。

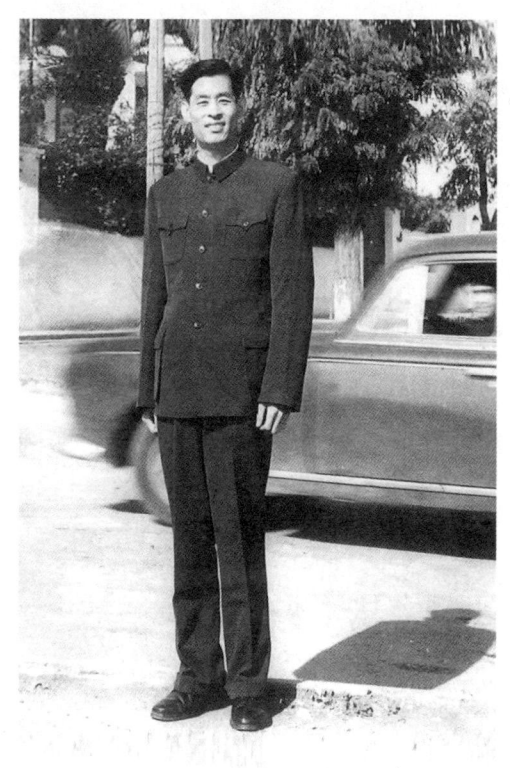

年轻时的石学敏

石学敏回忆，在这里，他接触到了对其一生都影响巨大的一批针灸专家，他们都经全国精选，有的是御医后代，有的是针灸流派传人，个个身怀绝技，让石学敏大开眼界。"那可真是学到宝了，作为一个正规院校毕业的大学生，我确实被折服了，也感到针灸大有精华可挖！"得到了老师的真传后，还把学到的技术与其他同学分享。

此后50多年里，用小小银针为患者解除病痛成为他毕生追求。经过几十年的不断摸索、拼搏，他终于成为该领域大家：由他创立的"醒脑开窍针刺法"，开辟了中风治疗新途径；他还创建"针刺手法量学"，填补了针灸学发展的空白；先后发明"脑血栓片""丹芪偏瘫胶囊"等药品，针药并用，创立了"石氏中风单元疗法"，为治疗脑血管病开创了新思路。

寻规定标传承有序

"刚刚接触中医的时候，我常常在想，中医到底是什么，中医当中有很多谜，这些谜很可能就是宝，"石学敏说，"以往针灸在治疗脑中风急救上，根本派不上用场。"

说起他创立"醒脑开窍"针刺法，还要从20世纪70年代末说起。石学敏率先提出中风的根本在于"窍闭神匿，神不导气"的理论，提出"针刺手法量学"概念，填补了国内针灸学空白，针药结合，形成石氏中风单元疗法，所创立

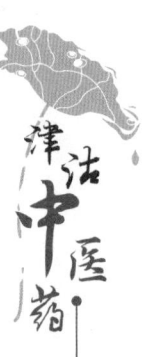

的"醒脑开窍"针刺法,在临床对数以千计的中风患者施治后收到显著效果。该法不仅用于中风治疗,在现代脑病、各种疑难杂症、痛证等方面也是卓有成效。

该法在醒脑开窍、治疗中风及其并发症基础上,逐渐形成了"通关利窍"针法治疗吞咽障碍、"调神益智"治疗血管性痴呆、"调神解郁"治疗郁证、"经筋刺法"治疗周围性面瘫、芒针治疗慢性前列腺炎及肥大、"调神止痛"治疗顽固性疼痛等多项特色技术,为无数患者解除痛苦。后又将该针法用于脑外伤、多发性硬化、帕金森病、周围神经疾病、抑郁症、焦虑症、疼痛病症及各种疑难杂症,均收到显著疗效。

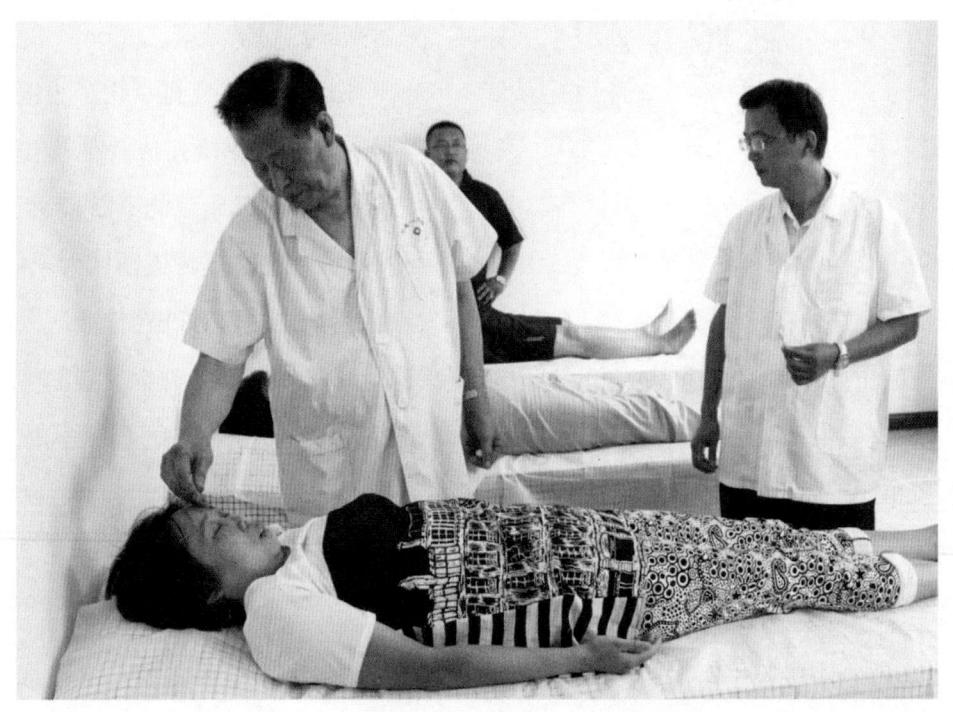

工作中的石学敏(中)

石学敏率先提出针刺手法量学理论,研制出丹芪偏瘫胶囊、中风丸、脑血栓丸、醒脑治瘫胶囊、针洗Ⅰ号、扶正口服液、益肾养肝口服液、化瘀通脉汤剂等多种院内制剂来治疗中风,形成了专科针药康复相结合治疗系列,提高了临床疗效。

不仅如此,该针法还将"调神法"的临床应用发挥到极致,在治疗血管性痴呆、脑外伤或脑手术后恢复期、多发性硬化症、锥体外系病变等高级中枢神经损伤的病种,臂丛神经损伤、坐骨神经损伤、腓总神经损伤、脊髓神经和神经根病变等周围神经疾病方面也得到广泛应用。同时,其还大量应用于抑郁症、焦虑症、更年期综合征、癔症、神经官能症、自主神经紊乱、胃肠功能紊乱等精神心理性疾病。在长期的临床实践中,逐渐形成以"醒脑调神、健脑宁神、通关利窍、醒神启闭"为轴心的系列治疗中医脑病的法则:以内关、人中醒脑开窍;印堂、上星醒神调神;百会、四神聪宁神安神;风池、完骨、天柱健脑养神;风池、完骨、翳风通关利窍;四白调神开窍等。

"针灸学属自然科学范畴,应该有自己明确的、科学的量学观。"石学敏说。

"中医历史悠久,但由于受传统思想的影响,重师承和学派,各自为战,不能形成统一的规范化、剂量化、标准化程序,造成临床重复性受到限制。虽然临床上取得了良好的疗效,但难被西方主流医学所认同。"

为了使针灸治疗学走向规范化、剂量化、标准化,他带领课题组从临床到基础研究,将针灸治疗有效的130余种病证逐个穴位地进行手法最佳量学标准的筛选研究。对针刺作用力方向、大小、施术时间、两次针刺间隔时间等针刺手法的四大要素进行了科学界定,改变了历代针刺忽视剂量的状态,使针刺治疗由定性的补泻上升到定量的水平,填补了针灸学历史上的一个空白。

多年来,石学敏已主持完成包括国家973项目在内的课题43余项,获包括国家科技进步奖在内的省部级以上科研奖励33项。发表指导论文300余篇,培养中外博士研究生百余名,先后出版了《中医纲目》《石学敏针灸学》《中华医学百科全书(针灸卷)》,以及世界中医学专业核心课程教材《针灸学》等著作50余部,已成为现代针灸学的基石,为"醒脑开窍"针刺法的传承打下了坚实的基础。

医者师也桃李满天

天津中医药大学第一附属医院针灸科病房楼里,如今已是86岁高龄的

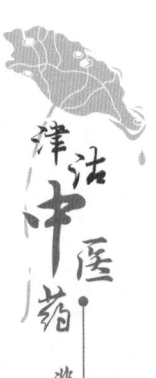

石学敏仍然坚持在一线。这里不仅有来自世界各地慕名而来的患者,也有来自世界各地的学习中医的学生。在患者眼里,他是医术高超、宅心仁厚的医者;在学生眼里,他则是教导有方、德高望重的师长。

为了让医术后继有人,发扬光大,他更是广收学生,为针灸人才的培养打下坚实基础。他先后培养硕士、博士、博士后300余名,来自欧美、东南亚、日本、韩国的学生超800人。虽已耄耋之年,但他还在推广工作的一线,每到一处,都亲力亲为,为患者看病,为学员带教,甚至踏上边疆偏远贫困地区。

在石学敏的带动下,国内针灸临床科研达到分子生物学水平。他们完成国家、省部级科研项目43项,获国家专利6项。出版专著50余部,其中《中医纲目》被专家誉为继《医宗金鉴》之后的一部中医临床划时代巨著。2007年,出版的《石学敏针灸学(英文版)》被推广至欧美等国家,深受欢迎,被美国针灸考试委员会指定为考试指导用书,该书还出版发行了法文版和西班牙文版,广受欢迎。

2019年9月,"学科建设与发展论坛暨国家中医针灸临床医学研究中心启动会"在天津中医药大学第一附属医院举行,石学敏院士做了题为"醒脑开窍针刺法的临床应用及基础研究"的报告。他带领的天津中医药大学第一附属医院针灸学科团队立足于全国行业引领,进一步加强整体布局,加快推进中医针灸医学领域的创新突破和普及推广。

星火传承渐已燎原

2022年7月24日,国医大师石学敏院士传承工作室挂牌仪式暨针灸学术论坛在广州顺利举行。国医大师石学敏院士传承工作室正式落户广州医科大学附属中医医院(广州市针灸医院)。

挂牌仪式当日上午,石学敏院士来到广州医科大学附属中医医院进行诊疗和实操演示。在针灸科病房内,一例71岁的中风患者经过石学敏院士当场施针,左侧肌体活动度明显改善,疗效明显。

据报道,石学敏院士传承工作室揭牌后,将定期派出专家团队到广州医科大学附属中医医院坐诊、会诊、教学,发挥技术特长,参与培育科研创新团队等研发力量,促进南北两地针灸技术的融合发展,推动广东中医人才传承,带动广东省中医药事业更高质量发展。

2020年12月24日,国医大师石学敏院士传承工作室落户石家庄市中医院;

2022年7月5日,四川省广汉市中医医院国医大师石学敏院士传承工作室揭牌;

2022年7月11日,"国医大师石学敏院士传承工作室"揭牌及收徒仪式在德州市陵城区人民医院举行;

……

20世纪80年代末,石学敏教授的中风研究基地——天津中医学院第一附属医院被国际中医药管理局认定为全国针灸临床研究中心,已在全国建立53个针灸分中心和15个院士工作站,自"醒脑开窍"创立以来,已推广至国内218家医疗机构和国外包括美国、德国、法国在内的50余个国家和地区,形成了"由技术到学术,由治疗到预防、由城市到乡村、由国内到国外"的成熟推广模式。

石学敏院士担任国家第一批至第七批的全国名老中医药专家学术经验传承指导老师,培养了一大批活跃在临床一线的优秀中医针灸人才服务患者,由于"醒脑开窍"针刺法验、效、廉的特点,对于一些医疗条件尚不发达的地区,其有着相当大的医疗市场,能给老百姓带来实实在在的利益。"醒脑开窍"推广的分中心大多都是老少边穷地区,天津对口支援的陕西省汉中市宁强县就是其中之一。石院士不顾舟车劳顿,亲自奔赴宁强县中医院授课讲学、查房,3年来风雨无阻,短短几年时间,县中医院针灸学科得到了长足的发展,针灸科的年诊疗人数翻了数倍,为当地因病致贫的患者早日脱贫带来了福音。

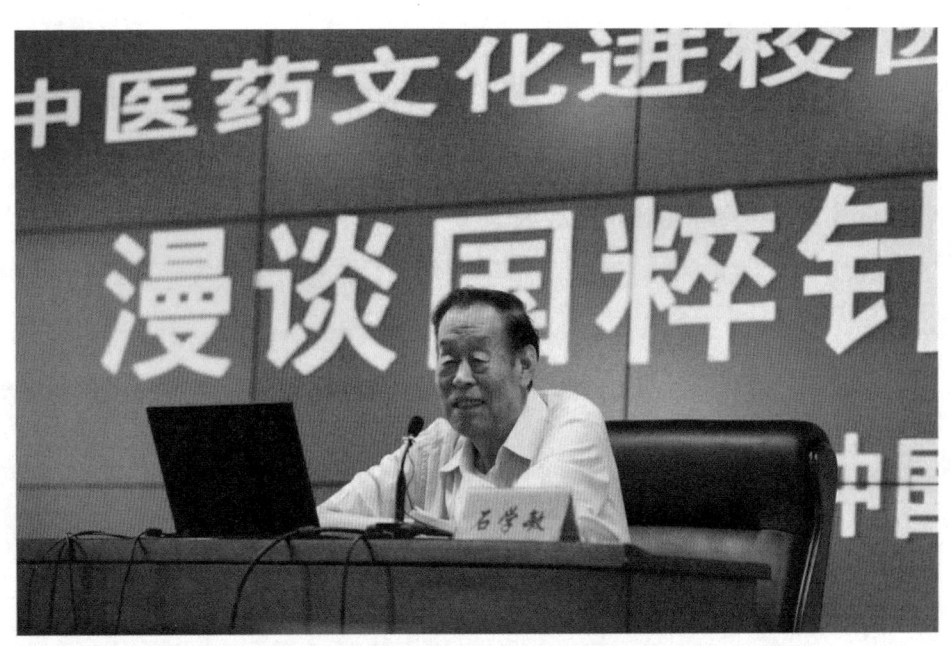

2019 年 6 月，石学敏院士在和平区教育局为中小学师生讲座

针灸外交　享誉世界

"医学奇迹""伟大的中医"……在哔哩哔哩网站上，一部名为《九千根针》的纪录片里，弹幕里显示出诸多此类的赞誉。这部 2009 年上映的纪录片，时长 80 多分钟，记录了名为德温·德斯（Devin Dearth）的美国人在针灸治疗帮助下，如何从瘫痪患者到生活自理的真实故事。

纪录片中，德温·德斯曾是一名健美运动员，因突发脑干出血，致其肢体严重瘫痪、无法正常说话，被美国康复师研判为永久丧失自理能力。他们得知一位同样患中风的朋友曾专程来到中国，向针灸大师石学敏求医，并取得很好的疗效。于是，他们不远万里，于 2008 年初，同当地十几名中风患者一道来到中国，向石学敏寻求康复的福音。

经过三个半月的系统化针灸康复治疗，德温的症状得到极大改善，语言表达较之前清晰流利，还能在家人的搀扶下缓慢行走。德温的弟弟将他在天津的治疗过程用摄像机记录下来，于是有了《九千根针》这部纪录片的上映。

这部纪录片于 2019 年被网友放到了哔哩哔哩网站，至今已有近 13 万点击量，点赞数近 6000 次。

1996 年，一位叫劳德的美国教授来到医院，提出要看一看 1995 年前后用"醒脑开窍"针刺法治愈的 100 例患者的病例，进而又与这些患者见了面。当他完成所有调查后，感慨地说："你们中国的患者是幸福的，对于中风，我们美国没有这样良好的治疗方法。以后，我要是得了中风，也要到你们这里来治疗。"

现在，医院病房里有很多来自欧洲、美国、韩国的患者，拥有高新科技的发达国家的患者能千里迢迢到天津来看病，可见对中国针灸的认可程度。

多年来，石学敏院士积极推动针灸走向世界，赴 100 余个国家和地区讲学诊疗，在当地掀起针灸热，并就针灸临床与机制研究，开展与德国、法国、日本、新加坡等国的国际合作，为中医针灸走向世界做出突出贡献，被誉为"针灸外交家"。2011 年，法国一名爱国侨领多次患中风而导致其行动不便、吞咽困难、构音障碍，求助于我国使馆。石学敏院士应邀前往，经过近两周治疗，患者就明显康复。此次法国之行亦受到外交部、卫健委的高度评价及嘉奖。

为了能使这种方法和理念得以流传和保护，更好地为患者服务，石学敏院士在 60 余年的从医工作中，术业专攻，精纳立著。多年来，他在国家核心期刊发表论文百余篇，先后主编出版了《中医纲目》《实用针灸学》《脑卒中与醒脑开窍》等专著 50 余部。现"醒脑开窍"针刺法已经入选《中国医学百科全书·针灸卷》，并被写入《针灸学》《针灸治疗学》等多部中医院校统编教材。

作为中医"走出去"战略的核心抓手，针灸目前已在全球 196 个国家和地区推广应用，这里面就有着石学敏院士的不懈努力。自 1989 年，石学敏院士已带领团队连续主办了 16 届中国·天津国际针灸学术研讨会。近年来，先后派出了 1000 余人次赴世界各地交流讲学，足迹遍布 49 个国家和地区，并先后接收了来自 93 个国家和地区的留学生和高级进修生 1.3 万人次，收治 20 余个国家和地区的外籍患者 2.5 万余人次。

石学敏院士曾多次接受外交部、原国家卫生部（现中华人民共和国国家

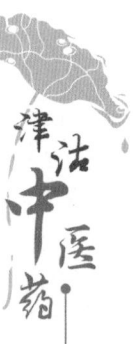

卫生健康委员会,简称"卫健委")的指派赴国外为其政府首脑、高层官员治疗,被表彰为"针灸外交"。2000年,获得香港何梁何利基金会授予的科学与技术进步奖。2001年,获得香港求是科技基金会授予的杰出科技成就奖。2006年,获得中华中医药学会授予的首届中医药传承特别贡献奖。2008年,获得世界中医药学会联合会授予的"中医药国际贡献奖"。2019年,获得"全国最美医生""中国好医生"称号。2023年,荣获世界中医药学会联合会中医药国际贡献奖——著作奖。2023年,荣获谢赫·扎耶德国际传统医学奖。

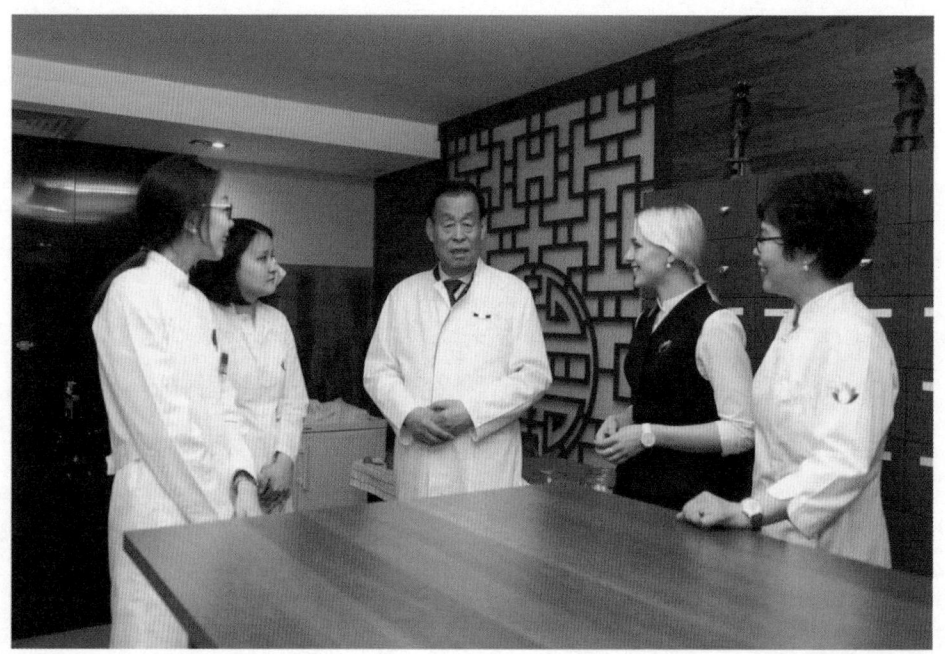

石学敏(中)赴俄罗斯访问

"全世界有人的地方,就有中医,就有中国的针灸,"即将结束采访时,石学敏对记者说:"健康是人的第一财富,医生就是人类健康的护航使者,传承好针灸是我永恒的责任!"

（孙桂龙　孔令彬）

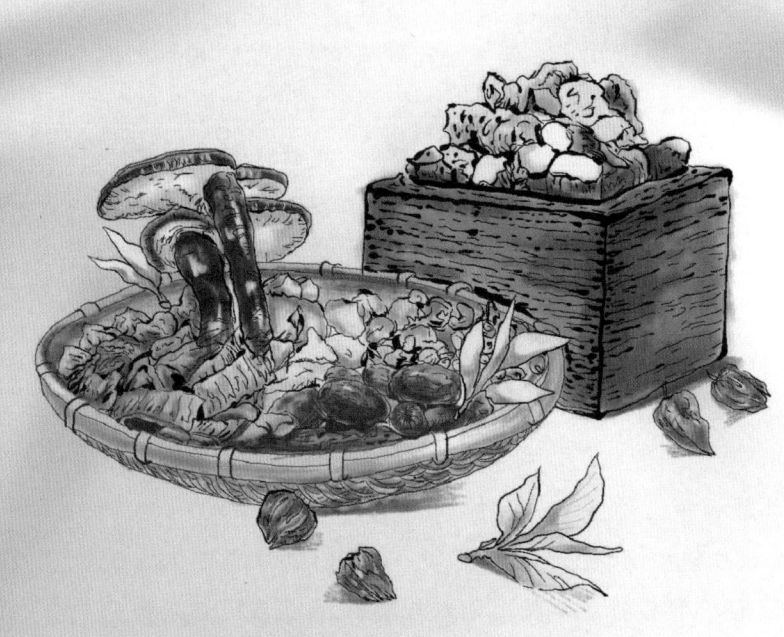

第三篇 中医传统制剂方法

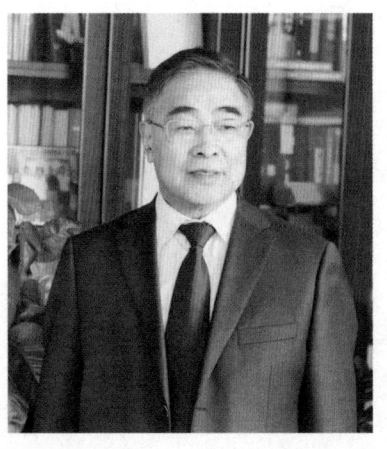

人物小传

中国工程院院士
张伯礼

张伯礼,"人民英雄"国家荣誉称号获得者,教授,博士研究生导师,中国工程院院士,国家级非物质文化遗产"中医传统制剂方法"代表性传承人。中国中医科学院名誉院长,天津中医药大学名誉校长。"重大新药创制"科技重大专项技术副总师、国务院医改咨询专家委员会成员、国家重点学科中医内科学科带头人、教育部医学教育专家委员会副主任委员、世界中医药学会联合会副主席、中华医学会监事长。

张伯礼教授从事中医临床、教育和科研工作50余年。在中医药防治冠心病、中风、痴呆等重大疾病方面有丰富经验,临床疗效显著,深受患者欢迎。他提出"湿浊痰饮类病学说",建立证治体系;参加中风危险因素调查研究,明确了中风证候和先兆症动态演变规律;主持中风多中心临床救治方案比较研究,建立了缺血性中风综合治疗方案;主持血管性痴呆(VD)系统研究,首次制定了VD证类分型标准和按平台、波动、下滑三期证治方案;创立脑脊液药理学方法,揭示了中药对神经细胞保护的作用机制;主持开展了第一个中医药对心肌梗死二级预防的循证研究,建立了中医药循证评价系列方法和关键技术,促进了中医药临床研究质量的整体提升;连续承担三项国家"973"项目,开展了方剂配伍规律的系统研究,创建了以组分配伍创制现代中药的新途径,并研制了一批现代中药;开拓了名优中成药二次开发领域,建立了系列关键技术,提升中药产品质量和科技内涵,促进中药产业升级换代。

在教学工作方面,张伯礼教授提出了"知识、能力、素质并重"的教育理念,倡导强化中医临床思维,注重临床技能训练。主持制定了第一个《中国·中医学本科教育标准》,开展中医学专业认证。积极推动中医教育走向国际,组织多国专家起草的《世界中医学本科(CMD 前)教育标准》已颁布执行,并在 50 多个国家和地区推广应用;主持制定了中医核心课程体系,组织全球专家编写国际通用系列中医药教材,保障世界中医教育的健康发展,获得第四届中医药国际贡献个人奖。他倡导筹建了"勇搏励志班",并制定"责任、坚韧、克己、奉献"的班训,旨在培养理想高远、甘于奉献、意志坚强、能力突出、身心健康的高素质人才,捐资 600 万元设立了"勇搏"基金,资助家庭困难和成绩优异的学生。

张伯礼教授曾主持中国中医科学院工作,他提出"推倒围墙,整合资源,优势互补,和合共进"的工作方针,积极推进科研体制机制改革,实施"调整结构、创制机制、凝练方向、育引人才"的政策,建立了中国中医科学院江苏分院和广东分院,建立了中药资源中心、中医药数据中心、中医药发展中心等机构。重点支持百年中医史、穴位本态性、传统知识保护目录、中药安全性、中医优势疾病防治等研究方向并取得进展。建立了辐射全国的传承博士后合作导师、客座研究员、中医院院长培训班等制度,聚集了一批优秀人才。他长期主持中医药现代化研究,参加中医药现代化顶层设计,作为核心成员参加起草了《中医现代化科技发展战略》《中药现代化发展纲要》《重大新药创制专项计划》《中医药健康服务业发展规划》《中药材保护和发展规划》等文件。作为四届全国人大代表,他积极建言献策,在中医立法、医疗改革、大中药健康产业培育、中药知识产权保护名录遴选和发布、中药资源纳入国家战略管理与建设等方面,向全国人大及国家有关部门提出议案、建议 60 余项。

新型冠状病毒感染疫情暴发后,作为疫情防控中央指导组专家,张伯礼教授在湖北武汉奋战 82 天,彰显了强烈的政治担当和责任担当。他主持研究并制定中西医结合救治方案,指导中医药全过程介入救治,取得显著成效,成为中国方案的亮点,为疫情防控做出了重大贡献,被授予"人民英雄"国家荣誉称号。

多年来,张伯礼教授共获包括一等奖在内的国家科技奖励 7 项,省部级一等奖 10 余项,发表论文 300 余篇,编写专著 20 余部。曾获何梁何利基金奖、国家科技计划组织管理突出贡献奖,并获全国优秀共产党员、全国杰出专业技术人才、全国先进工作者、全国优秀科技工作者、有突出贡献中青年专家等荣誉称号。

近 40 年来,张伯礼教授共培养硕士研究生、博士研究生、博士后及师带徒 300余名,其中 3 人获全国百篇优博,提名 2 人,获全国中医药优秀博士论文 1 人,学生遍布海内外,多数成为各地区学术骨干,其中包括长江学者、国家杰出青年、万人计划、中医药大学校长及三甲医院院长等一批高层次人才。

传承谱系

（部分代表人员）

 壹 ● **第一代学术传承人（1948—）**

张伯礼

 贰 ● **第二代学术传承人（1988—1999年）**

徐宗佩　毛秉豫　高秀梅　罗树卿　内龙道　叶碧霞　崔玉琼　李百臣

张吉正　郭利平

 叁 ● **第三代学术传承人（2000—2010年）**

宫　涛　马　寰(美国)　刘　伟　康立源　刘养凤　刘　洋　李玉红

胡学军　胡利民　刘华一　王保和　段光辉　刘　杰　于春泉　黄宇虹

徐　强　张　萌　王　怡　任　明　姜　民　樊官伟　郭志军　吴　晏

赵　敏　杜　嵘　刘　维　毛静远　孙增涛　周志焕　张　晗　张智龙

戴国华　张俊华　李立祥　王守富　吴　妍　刘　杰　张艳军　李慧臻

柴山周乃　　徐雅娟　刘志东　王跃飞　姚　春　郑文科　梁爱华

王拥军　王　勇　朱永宏　谢　伟　江　丰　秦秀德　常艳旭　华声瑜

朱明军　赵筱萍　张　硕　孙　洁

 肆 ●

第四代学术传承人（2011年—）

吴彦青　魏立新　朱金墙　崔远武　邢冬梅　李春洁　周　晔　田　盈

肖　璐　周　敏　马　妍　张立双　周英武　蒲　翔　闫凯境　张　磊

孙　飞　袁焕欣　杨丰文　王凤珍　李　霖　张明妍　王　凯　金鑫瑶

李　霄　吕　玲　赵梦瑜　冯　睿　熊　可　黄　明　高　丹　蔡慧姿

昝树杰　黄湘龙　王佳宝　雷　伟　庞稳泰　张泽曦　王昭琦

中医药传承 既是使命 更是责任

——记国家级非物质文化遗产代表性项目
代表性传承人张伯礼院士

张伯礼是第一批国家级非物质文化遗产项目、中医传统制剂方法代表性传承人。2020年3月,他当选"中国非遗年度人物",这是张伯礼获得"人民英雄"国家荣誉称号等国家级多项荣誉之后的又一个重量级荣誉,也是他首次以中医传统制剂方法国家级代表性传承人的身份获奖。虽因公务不能到揭晓仪式现场,但他早早地等在了连线屏幕的那一头,通过远程连线与现场互动。在视频连线中,张伯礼坚定地说:"作为一个大国,我们的科技进步、产业进步了,我们的文化也同样要进步。传统文化得到发扬光大,才是一个大国的立国基础。非遗具有重要的文化价值,非遗年度人物活动是个很有意义的活动,我为获得这个荣誉而感到荣幸,也将继续为传播中华优秀文化而努力。"

40年前开启各类创新研究

20世纪80年代,张伯礼作为天津中医药大学中医工程所的研究人员开展了舌象客观化研究,组织了大规模健康人舌象调查,建立了舌诊文献库,开拓了舌象色度学、舌红外热像研究,研制了系列舌诊仪器,开辟了中医诊断现代化研究之路,这项研究的成果获得了中医诊断学迄今的最高奖励——国家科技进步奖三等奖。90年代,张伯礼开展了VD系统研究,制定了VD证类分型标准和按平台、波动及下滑三期证治方案;明确了中风证候和先兆症动态演变规律,建立了综合治疗方案;创立了脑脊液药理学方法,揭示了中药对神经细胞的保护作用机制。

2003年,重症急性呼吸窘迫综合征(简称"非典")横行,由中国中医科学院牵头,广东、天津等地开展了大型临床研究项目"中西医结合治疗SARS的临床研究",并于2005年荣获国家科技进步奖二等奖,张伯礼院士作为本项目的主要研究成员之一,主动请缨,在全国率先组建中医医疗队,开辟中医病

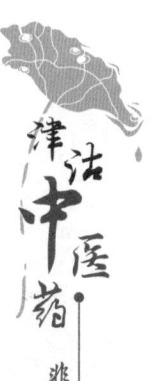

区,并组织在红区开展了中医证候的流行病学研究,应用中西医结合方法救治SARS,提高治疗效果。通过总结SARS的发病特点和证候特征、病机及治疗方案,揭示了中西医结合治疗SARS较单纯西医治疗的优势及特点,并证明中医药应在发病早期介入的优势所在。该研究成果先后被纳入原卫生部颁布的《传染性非典型肺炎(SARS)诊疗方案》、国家中医药管理局颁布的《传染性非典型肺炎(SARS)中医诊疗指南》中,并得到世界卫生组织的高度认可,从而使该项目研究成果与经验在世界范围内得以推广。

　　21世纪初,针对传统中药生产中存在的剂型落后、工艺水平陈旧、质量控制水平低,影响临床疗效,缺少大品种等行业共性问题,张伯礼院士率先提出了中成药二次开发策略、方法和关键技术,致力于将传统中药大品种转化为安全有效、制剂先进的现代中成药。历时8年攻关,他带领科研团队完成了天津市30个中药品种的二次开发研究,销售过亿元品种由3个增加到12个,年销售额由12亿增加到50亿元,促进了中药产业向科技型、高效型和节约型转变。这一研究方向被纳入国家科技重大专项、发改委和工信部医药卫生产业发展规划,核心技术也随之被推广应用于全国19个省市近百家中药企业,培育了中药大品种群,使过亿元品种从40余个增加到500余个,过十亿元品种由0增加到50余个。二次开发,推动了中药企业技术升级换代,产生了显著的经济效益和社会效益,服务临床,有力地促进了医改工作。该研究成果获得2014年度国家科技进步奖一等奖。这一切都为古老的中医药赋予了现代科技内涵,为中药的传承与发展做出重要贡献。

　　此外,张伯礼连续承担三项国家"973"项目,带领团队开创了方剂配伍规律的系统研究新领域,创建了以组分配伍创制现代中药的新途径,组建国内首个组分中药技术工程中心,开展中药数字化分析及配伍组分研究,构建了包含6万余个中药组分的中药组分库,使中药研发由单纯经验组方上升为组分配伍优化设计,用现代科技方法揭示中药药效组分、作用机理。此项作为中药现代化标志性成果直接为中医药的科技进步做出了重要贡献。

　　张伯礼院士一心扑到国家中医药战略发展建设中,主持或参加中医药现代化顶层设计,参与起草了《中医现代化科技发展战略》等国家重大中医药计划。在调研基础上,2010年他向国务院提出了中药大健康产业发展战略,其相关建议被采纳,国务院出台了《中医药健康服务业发展规划》,该产业蓬勃发展,产业规模已经达到4万亿元;提出了中药资源是国家战略资源,上报国务院并被采纳,由工信部和国家中医药管理局联合多个部委出台了《中药材保护和发展规划》。连续多年履职全国人大代表,他为民生请愿,为国事建言,为推动中医药事业的大发展积极呼吁、建言献策,在中医药立法、医疗改革、中药现代化发展、健康产业培育、中药知识产权保护等方面,提出议案、建议60余项,多数建议被采纳。发展大中药产业,推动设立《中医药法》,培育中医药人才等,在推动中医药现代化的道路上,张伯礼步履不停,只因中医药现代化是他这一辈子的追求!

武汉抗疫是中医药传承精华、守正创新的生动实践

2020年1月25日,中央紧急成立赴湖北疫情防控指导组。1月27日,正在天津领导抗疫阻击战的张伯礼,作为重点专家被中央疫情防控指导组急召。他临危受命,连夜前往武汉疫情现场,在武汉奋战82个日夜,中医药在抗疫中发挥积极作用。回忆这段经历,张伯礼感慨道:"中医药全程参与抗击疫情,在各个阶段都发挥了非常重要的作用,可以说,中医药也成了中国抗疫的亮点。"习近平总书记对中医药在此次抗疫中发挥的作用高度赞扬:"中西医结合、中西药并用,是这次疫情防控的一大特点,也是中医药传承精华、守正创新的生动实践。"谈及总书记对中医药的肯定和大力支持,张伯礼自豪而又激动地说:"一场新型冠状病毒感染让世人再次认识到中医药是中国医药学的伟大宝库,以非物质文化遗产形式保护中医药,就是让中医药宝贵的内容、丰富的文化思想得到世人更充分的了解,并不断得到更广泛的共识。""大疫出良药""大疫出良方",这是中华民族几千年来同疾病做斗争的实践经验总结,此次疫情也不例外。在紧张的临床救治基础上,专家组还同时开展科研攻关,研发出以宣肺败毒汤为代表的中医药"三药三方",其作用突出。中西

第三篇 中医传统制剂方法

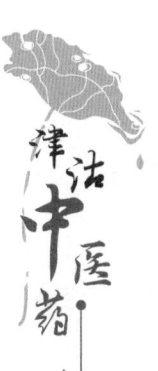

医结合，中西药并用，成为中国治疗方案的亮点，大大提振了中国人民对中医药的信心。

中医药传承须处理好三个关系

对于中医药传承的重要性，张伯礼院士深有感受，但对于中医药非物质文化遗产保护传承与传播的不容乐观的现状，他也有感慨和担忧。近年来，生活节奏的加快、西医的普及和医疗商业化对国粹中医产生了巨大冲击，中医药被一些人逐渐忘却，面临着传承发展的危机。北京中医药大学张其成教授在《中医文化的失落与复兴》中指出，"中医的危机从根本上说就是中国传统文化的危机"。作为第一批国家级非物质文化遗产项目中医传统制剂方法代表性传承人的张伯礼，始终心系中医药文化传承。

师徒相授，薪火相传，传承是几千年来中医药发展的根基和基本形式。重视传承，就抓住了根本，事业越发展，越要守住学术根基。张伯礼指出，做好中医药的传承须处理好三个关系。首先，传承与文化自觉的关系。中医药学凝聚着中华民族的智慧，文化底蕴深厚，随着健康观念和医学模式的转变，其科学内涵不断得到诠释。现代生命科学遇到的一些困难和挑战，可以从中医药学中找到解决的思路和方法。我们要以高度的文化自觉做好传承。文化自觉的前提是对中医药特色优势的自信，并在自觉的基础上自强，通过深入研究，建立标准，使中医药引领世界，为全球共享。其次，传承与创新的关系。传承与创新是中医药发展始终不能偏离的两个主线，传承是创新的基础，创新是传承的动力，必须传中有创，创植根于传，不可割裂。中医药几千年积累的丰富经验，是传统医学领域知识的自由王国，是中医药发展的坚实基础。当前传承更具急迫性，先守住、不能丢，才能保障不竭的创新源泉。最后，传承与应用的关系。中医药传承必须面向需求，在解决生命科学重大难题过程中做好传承。从临床难点入手解决问题是最大动力。针对临床问题，学习、整理、挖掘历代典籍，从而获得启迪，或理清思路，或寻到方向。带着问题研读经典，按历史脉络进行梳理，掌握多种破题的思路和方法。坚持"实践是检验真理的标准"，对传承的东西在应用中给予评价，加以取舍，以更好地应用、创新、促进、发扬。

张伯礼作为国家级非遗项目的传承人，深刻感悟中医药想要传承，不能飘在天上和书本上，要扎根人民的日常生活，不仅重"治"，更重"养"。而且，如今人们越来越认识到晚得病、少得病、不得病才是正确的维护健康的方式，而中医药"治未病"的理念正契合了这种观点。于是，他及其团队持续开发了多种季节养生茶饮，颇受欢迎。这让更多的人通过切实的疗效和养生效果，感悟中医药的日常价值，以小窥大，重拾中华民族的文化自信。除此，中医药作为中华传统文化的重要组成部分，其传承也要从娃娃抓起。张伯礼表示，近年来国务院等部门相继印发中医药发展战略规划纲要及促进中医药传承创新发展的意见，这些纲领性文件强调要将中华优秀传统文化的典型代表——中医药文化融入中小学基础教育。他提出将中医药基础知识纳入中小学传统文化、生理卫生课程，如组织编写简单易懂的中小学生中医药读本，以多种形式构建学生能听懂、有特色、重体验的中医药文化课程体系。他强调，中医药进中小学不是培养小中医，而是让同学们认知自己民族的优秀文化，热爱自己的文化。如今有越来越多的中医非遗人保护、发掘、发展、传承非遗技艺，让其在全民健康中发挥作用，进而推动中华优秀传统文化的伟大复兴。

（黄明　王佳宝）

第四篇

津沽脏腑推拿

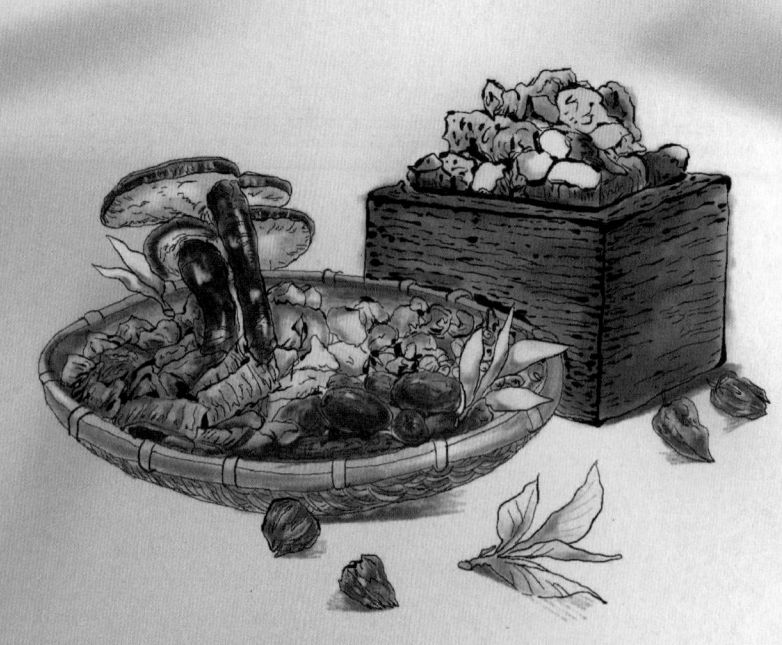

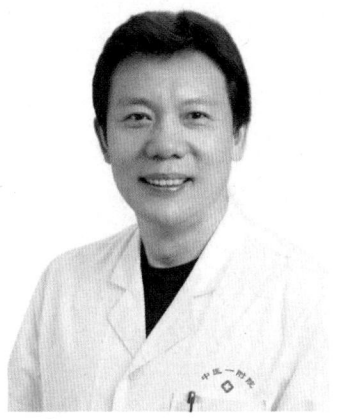

人物小传

王金贵

　　王金贵,主任医师,教授,博士生导师、博士后合作导师。国家中医药领军人才、"岐黄学者"、国务院特殊津贴专家、全国优秀中医临床人才、天津市有突出贡献专家、天津市名中医、天津市高等学校教学名师、天津市优秀科技工作者,国家级非物质文化遗产"津沽脏腑推拿"第四代传承人。兼任国家重点学科、重点专科学术带头人,全国中医、中药学专业学位研究生教育指导委员会委员。

　　王金贵教授始终秉承"诸科旁通,医理贯之"的诊疗理念,专于方药、通于针推。致力于中医"杂合以治"综合治疗功能性内科疾病,擅治痉挛性斜颈、帕金森综合征、脊髓侧索硬化症、紧张性头痛、肠易激综合征、月经紊乱等,形成了"针推引其经,方药调其脏"的治疗特色;对于慢性软组织损伤疾病,形成"针推熨拓治其标,口服煎丸治其本"的治疗特色,以治疗腰椎间盘突出症、腰椎椎管狭窄症、颈椎病、膝骨性关节炎、股骨头无菌性坏死等见长;对于小儿肌性斜颈、马蹄内翻足、脊柱侧弯、髋关节发育不良,以及语言、运动、社交功能发育迟缓等儿科病证,形成"急则遣方用药,缓则小儿推拿"的杂合以治治疗特色。王金贵教授主持并承担国家科技支撑计划、国家自然科学基金等课题52项,以第一完成人获得省部级科技奖励11项,主持制定国家诊疗方案、指南、临床路径、操作标准6项,取得国家专利11项。主编世界中医学专业核心课程教材《推拿学》等国家规划教材17部,主编出版学术专著22部,获得省部级著作奖4部。

传承谱系

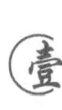 **壹** ● **第一代学术传承人**

石汉卿　安纯如

 贰 ● **第二代学术传承人**

胡秀章

 叁 ● **第三代学术传承人**

陈志华

 肆 ● **第四代学术传承人**

王金贵

 伍 ● **第五代学术传承人**

李华南

走近国家级非遗——津沽脏腑推拿

——记国家级非物质文化遗产代表性项目
第四代传承人王金贵

津沽脏腑推拿成形于民国初期,扎根于津沽大地,其主要传承人胡秀章老先生,于1958年创建天津市立中医院(现天津中医药大学第一附属医院)推拿科,使得此种疗法历经五代推拿人传承、百余年岁月洗礼,焕发勃勃生机,成为国家级非物质文化遗产。

津沽脏腑推拿凭借着清晰的传承脉络、完整的理论体系、特色的治疗方法、显著的临床疗效,以及在医教研各方面的斐然成绩,于2021年被列入国家级非物质文化遗产代表性项目名录。

经典思想 挖掘"津沽脏腑推拿"传承脉络

"津""沽"二字均为天津的别名,既可单用,又可合称。由于种种历史原因,脏腑推拿得以在津沽一带生根发芽并发展壮大,故称为津沽脏腑推拿。

明代"隆庆之变",太医院废黜按摩科,推拿疗法从此流落民间,使其由一门学科沦落为一项技术,理论内涵逐渐亡佚,原本以内科疾病为优势病种的推拿疗法,形成了"重伤科、轻内科"的局面。

清末民初时期,西学东渐盛行,天津作为北方最早开放的城市,其当时的发展可以说是中国近代史发展的"教科书","近代中国看天津"就是对当时天津发展的高度评价。在医学方面,天津作为当时全国中医学界的翘楚,更是大家辈出,发展迅猛,带动着全国中医学的发展。北京四大名医之一的施今墨,以及后期涌现的赵寄凡、陆观虎、哈荔田等一批医术精湛的著名中医聚集于天津的日、法租界,开设诊所或坐堂行医。借助着天津中西医蓬勃发展的大好形势,脏腑推拿疗法绝处逢生,并在津沽大地生根发芽,开枝散叶。

当时在天津生活的一些名门政要,身体娇贵又不愿吃药打针,他们大多

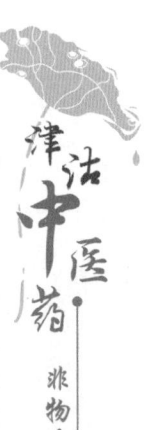

都会聘请古法腹部按摩医师作为自己的保健医，无病时请他们来保健，而有病时又可以请其治疗疾病。渐渐地，脏腑推拿受到了青睐，脏腑推拿的医师队伍也随之不断壮大，医师们相互交流更加普遍，民间百姓闻及古法腹部按摩的神奇疗效，也纷纷求教效仿，就这样，脏腑推拿得以在津沽地区广为流传。其中以古法腹部按摩和捺穴疗法在民间流传最为广泛，并深受广大百姓推崇。历经多年传承与演变，津沽推拿团队在十余年的努力下，将古法腹部按摩和捺穴疗法两种按摩术的精髓进行了挖掘、整理和融合，并逐渐形成了理论完善、技法清晰且独具津沽特色的津沽脏腑推拿流派。

津沽脏腑推拿创始人为河南省开封府石汉卿。石老深谙少林内功，指力深透，手法连绵沉稳，最早将少林内功"心、意、气、力"的特点与脏腑推拿结合，形成津沽脏腑推拿的主体。第二代传承人胡秀章回忆时曾说："恩师的手法如行云流水一般连绵、沉稳，但给患者的感觉却自然轻缓。"

津沽脏腑推拿的另一位具有重要影响的创始人是安纯如。安纯如老先生为清末河北保定高阳人，出身寒苦，年幼便随舅父到山西五台山普济寺出家修行，在此期间，他学习并掌握了古法腹部按摩这一独特的推拿技术。后来遵从师父的教诲，还俗回到家乡成为一名推拿医生，悬壶济世数十年，声名远播。清末民初，人们不再受男女授受不亲的封建思想束缚，使古法腹部按摩得以生存流传，原服务于宫廷的一些推拿医生多在津沽谋生。在此期间，安老游走于京津等处，运用古法腹部按摩治疗疾患，因其手法"微妙淳朴，愈病回春"，所以在津沽地区久负盛名，同时也使得古法腹部按摩在津沽地区得以兴起。

第二代传承人胡秀章（1917—1984），天津人氏，拜师于石汉卿老先生，学习脏腑

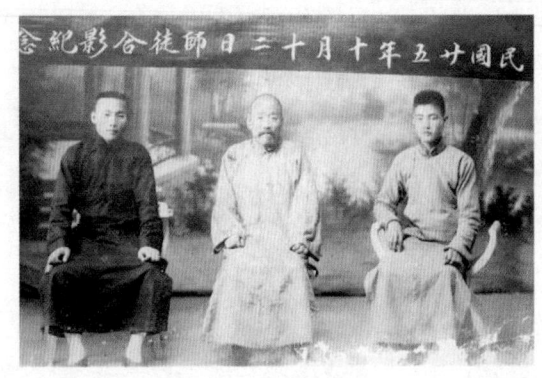

安纯如（中）

推拿治疗内、妇疾病，完整继承了石老的推拿技术与理论；而后又拜师于安纯如先生，颇得其真传。胡老天资聪慧，勤奋好究，其撷取少林内功与古法腹部推拿二者之长，融会贯通，形成自己别具一格的手法和学术思想，内科、骨科、伤科均疗效卓著。1938 年，胡老回津执医，

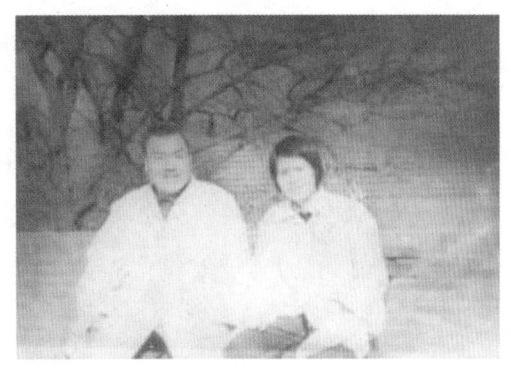

胡秀章（左）

运用腹部推拿治疗脏腑疾病，以"手法微妙，著手成春"在津沽一带享有盛名，深受医家、患者推崇。胡老于 1958 年将津沽脏腑推拿技术带入天津市立中医院门诊部（天津中医药大学第一附属医院前身）并正式建立推拿科，曾担任天津市中医学会理事、天津市政协委员、天津中医学院副教授、按摩教研室主任、天津中医学院第一附属医院推拿科主任等职，使得该技法得以保存并延续发展。编写了《推拿学讲义》《腹部推拿学简编》等专著。

第三代传承人陈志华（1940—2017），师从胡秀章，是津沽推拿当代著名专家。1960 年高中毕业后，他立志学医，就读于天津中医学院师带徒班。那时他上午进行理论学习，系统学习了中、西医理论，刻苦钻研四部经典，最后熟读能诵，下午跟随胡老学习临床技能，颇得胡老真传，毕业后留在天津中医学院第一附属医院按摩科工作。其在继承胡老学术思想的基础上，对"伏冲之脉"形成了独到的见解，并将"颤法"融入津沽脏腑推拿，著有《中医学解难》《中华腹部推拿术》《中华推拿奇术》等著作。自 1987 年开始，陈主任先后赴加蓬、法国、南斯拉夫、德国，从事腹部推拿的讲学和医疗工作，将津沽脏腑推拿推广至国外，受到国外同道及患者的推崇，在海内外享有"神手"之誉。

第四代传承人王金贵，师从陈志华主任与隋卓琴主任。王金贵教授在继承前人技艺的同时，师古而不泥古，使"津沽脏腑推拿"走向医学前端，惠及海内外。王金贵教授对传统理论进行了深入挖掘，凝练出"通脉调气""调畅三

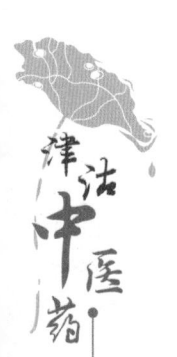
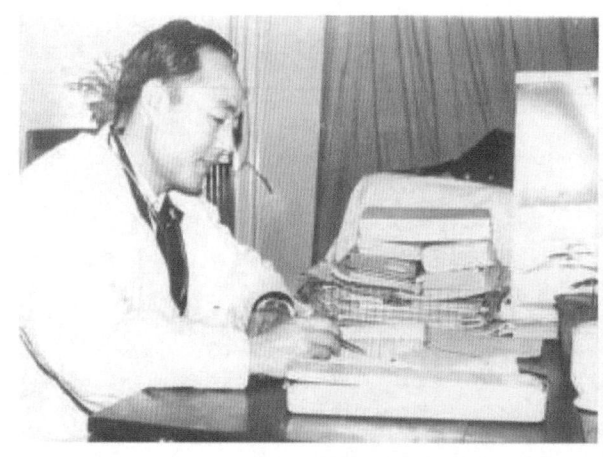
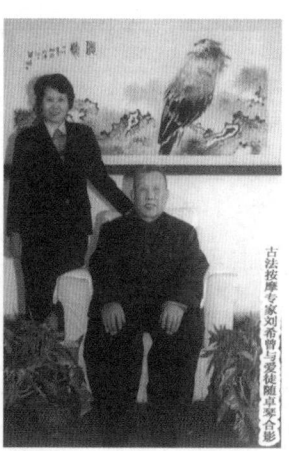

古法按摩专家刘希曾与爱徒隋卓琴合影

陈志华（左）和隋卓琴

焦"等理论核心，抓住了津沽脏腑推拿治疗内科常见病，以及顽固性失眠、帕金森病、痉挛性斜颈等疑难杂症的治疗关键，并著有《王金贵津沽脏腑推拿心法》。其牵头制定了全国《中医治未病技术操作规范·脏腑推拿》、参与制定世界卫生组织（WHO）《推拿实践技术规范》《推拿培训规范》及国务院《中国大百科全书》，并将津沽脏腑推拿理论纳入《脏腑推拿治疗学》等四部国家规划教材。此外，其倡议并牵头组建了"中国脏腑推拿联盟"，提升了全国脏腑推拿水平。在其带领下，津沽脏腑推拿被评为国家首批"民间中医药特色诊疗项目"，并于2021年被正式列入国家级非物质文化遗产名录。

津沽脏腑推拿至今已传承至第五代，王金贵教授采取继承与创新结合的方式，培养第五代以李华南等为代表的传承群体。作为第五代传承群体，在传统理论基础上，运用中医整体观念，结合手法特点，将其应用于伤科疾病，局部操作治标，腹部操作调本，达到标本兼治的目的；同时挖掘四

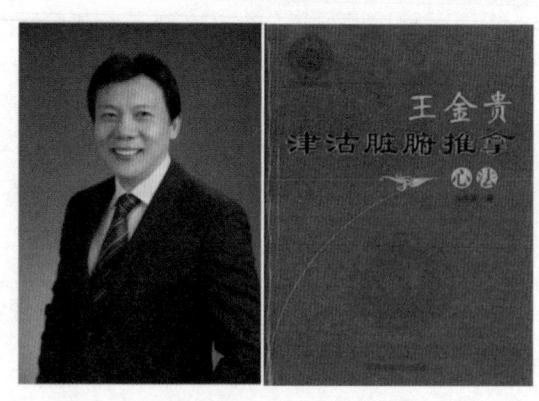

王金贵和《王金贵津沽脏腑推拿心法》

海理论,将其应用于情志疾病的治疗,不断扩大津沽脏腑推拿应用范围及治疗疾病谱;以李华南为代表的青年群体,本着"学古而不离古,发展不离宗"的原则,在对历史资料整理的基础上,运用现代科学思维与理念,将其不断发展创新;对操作手法进行了量化;通过课题研究,使津沽脏腑推拿具有不断创新的活力,更富有生机。

深入研究 完善"津沽脏腑推拿"理论体系

说起"津沽脏腑推拿"项目特色,王金贵教授兴致勃勃地说:"津沽脏腑推拿所治的疾病有别于传统推拿。传统推拿更多适用于以颈椎病、腰椎间盘突出症等为主的慢性软组织损伤疾病。疾病多以局部损伤、气血凝滞为主,在手法上往往着重于局部活血行气,而津沽脏腑推拿所治疾病多为功能性内科病,其发病根源多为气机失调。"津沽脏腑推拿主要通过对经脉气血运行的调节而达到治疗疾病的目的,王金贵教授团队总结其为"通脉调气"。主要通过如下4个方面实现其作用。

其一,本源于气,调冲通脉

"气"对人体生命具有重要作用,一是生命的所有维系全赖于"气",如呼吸之气、水谷之气;二是身体组织器官运行需要"气",如经络之气、脏腑之气。《素问·调经论篇》指出:"血气不和,百病乃变化而生"。对于人体而言,气血互生互用,二者产生于脏腑,运行于经脉间,如果经脉出现了气血瘀滞或者气血不荣,那么就会引发诸多疾病。津沽脏腑推拿善用奇经八脉,奇经以满为功,以通为用,脏腑推拿恰以"冲脉气血充足、脉道通利"为要。冲脉的效用正是脏腑推拿治疗的灵魂所在,通过手法施用于冲脉来调节全身气血。《儒门事亲》指出"冲、任、督三脉,一源而三歧",冲脉是联系十二经脉的枢纽,统领十二经脉,贯通全身上下、前后、左右的要道,而且脏腑经络的气血都汇聚于此,并推动气血运行至周身各处,从而起到调节五脏六腑、肌骨筋脉的作用。张景岳在《类经》中强调:"传舍于伏冲之脉。所谓伏冲者,以其最深也。故凡十二经之气血,此皆受之以荣养周身,所以为五脏六腑之海也。"

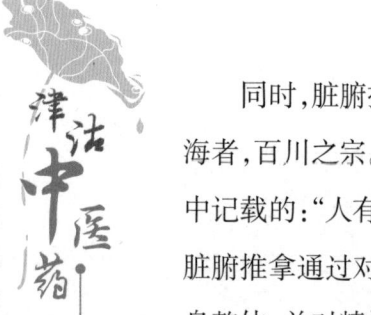

同时，脏腑推拿的调节重视对四海的整体调节。所谓四海，张介宾云："四海者，百川之宗。"也就是指江河所汇合之处。人体也有四海，即《灵枢·海论》中记载的："人有髓海，有血海，有气海，有水谷之海，凡此四者，以应四海也。"脏腑推拿通过对冲脉（血海）、脾胃（水谷之海）、膻中（气海）的操作，能沟通人身整体，并对精神、情志起到调节作用。

其二，善用带脉，环束诸经

在"调气通脉"过程中，还有一条举足轻重的经脉，那就是带脉。带脉对诸经脉的调控作用是不可替代的。腹部主要为纵行经脉，而唯有带脉横向循行。《儒门事亲》指出"冲、任、督三脉，一源而三歧，皆络带脉"，而且"带脉总束诸脉"，起到约束、调整作用。带脉约束有职，则诸脉上下运行有序。带脉所主宗筋收引弛纵，《类经》中说："阳明虚则血气少，不能润养宗筋，筋脉弛纵，故足痿不为用。"若带脉失和，约束不及，宗筋不引，痿则容易致痿，如肌萎缩侧索硬化症；反之，若带脉约束过强，则容易致痉，如痉挛性斜颈。津沽脏腑推拿常用的治疗手法有拨按带脉，带脉穴作为足少阳、带脉之会，位于带脉之上，具有通调气血、调经止带、约束诸经、活血止痛作用。通过手法刺激带脉来调节肝胆气机，通畅经筋血脉，使脉道通畅，筋得濡养，用以治疗肌萎缩侧索硬化症、痉挛性斜颈等临床疑难杂症。津沽脏腑推拿认为，按摩带脉，能够使之宗筋收引有度，加之"脾司大腹"，通过手法作用于腹部的募穴并配合背部的俞穴，可起到帮助经脉气血输布运化的作用。

其三，气化为纲，调畅三焦

津沽脏腑推拿的捺穴疗法核心就是对三焦气机的调畅、对气化功能的恢复。王金贵教授团队在临床中总结出"宣上""畅中""渗下"的治疗法则，而这三法从某种层面来说又体现了三焦的气道、谷道、水道学说所提及的功能范畴。在治疗中，首先是捺阑门穴以开中焦之气，即"畅中"。中焦是沟通上下、承上启下的关键所在，而阑门穴位于大肠与小肠交会之处，水谷运化经过的暂停之所，具有通上下之气的作用，所以在阑门穴施以捺法可以升清降浊，调畅中焦气机。继而开下焦之门，即所谓"渗下"，给浊气、水湿之邪等以出路，使中焦水湿不碍脾。最后才是开上焦之气，即是"宣上"，开胸顺气，恢复肺气宣发肃降，亦有助于下焦通利。三焦在局部各行其是，而在整体又相互影响，共同完成水谷精液气血的吸收、输布、排泄过程。"畅中、渗下、宣上"依次施用，则可恢复三焦气化的功能，使三焦通行元气、运行水谷和通行水液的作用正常，疾病得愈。

其四，俞募配穴，沟通阴阳

"俞募配穴"是津沽脏腑推拿中不可或缺的一个组成部分，它是以脏腑为本，气街为径，通过刺激胸腹部募穴、腰背部俞穴以调节与脏腑气血相应之无形与有形脏腑的一种配穴手法。俞募相配，则机体前后、内外、脏腑与体表的经气交汇贯通，在调节脏腑气血功能的同时，又能够治疗与脏腑相关的病证。从位置上看，俞穴居于腰背属阳，募穴位于胸腹属阴，因背属阳腹属阴，所以这两类穴阴阳相配，可以通过经气贯穿脏腑。正如《难经·六十七难》指出的"五脏募皆在阴，而俞皆在阳……阴病行阳，阳病行阴"，也就是说五脏病取其背腰部的相应背俞穴，六腑病取其胸腹部的相应募穴。所以，在用津沽脏腑推拿手法治疗脏腑及脏腑相关疾病时多采用俞募前后配穴，既可以直接调整脏腑气血的盛衰，又能够治疗与脏腑相关的五官九窍、皮肉筋骨所出现的病证。

保护传承 开展"津沽脏腑推拿"推广应用

津沽脏腑推拿在治疗方法、治疗部位及理论体系方面均自成一派，不但吸纳了传统推拿常用的经络、腧穴理论，更是将三焦、四海、气街、脏腑等理论融会贯通，使得此种疗法在解决内科、妇科、儿科等疾病方面屡获奇效，也催生了津沽推拿"用推即是用药"理念的形成。独具特色的治疗方法给津沽推拿带来的不仅是卓著的临床疗效、更加广泛的治疗病种，也让津沽推拿在科研、教学等各方面取得了累累硕果。

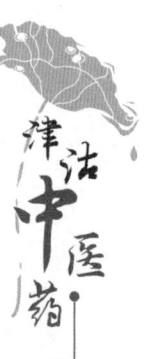
津沽脏腑推拿不仅应用于头痛、失眠、慢性疲劳综合征、肥胖症、广泛性焦虑等功能性内科病的治疗,项目组还推动脏腑推拿临床应用向纵深发展,扩大推拿临床应用范围,实现从常见病到疑难病转型。同时,王金贵教授不断探索脏腑推拿疗效,制订并形成痉挛性斜颈中医综合诊疗方案,牵头组建全国首个痉挛性斜颈专病中医诊疗团队,带领科室成立全国首家肌张力障碍病房。

津沽脏腑推拿打破了传统的师带徒传承模式,利用现代多种教学形式广为传播。王金贵教授作为总主编,编写了"十三五"国家规划教材《脏腑推拿治疗学》,使脏腑推拿走进了大学课堂,成为一门独立课程,在中医学领域普及传承。天津老年大学特别开设"津沽脏腑推拿"课程,由王金贵教授带领团队向社会普及并推广此项技术。同时,王金贵教授带领推拿科牵头组建了中国脏腑推拿联盟,以国家中医药管理局脏腑推拿技术协作组、华北地区区域诊疗中心、天津市中医推拿专科联盟、天津市中医药学会推拿专业委员会、国家非遗"津沽脏腑推拿"为平台,将脏腑推拿相关成果推广至长春中医药大学附属医院、北京中医药大学东方医院、北京中医药大学东直门医院、河南中医药大学第三附属医院、新疆医科大学附属中医医院、天津市中医药研究院附属医院、天津市南开医院等各级医疗机构30余家。每年举办多次国家级及天津市脏腑推拿继续教育培训班、家医技术培训班,吸引来自国内外学者数百人,累计培养学员2000余人,将本项目成果推广至中国各地,以及泰国、美国、加拿大、意大利、哥伦比亚、希腊、阿曼、加蓬等国家和地区。

在王金贵教授带领下,天津中医药大学第一附属医院推拿科积极开展科学研究工作,围绕"津沽脏腑推拿"立项包括16项国家自然科学基金在内的各级别课题37项,获得省部级奖励6项,并为该项非遗技艺争取研究经费以确保传承与发展,使得该项技术在疑难病症的治疗中屡屡收获奇效,进一步扩大了治疗病种,推动该项技术不断发展。

为积极推动津沽脏腑推拿的社会认知及普及,推拿科多次组织专家将技术送到社区、校园,向民众讲解"脏腑推拿"技术,多次作为嘉宾参与电视台的健康节目录制,先后参加天津电视台《大医说》《百医百顺》《健康直播间》、安徽卫视《健康大问诊》、北京卫视《养生堂》节目录制,宣传健康知识,向社会更广泛人群宣传科普健康知识。特别是,在抗击新型冠状病毒感染疫情期间,该团队以疫情防控宣传为阵地,积极撰写防疫期间个人内科病的预防方法,录制新型冠状病毒感染自我脏腑推拿预防短视频,为病患提供服务,获得媒体及患者的一致好评。相关作品获得国家卫健委、中组部、科技部、中国科协共同开展的 2020 年新时代健康科普作品优秀奖。对于该项目的传承与发展远景,王金贵教授充满了信心。

（李华南　陈英英　孙桂龙　杨一丹）

第五篇　传统磁石疗法

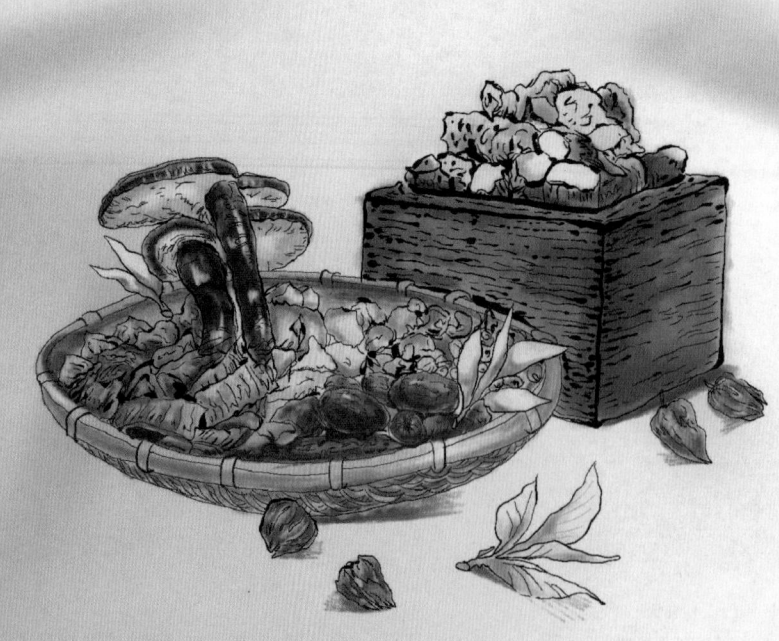

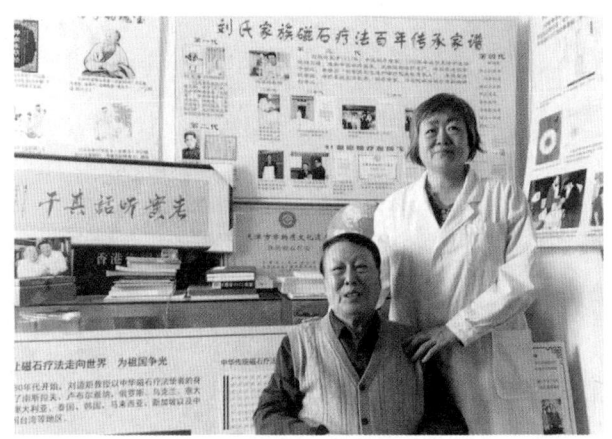

刘道矩(左)

人物小传

刘道矩

　　刘道矩,男,天津人,1937 年出生,现任天津市磁医学传承工作室指导老师,工人医院磁医学专家门诊主任、主任医师,天津市非物质文化遗产代表性传承人,享受国务院特殊津贴磁医学专家,卫健委先进工作者,全国中医科技先进工作者,天津市培养中医药人才优秀先进工作者,上海大世界吉尼斯磁医学成果之最,斯洛文尼亚卢布尔雅娜康复大学客座教授,匈牙利佩奇大学中医学院院长,被国际誉为"磁疗大师",并荣获国际、国内磁医学科技进步奖 16 项和 23 项磁医学专利证书。

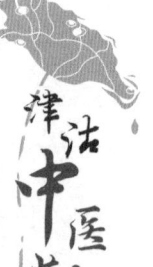

传承谱系

第一代学术传承人

刘玉章

第二代学术传承人

刘鸿年，刘玉章之子

第三代学术传承人

刘道矩，刘玉章之孙

"磁"生无悔济众生

——记天津市级非物质文化遗产代表性项目
第三代传承人刘道矩

"我为磁疗走世界,磁疗为国争荣光,我要将中华传统磁石疗法这一非物质文化遗产瑰宝世代惠及人类,使更多的患者早日摆脱疾病的折磨,都与健康永远相伴,这是我终生的愿望!"近日,82岁的中国传统磁石疗法的第三代传承人刘道矩在他的工作室接受本报记者采访时,真诚地道出了自己的心声。

磁疗有着悠久的历史。古代,我国人民对磁疗的认识远比西方早,汉代司马迁在其著名的《史记》"扁鹊仓公列传"中,便记述了"自炼五石(磁石即五石之一)服之治病。"可见,我国早在2000多年前,就开始以磁石做煎剂以治疗疾病。

但在很长的一个时期内,磁石主要被当作一种天然药石内服,医治各种疾病。到了唐代,磁石逐渐由内服药发展成为物理治疗方法,这在磁医学上迈进了一大步。唐代冯赞所著的《云中杂记》中,记述了"益精者,无如磁石,以为益枕,可老而不昏,宁王宫中多用之"。这是全世界第一个用磁疗方法治疗亚健康的治疗记录。我国古代医学始终领先世界,古人不但提出预防为主的养生理念,而且在使用磁石枕的过程中,发现了其抗衰老、防止老年痴呆(阿尔茨海默病)的功效,并在王宫中普及。我国是世界上最早使用磁石治病、防病的国家,已经有2000多年的历史。"磁石召铁"的记载,记录的就是关于公元前2319年,古人运用磁石的物理性能的最早记录。

讲起中华传统磁石疗法在世界多个国家享有"中国魔磁"的美誉时,刘道矩难掩内心的激动,兴致勃勃地向记者介绍起这个中医宝藏的由来:"磁石"一名最早见于公元前4世纪的先秦古籍《山海经》,其中"又北三百二十里,曰灌题之山,其上多樗柘,其下多流沙,多砥,磁石也。"是目前所知关于磁石最早的记述。当时的人们不仅利用磁创造出指南针,还把它应用到医疗治病的

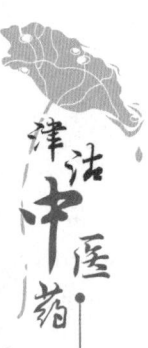

领域，而"磁石疗法"的历史可以追溯到秦汉时期。人们还把磁石的磁写作"慈祥"的慈，比喻其"慈母抱子"般的磁场特性，磁石疗法从一开始就充满了浓郁的人文色彩。

在东汉时期的《神农本草经》中也有关于磁石治疗疾病的相关记载——"慈（磁）石【性】味辛寒，主治周痹风湿，肢节肿痛不可持物，洗洗酸痛，除大热烦满及耳聋。"南北朝时期陶弘景所著的《名医别录》、唐代孙思邈所著《千金方》、明代著名医家李时珍在《本草纲目》中都有磁石治病的记载。

然而，随着岁月流逝，诸多医家用磁石治病、防病的记载，几千年来散落在历代医家的著作中，没有被系统地整理过。"我的祖父从清末到民国，再到我这一代，专门把磁石疗法当成一种方法，继承、传承、发展、提高，形成了现在的'中华传统磁石疗法'"。

忆起磁石疗法的传承路，刘道矩感慨万千。1903年，刘道矩的祖父刘玉章先生在天津创办了中医诊所——玉德堂药店。1908年光绪病逝，太医院被废止，传统中医药学被视为旧文化的核心而受到严重摧残。在这样的时代背景下，刘玉章怀着对祖国医学满腔的热血，探索出了磁石内病外治的新方法，将磁石应用方法的配方记载在手稿《医学领悟》中，发明了"瓷瓶贮药"，研制了磁化活通灵秘方和经筋手法磁疗，其手稿《医学领悟》中记载了他创新的理论与实践案例，留存了运用磁石治病的祖先遗训，成为近代"中华磁石疗法"的创始人。

刘道矩的父亲刘鸿年是中华磁石疗法第二代传人，也是当时全国百名中医精英之一。他对磁石的运用有着独特的见解，在"瓷瓶贮药"的基础上，又潜心研制出中磁药物方法，运用中医辨证施治的理论来探讨更有效的磁疗方式，使磁石平衡阴阳、增加磁化药性的特性得以更大发挥。

2013年，刘道矩的传统磁石疗法被天津市人民政府列为非物质文化遗产；转年，刘道矩被任命为非物质文化遗产传统磁石疗法代表性（第三代）传承人。刘道矩自小就是闻着百草的香味长大的，他童年最喜爱做的事情，就是帮着母亲捆包中药，递给来求医的患者；最喜欢听的就是，患者们病愈后的啧啧称赞。刘道矩从小就立志从事中医。20世纪60年代,他开始组建中医外科门诊,从事中医外科临床与科研,并深造于天津中医学院中医研究三班,并以优异的成绩毕业,这为他从事中医理论和临床的研究奠定了扎实的基础。

1988年以来,他带领其团队相继到欧洲、美洲,以及东南亚等30多个国家和地区进行中华传统磁石疗法的交流和讲学,与各地同行共同在临床论道中国传统磁石疗法。

1972年2月,刘道矩在成功做完一例胆囊切除手术后,"挥一挥衣袖"毅然放弃了已经有所造诣的外科名医的声望,告别了娴熟达练的手术刀,开始进入降伏磁魔的苦斗,全身心地投入对磁疗的总体研究和探讨。祖训、家教、母爱、童趣,这些最柔软的心痛都存在他的事业中,其中绵长的寓意、历史的镌刻和恒久的寄托,是毋庸赘言的。谨遵祖辈遗训,从事传统磁石疗法临床研究迄今已有50多年。他首先做了磁的机制研究,发明了"铈钴铜永磁合金片",创立了治疗颈椎、腰椎病,以及改善脑供血的"刘氏经络磁疗法",并将其频频用于临床诊疗中。随后,他应用脉冲磁场中药疗法创新了"颈脑通",在多年临床诊疗一线对颈椎病及脑供血紊乱引起的头痛、眩晕、记忆力减退、耳鸣、失眠,以及椎基底动脉系统供血紊乱的诊治,均收到了一定的疗效。他继承父辈积累的磁石治病经验,将诸子百家的医用精髓得以借鉴、整理、提高。结合经络学说与磁场生物效应,利用磁石特性,将磁场作用于经穴、经络、经筋,开创了刘氏经筋手法磁疗,并与磁化药物治疗相结合,成功研发了磁化活通灵液。他是我国唯一从事磁疗专业的主任医师,享受国务院政府特殊津贴专家,天津市磁医学诊疗中心主任,天津市磁医学传承工作室导师,天津市非物质文化遗产中华磁石疗法代表性传承人。曾获卫健委先进工作者、2014年全国先进科技中医称号,从事磁医学临床科研50余年,2010年被上海大世界吉尼斯授予磁石疗法科研成果世界之最。2017年,他发表了论文《磁化活血通络灵液对去势大鼠快速骨丢失的影响》,文中他将久经临床的实验做了系统的梳理和论证,把磁化活血通络、提高免疫功能、改善脑供血的实践成果

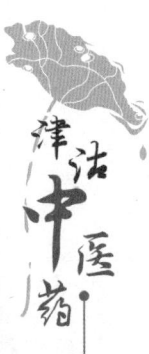
有机地运用到诊疗中。

"中医学认为,由天然磁石产生的磁场,作用于人体的生物磁场,可以调节人体经络、气血的运行,形成了早期中华磁石疗法作用,从而认识到磁石可促进脏腑的阴阳平衡,调益气血的治疗、康复目的。"刘道矩历数着磁疗在中医学事业中的效能与历程。

关于手法磁疗这种磁疗方式,刘道矩介绍说:"经络是人体运行气血,防病、治病的一个主要通路,如果哪里有瘀血,哪里经络不通,就要有病变了。我们通过外磁场作用于内磁场达到一个活血化瘀的临床作用,效果非常明显,立竿见影。我用砭石磁疗器通过'揉捏推提拉'等手法把经络完全疏通了。手法磁疗最基本的作用就是止痛作用,活血化瘀;第二个作用,改善脑供血,'头为诸阳之汇'头脑不清楚,很多疾病就会出现。用手法磁疗能达到活血化瘀、疏通经络、止痛消肿、改善供血的作用;更主要的呢,我们知道人有任督二脉,主阴阳气血,疏通气血就像我们输液一样,把全身气血打通,能够健身、延年益寿。用无处不在的磁因子作用于经络之间,实现天衣无缝的全方位治疗。"

"我为磁疗走世界,磁疗为国增荣光。"刘道矩教授是我国目前唯一由中华人民共和国国家科学技术委员会(简称"国家科委")派出的以磁医学专家身份出国讲学的医师,从1988年至今,已经出访过18个国家和地区。无论是磁疗讲座,还是现场治疗,都取得了立竿见影的效果,为中国中医文化,特别是磁疗文化赢得了荣誉。

1988年4月16日,刘道矩教授参加了在南斯拉夫举办的第十六届萨格勒布国际博览会并获奖。大会还为刘道矩教授临时设立"中国传统磁疗诊所"。每天都有百余人排长队候诊。一位拄着双拐的妇女蹒跚而来,经过刘道矩的几分钟治疗,其能够自己下病床,甩掉双拐,走出去。5天的时间,刘道矩共治愈类似患者360例。新华社《天津刘道矩发明的磁疗器具疗效神奇》(1988年6月28日第6710期)一文被国内外多家新闻媒体转载。国际友人将其称为"中国魔磁"。同年,天津科学技术出版社出版了刘道矩主编的《中国魔磁》一书。

1991 年 5 月下旬，刘道矩教授出访泰国，并将中华传统磁石疗法在泰国进行治疗演示，每天收治患者几十例，连续工作十多个小时，被当地华文报纸《中华日报》(1991 年 5 月 20 日)称为"当代华佗"。在报上以《为中泰友好合作开拓新里程——中医磁石专家刘道矩誉满泰国光荣返京——发明磁药枕垫为人类医药做奉献》为题做了报道。天津《今晚报》(1991 年 6 月 15 日)也以《东方魔磁名扬泰国备受欢迎》为题做了报道。报道还特别提到，刘道矩主任医师将其所得收入 3500 美元(1 美元≈7.2 元)捐献给残疾人联合会。

1991 年 5 月苏联"国际通过文化促进和平委员会"主席西德诺夫在我国访问。在 1991 年 5 月 12 日《真理报》以《苏中人民应更好地互相了解》为题做了报道，其中提到"与天津磁疗研究所签署了合作协议"。为执行这项协议，刘道矩教授于 1992 年 10 月 17 日至 12 月 18 日访问莫斯科。刘道矩教授在 3 个月的访问过程中取得丰硕成果，双方决定以刘道矩教授为院长，以莫斯科为中心组建"国际传统中医磁疗康复中心"。

2019 年 5 月，已经 82 岁的刘道矩出访匈牙利，与匈牙利欧洲中国文化教育促进基金会和匈牙利佩奇大学就"中国磁文化在欧洲发展"进行交流与合作。在匈牙利建立欧洲卫星医院，并且在西班牙、奥地利、乌克兰、斯洛文尼亚、克罗地亚等地组建分院，在匈牙利建立中国磁文化中医药大学。

在半个世纪的中华传统非遗磁疗的传承历程中，从澳大利亚到意大利、新加坡、马来西亚、泰国，都留下了刘道矩传授中国传统磁石疗法的足迹。磁石疗法的传播在欧洲已有 31 年的历史。1988 年 4 月，刘道矩在克罗地亚萨格勒布参加第 16 届国际发明展，传统磁石疗法荣获大会发明奖。1988—1994 年，他先后 3 次应邀出访斯洛文尼亚共和国卢布尔雅纳市进行讲学，并受聘卢布尔雅纳康复大学客座教授。他先后出访乌克兰、意大利、德国，得到有关专家的一致认可。

刘道矩秉承"生命不息，磁医学研究不止"的信念，不满足于利用磁石治病，始终尝试打开磁石的保健功能，不断对自己进行新的挑战。目前，他在女儿的协助下编写、整理磁医学的治疗方法，近年来出版了《中华经筋磁疗法》

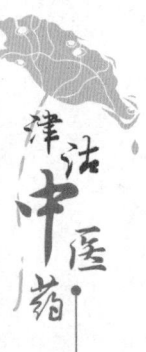

《中华磁石疗法》等医学著作,结合经络学说与磁场生物效应,将磁场作用于经穴、经络、经筋,开创了刘氏经筋手法磁疗,并与磁化药物治疗相结合,成功研发了中药磁化的方法,使中老年自我保健,在调节阴阳平衡,促进微循环,扩张血管,促进人体的脏腑循环等方面收效;同时在减少和防止血小板及红细胞聚集,防治中老年人脑萎缩中均显成效。"我将应用中磁药物治疗延缓衰老、避免老年痴呆症的发生,让希望的曙光相伴老年人高质量的晚年生活。"刘道矩说。

"臣心一片磁针石,不指南方誓不休。""要与磁共舞一生,让祖国磁疗与世界共舞同行,走向世界。"如今,86岁的刘道矩依然是激情满满的老顽童。他至今仍坚持在磁石疗法临床、科研第一线。在刘道矩的人生历程中不求回报,没有怨言,却乐在其中。他本着活态传承的原则,将传统磁石疗法活力再现,为天津非遗增添一道独特的风景,让磁疗这一古老的中医焕发了青春。

(孙桂龙　杨一丹　王乐悦　赵诗涵)

第六篇

苏氏正骨术、苏氏透骨熏蒸

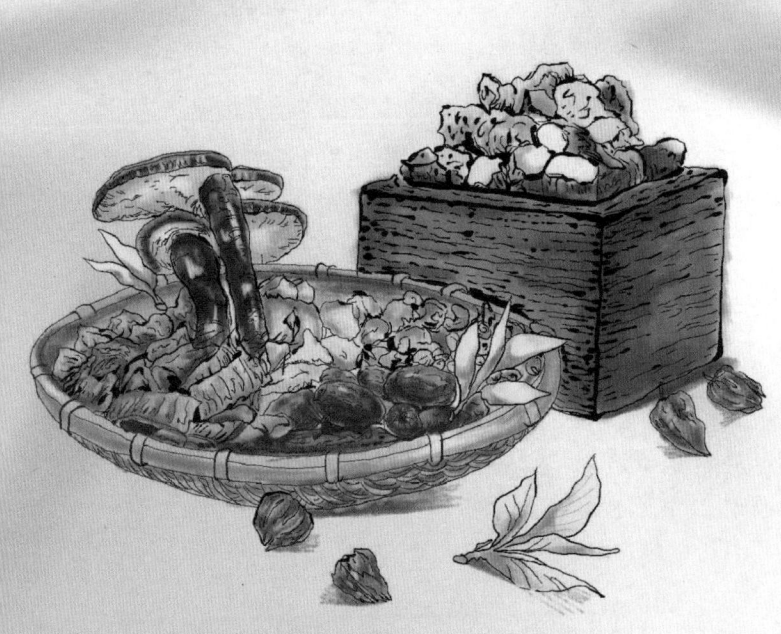

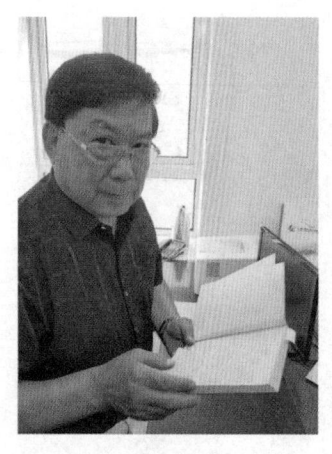
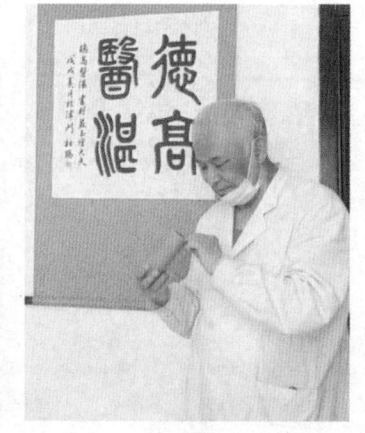

苏宝耀　　　　　　　　苏玉增

人物小传

苏宝耀　苏玉增

苏宝耀

苏玉增

天津市级非物质文化遗产代表性项目苏氏骨科第六代传承人包括苏绍三、苏宝良、苏宝成、苏宝全、苏宝钊、苏宝恒、苏宝禹、苏宝耀等多人。苏绍三、苏宝良、苏宝成、苏宝全、苏宝钊、苏宝恒、苏宝禹等将《苏氏骨科》的一些治疗骨伤病的手法带到了医院，并传授给同仁，无私地将一些中医骨科秘方奉献给了国家。

第六代传承人苏宝耀，一直致力于将苏氏骨科传承好、发扬好。为此，近些年，他跑遍天津市图书馆、天津市档案馆等，手抄相关资料，甚至抄写并搜集与苏氏骨科相关的诊治疗法、梳理传承谱系等，为苏氏骨科的传承留下了大量珍贵的资料。

第七代传承人苏玉亭曾担任骨科门诊负责人。其在继承祖国医学治疗骨伤科疾病的基础上，融入现代医学的诊疗技术，充分发挥中西医结合治疗的优势，在充分整理、挖掘苏氏正骨经验和治疗手法的基础上形成了特色突出、简便价廉的治疗方法。对于四肢骨折的整复，能够达到解剖对位，功能恢复良好，并对桡骨远端骨折提出了旋转复位法，充分突出传统的具有特色的疗法，施治于患者，受到同行认可及患者的好评。

第七代传承人苏玉增曾任天津中医药大学附属南开中医院骨科主任、天津市骨伤科学会理事、《现代骨伤科学》编委、天津元和医院业务院长。曾获世界中医骨伤科学会科学进步二等奖。凭借《颈椎病的调试与治疗》获全国第四届颈椎病会议优秀论文奖、《苏氏正骨治疗外伤后颈椎病》一文获中国骨伤科学术交流会优秀论文奖等诸多奖项。他从事骨伤科工作近50年，始终坚守在医疗诊治一线，治愈了社会各界骨病患者数万人次。

传承谱系

壹 ● **第一代创始人**
苏海丰

贰 ● **第二代学术传承人**
苏积卫、苏积善等 4 人(苏海丰的 4 个儿子)

叁 ● **第三代学术传承人**
苏益三　苏连发

肆 ● **第四代学术传承人**
苏秉瑞　苏秉钧　苏少林

伍 ● **第五代学术传承人**
以苏益荪、苏筱亭、苏少权、苏幼堂、苏筱堂等人为代表

陆 ● **第六代学术传承人**
苏绍三、苏宝良、苏宝成、苏宝全、苏宝钊、苏宝恒、苏宝禹、苏宝耀等多人

柒 ● **第七代学术传承人**
苏玉增　苏玉亭

捌 ● **第八代学术传承人**
苏　宏

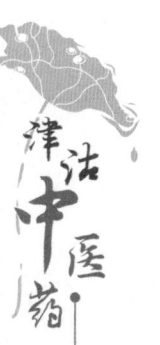

依海河靠码头 非遗传承三百年

——记天津市级非物质文化遗产代表性项目

苏氏骨科

"他人高袍长，干瘦有劲，五十开外，红唇皓齿，眸子赛灯……他手下的大夫更是干净麻利快，逢到有人分筋动骨找他来，他呢，手指一触，隔皮截肉，里头怎么回事，立刻心明眼亮。忽然双手似一对白鸟，上下翻飞，疾如闪电，只听'咔嚓咔嚓'，不等患者觉疼，断骨头就接上了。"

这是冯骥才所著《俗世奇人》中的一段话，文中的"他"名叫"苏七块"，原型就是民国时期天津市苏氏骨科的传承人。

除了《俗世奇人》《志余随笔》《天津地理买卖杂志》《津门中药业谈录》等著作，很多报纸、杂志等也有关于苏氏骨科的记载。曾经享誉津门的苏氏骨科，如今怎样了？其发展过程中经历了什么？近日，天津市级非物质文化遗产代表性项目苏氏骨科第六代传承人苏宝耀、第七代传承人苏玉增向笔者讲述了他们所了解的苏氏骨科的故事。

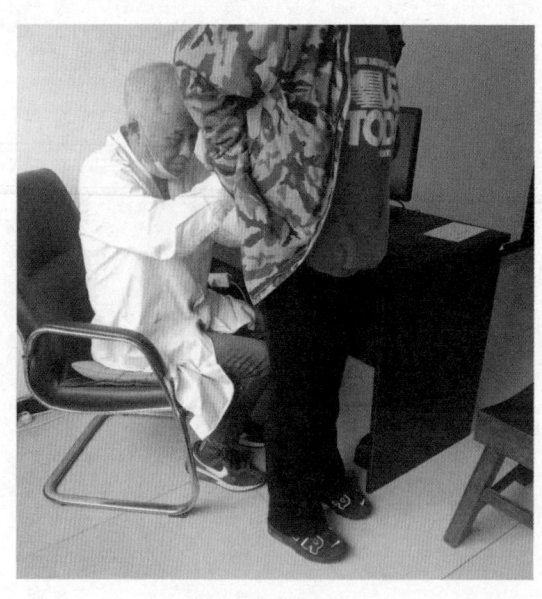

苏玉增工作中

苏先生 全知道 锦衣卫桥卖膏药

苏宝耀和苏玉增介绍,其祖籍江苏。祖上随明朝燕王朱棣来到天津市河北区锦衣卫桥一带(现金钟河大街一带)定居,而苏氏一族从医则大约是在明末清初。

"燕王朱棣登皇帝位第二年,在天津筑城设卫,称为天津卫。那时,我们祖上就已经在天津定居了。后来,天津卫依靠海河而发展起来,码头文化也逐渐兴盛。苏氏骨科也正是因为码头文化的兴盛而逐渐发展起来。"苏宝耀说,"可以说,苏氏一族、苏氏骨科的发展见证了天津卫从无到有、到繁盛的过程。"

据史料记载,明朝锦衣卫骨折与刀伤的患者非常多。苏家的祖辈有机会接触这些患者并参加了救治工作,从此学习、掌握、探索和发展自己独特的治疗骨伤病和刀伤的手法及治疗这些疾病的中草药。"苏氏骨科"的几代传承人在前人使用裹帘、振挺、攀索、叠转、通木、腰椎、杉篱、竹帘、抱膝等器具治疗骨折的基础上,又创造了纸垫、竹箅、木板、膏药、内服的丸散、洗药等,更便于临床使用,逐渐形成名誉津门的正骨术并且代代相传至今。

天津卫依靠海河形成了独特的码头文化,而苏式骨科也因此受益。苏宝耀告诉记者,他曾查阅大量资料,书中对此有详细的记载:码头上大量的船工和码头搬运工,天天"扛大个"的"脚行"终日在码头扛运、搬扛,因而扭腰岔气,腿折胳膊断,跌打损伤时有发生。另外,当时"脚行"的头领也常常为争得装卸码头的权利、争地盘大打出手。故金创、骨伤之苦的人比较多,这些人多找苏大夫进行治疗,手诊、复位、打夹板、敷黄药、贴膏药、服止血紫金丹和跌打丸……"苏氏正骨"活血散瘀,消肿止痛,见效快,疗效好,深受百姓欢迎,声名鹊起,苏式膏药当时名气很大。

"苏先生,全知道,锦衣卫桥卖膏药。"《天津地理买卖杂志》《津门中药业

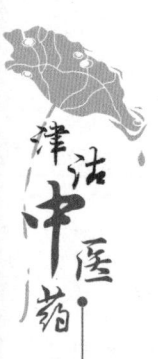

谈录》等书中均载有这句话,足见苏氏骨科的知名度。

三百年 四阶段 苏氏兴盛史料寻

出生于1945年的苏宝耀已入古稀之年,虽然并未走上中医之路,但从小受家庭熏陶,耳濡目染,对当时苏氏骨科的兴盛仍有较深印象。退休之后,他决定重新去寻找那段历史,让苏氏骨科的精华再次示以世人。

图书馆、档案馆、报社档案室等,苏宝耀成了这些地方的常客。而苏氏骨科的发展历程,也在他的不懈努力下"走出"史书报刊,渐渐清晰起来。

"苏氏骨科从苏海丰开始,到我这一辈已是第六代,历经300年,大体可以分为4个阶段。"苏宝耀说,"明末清初至清朝末年是第一个阶段;民国时期至中华人民共和国成立初期是第二个阶段;中华人民共和国成立初期至改革开放之前是第三个阶段;改革开放之后至今则是第四个阶段。"

明末清初到清朝末年,是苏氏骨科从无到有、逐渐实现大发展的一个阶段。清末天津人高凌雯在《志余随笔》里说:"咸同间医士苏益三能疗金创,虽断筋折肋亦有妙法,但敷以药,不事刀锯,愈后无残废之虞。"

第一代创始人苏海丰发明了苏氏骨科,并将手艺传授给苏积卫、苏积善等4个儿子。4个儿子继承了父亲的衣钵,并在此基础上有所发明创新。第三代传承人是苏益三、苏连发,他们医术高明,光绪年间高凌雯在《志余随笔》里说的就是他们。

苏秉瑞、苏秉钧等是第四代传承人,"苏氏骨科"在社会上很有名气,苏秉瑞人称"苏八先生",知名度非常高。

民国时期至中华人民共和国成立初期则是第二个阶段,此期间,苏氏骨科的发展达到极盛。2010年5月25日的《今晚报》在《健康》专版《集萃药业探赜索隐》中记载:最繁盛时"苏氏骨科"的药店共有十家,分别是钰德堂、钰善堂、同德堂、贞记同德堂、苏式健德堂、锦记健德堂、健德堂、三德堂、瑞林堂、钰权堂。提起天津《苏氏正骨》,可谓家喻户晓。"苏先生的膏药——找病",这是民国年间天津流传的一句歇后语。意思是苏氏膏药可以自己找病灶,从而药到病除。所谓"苏氏骨科",实际上是苏氏家族百年间所积累的正骨药品及正骨技术的俗称。

由于苏氏正骨的神奇疗效,因此在民国年间亦曾出现假冒。在1938年6月14日天津出版的《东亚晚报》中有一则世传专门正骨医师《苏少权先生的紧要启事》,大意是:苏氏钰权堂以济世救人为宗旨,所有药品取材精良,虔心修制,细心完成,经销各省,备受嘉许。骨人商标已在商标局注册。但近有无耻之徒,口称联号,借以混淆,贻误病家。希"光顾者"务请认准"骨人"商标,本堂只此一家,别无分号,敬请注意。

中华人民共和国成立初期至20世纪五六十年代,是第三阶段。当时为响应政府的号召,苏氏的后人多次将苏氏家族中的一些中药秘方、验方献给国家,如七厘散、接骨丹、跌打丸、黑纱丸、止痛紫金丹等。许多药方已被收入国家中药籍中。

1958年天津人民医院(天津医院的前身)请《苏氏骨科》第六代传承人苏绍三参加了创伤骨科临床工作,创伤组分期、分批向苏绍三学习中医,学习《苏氏骨科》中骨折复位的一些手法和治疗骨折的一些固定的方法和辅以治疗的一些膏药、丸散、洗剂等。顾云五、李汉民等组成老、中、青三结合班子。经过十余年上万例临床与试验研究,总结出"骨折新疗法"——对四肢骨折八大闭修复手法和局部小夹板外固定系列,形成了"动静结合,筋骨并重,内外兼治,医患合作"的中西结合治疗骨折和骨折的修复手法,以及固定器材及功能锻炼方法。1958—1964年间共参与治疗骨折13 000例,全部愈合。

苏氏骨科第七代传承人苏玉增早年接诊过的一位来自欧洲的赛车手,常年饱受颈椎挫伤疼痛的困扰,辗转欧洲各地拜访诸多西医,但都没有明显好转。经人介绍来到中国寻求中医手段治疗,经过一段时间的治疗,这位赛车手的疼痛有了缓解,表情也明显愉悦不少。传承百年的中医诊疗技术得到了外界极大的认可,焕发出强大的生命力与创造力。

改革开放后,苏氏骨科也步入一个新的发展阶段。第六代传承人苏宝禹,在改革开放的大好形势下,组织了苏氏的一些后人创建了"河北中山门诊

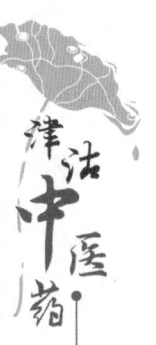
部",由苏宝恒老先生带领着后人挖掘传承和发展了"苏氏骨科"医术,服务于广大骨伤病患者,并享有盛誉。

第六代传承人苏宝恒自幼随叔父学习苏氏接骨术,并就读于中医传习所。从事中医骨伤科的临床、教学、科研工作,先后就职于天津市体育学院、天津市人民医院、天津市骨科医院,兼任中国中医研究院骨科研究所客座教授、《中国骨伤科杂志》编委,天津市中医医院骨科主任,全国中医骨伤科学技术部部长等,中西医结合骨科专家。作为"苏氏骨科"传承人的领军人物,苏宝恒在1990年获得首批国家名老中医,并获首批国务院政府特殊津贴。

2008年,健德堂的后人苏八先生(苏秉瑞)之嫡孙(第六代),根据社会发展的需要,恢复了1900年前由"苏氏骨科"第四代传承人苏秉瑞(号健堂)创立的健德堂。

第七代传承人苏玉亭,在天津市中医药研究院附属医院开设苏氏正骨专科门诊。作为骨科门诊的负责人,在正常业务开展的同时,组织开展门诊各项诊疗服务,不断拓展新的治疗项目,如骨折的整复手法、软组织损伤的理筋手法,方法独特,疗效可靠,深受津门百姓认可。针对老年劳损性、损伤性疾病,开展药物熏蒸治疗,运用中医因时制宜原则,根据季节变化,调整四时用药,以温通经络、通痹止痛。对于急性损伤,应用活血化瘀、消肿止痛的原则,研制消肿止痛膏,并将其广泛应用于临床,这些治疗方法深受患者及家属的赞誉。上述治疗技术已在科内普及,并被广泛应用。同时,做好对下级医生的传帮带工作,做好科室的梯队建设和人才培养,完善和规范科室各项规章制度,落实各项要求,强化制度,实行中药处方规范化管理,大大提高门诊处方合格率。

第八代传承人苏宏,自幼受其祖父、第六代传承人苏宝全的熏陶。他把"苏氏骨科"的创新发展推向新高潮,将"苏氏骨科"与"小针刀"疗法进行了有机结合,并将其应用于医治软组织损伤病,从而收到立竿见影的效果,深受百姓的欢迎，在当今社会有着非常实用的价值。

循古法　医难疾　透骨熏蒸誉津门

苏氏家族有一种给自己族人私密理疗的古法——"透骨熏蒸"，对各种骨病和其他慢性病的治疗效果非常好。苏玉增仁心济世，希望把苏家这种疗法惠及广大患者。经过长期家学熏陶，加之多年医疗临床实践，苏玉增对"透骨熏蒸"从基础理论到药理、病理、组方、器械等逐一完善，实现了理论与实践的重大突破，并把这种疗法命名为"苏氏透骨熏蒸"。他在南开区中医医院任骨科主任期间，"苏氏透骨熏蒸"名满津门，其骨科诊室的每天门诊患者高达300多例，电视、报纸等纷纷报道。

古籍对熏蒸治疗法有记载，如《黄帝内经·调经论》："病在骨，焠针药熨。"《黄帝内经·血气形志》："形苦志乐，病生于筋，治之以熨引。"《韩非子·喻老》："疾在腠理，烫熨之所及也。"以及流传着的神医扁鹊用药熨疗法巧治虢国太子"尸厥"之疾，更是古代"药熨疗法"的经典案例。凭借家传秘方，经过多年的临床实践，苏玉增把这种优秀的"药熨"古法以"苏氏透骨熏蒸"的现代医疗形式奉献给广大骨伤患者。

"苏氏透骨熏蒸"的原理是"借药之性，资火之神，寒随热化，邪随汗解"。通过药力和温补热源，对人体表面局部及经络穴位加热、用药，使人体血液循环加快、代谢增强、毛孔扩张，疏通汗腺通道，开阻除痹，寒湿毒瘀快速排出，还能起到疏肝理气、滋阴壮阳、补肾培元、养心安神、营卫五脏、平衡阴阳的效果。操作方式源于中医古法"药熨疗法"。使用方剂经过苏氏家族世代沿袭与升华，形成了独树一帜的药物敷熨熏蒸疗法。其主要技术内容是根据不同的病证，配置不同药量的中药袋，对病患部位进行中药熏蒸，以利于寒、湿、毒、瘀快速排出的一种中医理疗方法。"苏氏透骨熏蒸"还同时具有营卫经络、祛风散寒、舒筋活血、消肿止痛等功效。"苏氏透骨熏蒸"不采用手术，无痛苦、无毒副作用，安全可靠，疗效好，见效快，40多年来，无数的骨伤患者，无论是腰椎间盘突出，还是强直性脊柱炎，绝大部分患者通过中医透骨熏蒸都可以逐

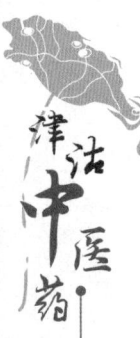

渐实现康复。

"苏氏透骨熏蒸"的出现推动了中医骨科的发展,对骨科的贡献巨大,但目前仍有大量的医方、医术等待被挖掘、创新。在国家弘扬传统中医文化,提高全民健康的背景下,推广"苏氏透骨熏蒸"有了强大的助力。近年来,苏玉增也尝试着在几个城市传播"苏氏透骨熏蒸"疗法,将这样优秀的技术传播出去并发扬光大。

申非遗 报老号 传承路上的"不服老"

"苏氏骨科不仅指正骨技术,也指苏氏家族百年间积累的正骨药品。"苏宝耀说,"比如,不用手术治疗骨折,特有的夹板固定方法合乎生理,利于血液循环,较石膏固定缩短 1/2 的时间,并且使用这种固定手段患者不用住院。再辅以膏药进行粘贴,根据不同的治疗阶段服用不同丸散,如接骨丸、止痛紫金丹、苏七散等和一些擦剂、洗剂,这样大大降低了医疗费用。但是,苏氏骨科很难再现当时的繁盛了。"

说起苏氏骨科的现状,苏宝耀有些许唏嘘。由于特殊的原因,苏氏一族从医的人越来越少,而直接传承于祖上正骨技术的更是屈指可数。他这一辈尚有几人从医,到子侄辈仅有一人在天津医院工作,而到了第八代,也仅有一人有相关医术,却未从医。

"不可否认,就正骨术来说,现代医学对一些开放性骨折等方面的治疗可能更有优势。"苏宝耀说,"但传统医药也有其独特的优势。除了正骨技艺或技术,我觉得,传统医药的洗剂、膏药等药物方面还是非常有特点和市场的。比如,我们的苏家膏药等,其受欢迎程度在史书上都有详细记载。"

苏宝耀向记者展示了一个发黄的记录本。繁体字抄写,字迹工整,"这是从我家的故纸堆里淘出来的,可能是父辈留下的。"他说。记者看到,里面不仅详细记载了各种骨折、挫伤等治疗方式,还有各种药方、膏药的制作等。而苏宝耀看中的,也正是这些药方制剂的做法。

苏宝耀坦承,他并不掌握苏氏骨科的正骨技术。但他近些年来一直致力于将苏氏骨科中的膏药、洗剂等面世,并且做出了很多努力。除了在史书中寻找、梳理苏氏骨科的发展史,他还积极利用各种机会为苏氏正骨的发展寻找机会。

2010 年 7 月,"健德苏氏膏药"被天津市商务委、天津市商业联合会认定为"津门老字号";2012 年 8 月,天津健德堂生物科技发展有限公司获得中国商业联合会中华老字号委员会授予的"中华老字号传承创新先进单位"称号,苏宝禹获得"中华老字号传承创新优秀掌门人"称号。

2017 年 5 月,苏氏骨科成为天津市级非物质文化遗产代表性项目。"能申遗成功,说明苏氏正骨有独特的历史文化价值,在现代仍有独特的再利用价值。"苏宝耀说,"这不仅是对苏氏骨科的肯定,也促使我们挖掘、再现苏氏骨科的精华。"

这位年逾古稀的老人,依然在传统医药传承道路上前行。

(孔令彬 陈红梅 李和佳)

第七篇 指砭疗法

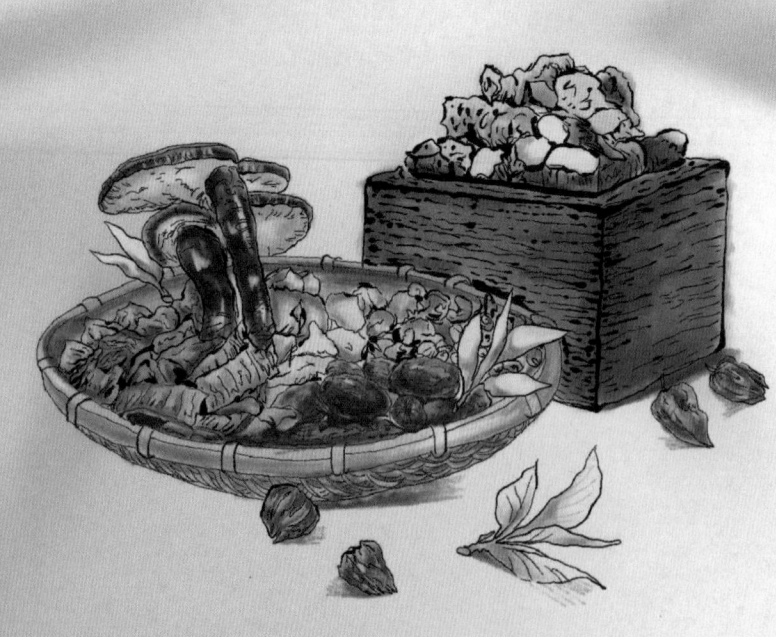

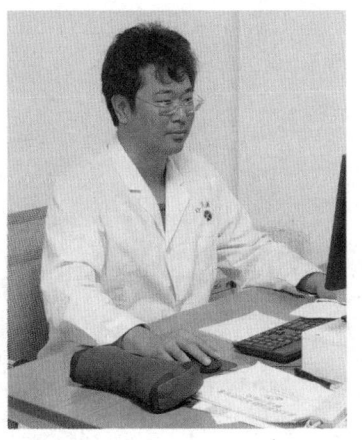

人物小传

杨振弢

　　杨振弢,男,博士学位,天津市非物质文化遗产指砭疗法第四代传承人。自幼深受父亲杨金良熏陶,学习指砭疗法,后又毕业于天津中医药大学,取得中医博士学位,擅长治疗各类肢强体痛等形体疾病。目前,继承先辈医学经验,弘扬指砭健康理念,并于本地积极开展诊疗,为人民努力贡献健康服务。

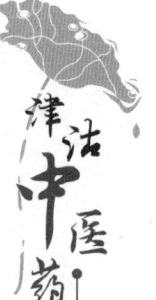

传承谱系

津沽中药

非物质文化遗产代表性传承人口述采珍

壹 　第一代承袭人
　　　王广庆

贰 　第二代学术传承人
　　　杨开宝

叁 　第三代学术传承人
　　　杨金良

肆 　第四代学术传承人
　　　杨振弢

让民间非遗绝活焕发新活力

——记天津市级非物质文化遗产代表性项目
第四代传承人杨振弢

　　杨振弢是天津市级非物质文化遗产代表性项目中医诊疗法类（指砭疗法）的第四代传承人，天津中医药大学中医基础理论专业博士研究生，天津中医药非遗保护与传承联盟成员。在杨振弢看来，让民间传统医药绝活进入学术殿堂，焕发新的生机和活力，是中医指砭疗法几代传承人最大的心愿。

溯史悠久　外治之祖

　　关于中医指砭疗法的传承，溯史可谓悠远。据杨振弢介绍，中医指砭疗法源于古代砭术，与之一脉相承。中医学自古有一砭、二针、三灸、四汤药之论，古砭术是春秋战国之前盛行的一种治病方式，滥觞于上古年间，兴盛于黄帝时期，俞跗、扁鹊等古代名医均是砭术治疗的代表医家，古砭术在《内经》《难经》《史记》等经典文献里都有大量相关记载。

　　然而，由于时代变迁，方药针灸简便效廉，砭术方法耗时费力，并且由于传统技艺传承保守，砭术这门古老医学技术逐渐隐匿于历史长河中，已经不为众人所熟知。因此，传承于古砭术的中医指砭疗法，现能够考证的历史仅百年有余。指砭传承有先辈无数，只可惜具体姓名实在难以远追。第一代传承人是清末的王广庆，抗日战争时期，王广庆因逃避战祸而流落异乡，患难之中收杨开宝为徒，将指砭技艺传授给他，使得这一绝学不致逸亡。此后这一绝学经由天津人杨金良传承，在天津落地生根，开设了指砭筋骨堂，弘指砭之能，促一方健康。现又付学于杨金良之子杨振弢。为了使指砭技艺这一民间之医转于正统，杨振弢至天津中医药大学攻博求学，系统学习中医学理论，以系统理论升华和指导指砭疗法，从而使指砭技艺走向学术。从古至今，指砭技艺多是以师徒形式代代相承，如今则不拘古理，兼子徒友患，共启第四代之承。

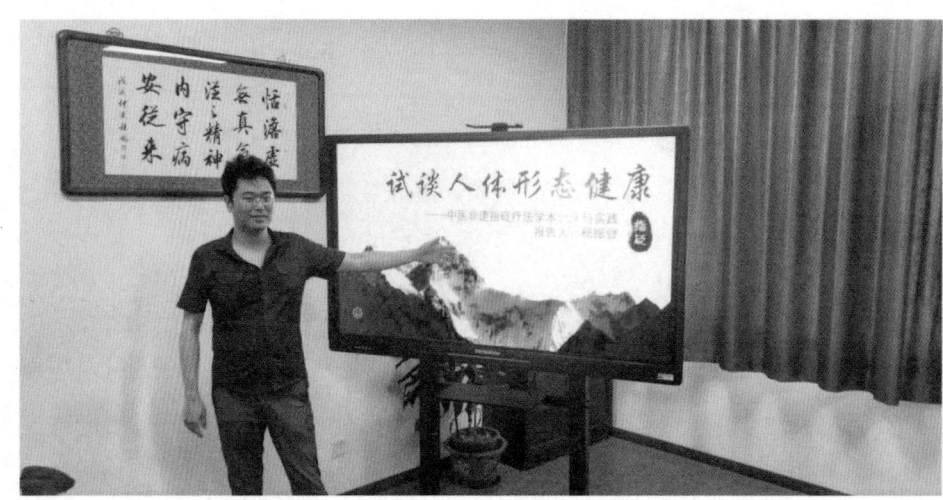

杨振发在讲课中

在中国历史、文化等方面，砭术都具有重要意义，但无疑医学之能，最为之所长。谈到砭术的价值和疗效，杨振发说："相传古砭术为一切中医外治法之先驱，启脉学、放瘀血、克痈疽，具有非凡的意义。"作为今日之传承，指砭疗法亦独树一帜，能兼多种外治医学之长于一身。例如，《史记》中便有一段上古名医俞跗运用砭术的记载。这位名医不使用汤药治病，而是擅长应用砭术诊疗，通过针对皮肉筋脉的治疗方式，改善脏腑髓脑的功能，最终实现"练精易形"，即调理人体形体与状态的目的。指砭疗法的治病特点与名医俞跗治病的描述几乎如出一辙，能够集针灸、推拿、刮痧等长处于一身，且不拘泥于穴位、不滞手法、不需要药物、锻炼、温热辅助，尤其是几乎没有任何副作用，对于强直性脊柱炎、脊柱侧弯、腰椎间盘突出、股骨头坏死、冻结肩、网球肘等一系列急慢性肢强体痛疑难杂症、活动受限类疑难顽疾颇有疗效。同时，针砭不光是外治疗法，由外治内，对于睡眠、饮食消化、乏力、呼吸等多种健康问题具有祛病延年的显著疗效。

朴实无华 变化无穷

在杨振发看来，指砭疗法朴实无华，没有炫目的技巧，也没有复杂的器具。"作为中医的外治疗法，指砭疗法仅是以指或砭具的一点，直触于人体肌表，行以有方向、有距离、有深度的运动，技法是十分朴素易行的。虽然指砭疗法是与砭具配合应用而得名，但事实上其治病的原理，只要是趁手方便，有利于行砭术，任何物品都可以作为砭具"。

　　指砭的治病原理是杨振毲最为强调的内容，"指砭疗法是独树一帜、自成体系，中医讲究经脉穴位，而这并不是指砭必备的。它与目前的各种外治疗法具有本质不同。同时，针砭绿色无副作用，却能达到很多治疗优势"。指砭疗法为口传心授法，承艺全凭于实践，概无分毫雕琢，故之技法朴实无华，始终以一式为根本，即以砭具或拇指一点为接触，借油、膏等物为润滑，后直触于人体肌表，行以一定深度、方向、距离之动。指砭技法唯一，但由之深度、方向、距离之变，亦能化生多种行砭技巧，如顺、过、抢、拉、铲、挫、拨、挑等，且指砭治疗之要，在于形体组织结构的时时感知，针对其中所遇病灶部分，加以纠正与修复。

　　他说："我们凭借的是砭感，也就是对于人体肌表下的感知判断，感受的是'形'与'态'，这是砭术最重要的治病基础。中医学认为，人的肢体是由筋骨皮肉脉，所谓五体构成。指砭的这种行砭方式能够让人感受到五体的形态结构，发现存在于其中的一种勾缝通路。指砭疗法正是沿此勾缝通路行以砭术，从中感知判断肌表下种种阻砭行不顺之物，即五体病灶，也是我们技法诊治的根本，所以说指砭治法无定式，一切皆依砭感而去病灶，是一人一治、一病一治的外治疗法，并无一定之规，可谓变化无穷。"

　　杨振毲对五体病灶做出了详细描述："五体病灶实际并不抽象，在生活中大家应该都或多或少感受过，如肢体不适部位的皮肉下，常会摸到那些颗粒、结节、条索状物，这些都属于指砭所说的病灶范畴。指砭疗法的五体病灶包含了'形'与'态'两部分，所谓'形'就是指五体结构，如常说的骨错缝、筋出槽等；所谓'态'是指五体状态，又如结节、钙化、增生等。指砭认为人体形态健康可以反治于脏腑，如当人含胸驼背时无法进行深呼吸，当老人驼背时可能会发生心悸、憋气等问题，这就是形体问题，进而造成脏腑失调。指砭治疗上强

第七篇　指砭疗法

73

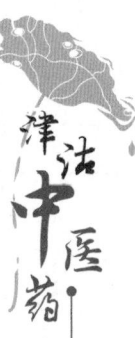
调五体一治,并不是拨筋、正骨、点穴、松肌,其旨在于综合恢复五体的'形'与'态',治疗目标是纠正和修补骨错缝、筋出槽等问题。"

在描述五体病灶的基础上,杨振戣又进一步指明:"形态问题具有普遍性,每个人都存在并且不易被察觉,具有潜伏性。五体病灶是潜移默化的,与我们身边密切相关,并不只是在有疾病症状时才存在。如抻腰、扭腿、磕碰、劳损等,均会造成病灶的形成与积累,当时可能未有严重反应,殊不知这可能就是日后的病根隐患。同时,由于目前影像学检查(如 X 线、CT 等)无法有效辅助诊断,这就造成许多肢强体痛类疾病更难以得到有效治疗。更重要的是,脊柱是人体最大的活动关节,它会产生各类病灶,会影响人的脏腑,导致各类脏腑功能问题,而以脊柱为中心的五体,对于健康的作用与意义不只是痛症或活动问题,其本身与脏腑的联系,更深刻地影响着人体状态,特别是许多指标正常却有明显症状的人群,很大程度上即源于此。"

"指砭技法看起来并不复杂,但其背后却有着自己独到的治病原理。对于初学者来说,也是相对容易掌握的,通过简单的学习,便能够收获较为理想的治疗效果。同时,万物皆可为砭,指砭重原理而非器物,行砭方式万变,一切以去病灶为目的。"杨振戣说。然而他又指出,虽然指砭技法形式唯一,但由于其治病基础是砭感,最重要的是感受,也就是行砭必须感受到五体病灶,明确哪里为病,方能达到真正治疗的目的。所以,初学者未必能够明确感知,其效果多是未明所以而达到的,这是指砭技法优势的结果。因此,杨振戣说:"只有通过长期刻苦学习与训练,才能够逐渐领会指砭疗法的真谛,技法形式唯一的砭术,更能够基于砭感的日益敏锐,而化生顺、过、抢、拉、铲、挫、拨、挑等技巧,然后再随经验的积累与领悟,方可能达到治病随心所欲,以无法为法的理想境界。"

立于学术 继承创新

在指砭疗法的技法应用方面,杨振戣的父亲杨金良先生无疑系之集大成者,作为指砭疗法传承的中流砥柱,他将这一历史悠久且又不为众人所熟知的中医外治医学,做到了尽可能地继承。在不断的努力下,他历经多年逐步建立了指砭筋骨堂。指砭疗法自古以来就是为极少数人治病养生,但是现在杨金良先生建立的指砭筋骨堂开始尝试为更多患者的健康服务,这在指砭疗法的应用与弘扬方面起到了积极作用。在指砭疗法传承方面,杨金良不拘泥于古理,致力于将指砭疗法传播于大众,大力宣传指砭疗法的健康理念,并无偿奉献了许多行砭技巧。特别是对于贫困患者,他更是悉心相授,希望他的家人及亲朋好友可以代为治之,缓解病情的发展。

指砭疗法业已濒危,但仍能继续留存于世,究其原因:从自身出发,指砭技艺本身的神奇疗法具有极高的医学与文学价值;考虑外部因素,指砭技艺的传承在很大程度上依赖于传承人们个人的不懈追求与执着。这两个方面奠定了该中医传统疗法的今日基础,但在不断传承的道路上,传承人需要考虑传统疗法创新问题。在新时代,传统指砭技艺与现代高科技相结合,不断创新,焕发出新的光彩。

作为中医指砭疗法第四代传承人,杨振燮一直强调,指砭疗法有着悠久厚重的历史文化,更有着超群的医学价值。但是在传承过程中,指砭一直以师徒形式代代相传,仍属于民间医学范畴,只有实践经验,缺乏相应的理论体系,作为临床的有效指导,局限了技艺的传承与弘扬。

"我的父亲杨金良先生,虽然开设了指砭筋骨堂,但说到底仍是一位民间医生,而我希望通过系统学习中医学理论,以系统理论升华和指导指砭疗法,使古老的中医外治疗法走向学术,焕发新的生机。希望能够解决长久以来,指砭不能有效阐释治病方式、系统化总结经验、规范化传授技艺等各种困扰与问题,更希望将来有机会将这一技法教授给中医学生,推广进入医院,让指砭疗法真正造福于更多的患者。"杨振燮说。

除了立志将指砭疗法学术化,敢想敢干的杨振燮,还将新科技与传统中医技法融合了起来。在操作时,由于指砭疗法对医者的体力、精力损耗很大,原因是指砭的治疗过程,需要医者运用很大的气力,来祛除患者的五体病灶,因此杨振燮在先辈传统砭具的基础上,通过3D打印技术,自己设计优化了

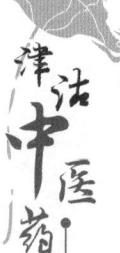
更为适合指砭行砭方式的握式砭具，又利用 TPU 柔性材料创新了辅助指力的指式砭具，不仅能在治疗中强化行砭的深度，丰富砭感的范围，提升治疗的效果，更能明显起到保护医者关节的作用，使指砭治病更加事半功倍。按杨振殿的话说，他现在又开始了将指砭疗法与现代工具结合的研究，尝试将指砭疗法进行机械化改造，并取得了较为可喜的结果。同时，他更相信随着科技的不断进步，智能化与指砭疗法具有天然的联系，一定能使指砭这一独特的治病方式得到更为深刻的助力与应用。

在杨振殿看来，虽然指砭是古老技艺，但是与新理论、新技术、新平台的每一次碰撞都可能给传统技艺带来新的机遇。未来，他打算还要以网络为平台，向更多人传播、推广传统指砭技艺，"普通老百姓学会一两招就能缓解很多机体不适症状，自我保健，达到治未病的效果"，杨振殿说，"不管是将民间医学带入学术殿堂，还是带向新媒体，最终的目标都是服务老百姓，让更多人受益。"

（杨一丹）

第八篇

哈氏妇科医药诊疗技艺

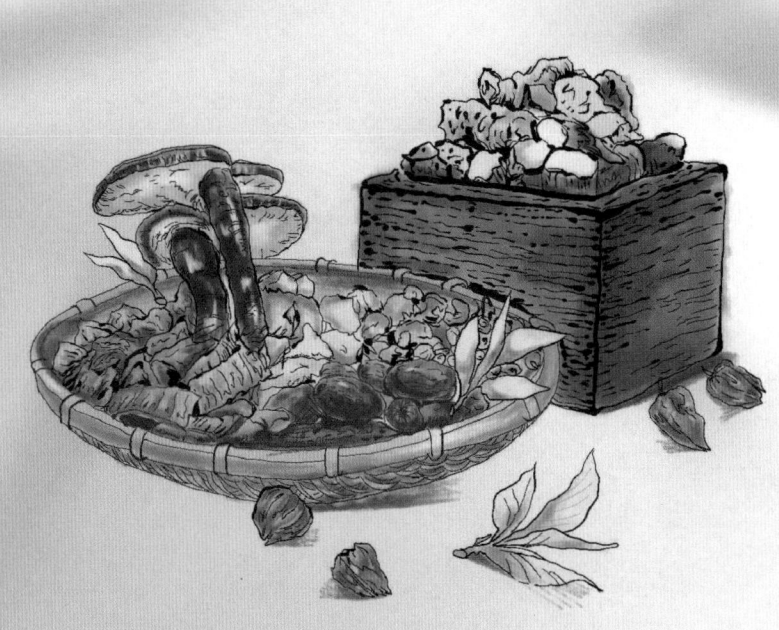

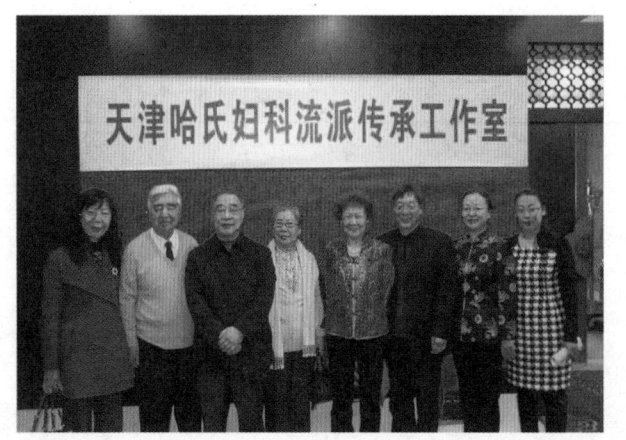

第四代、第五代传承人与张伯礼院士等合影

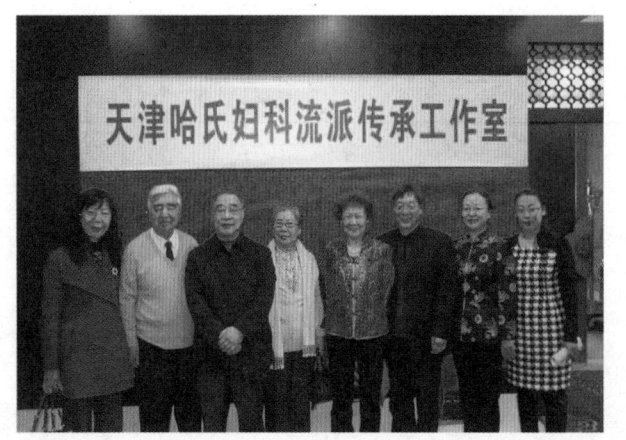

流派简介

　　天津哈氏妇科是全国中医妇科十大流派之一,全国首批中医学术流派传承工作室之一,天津市级非物质文化遗产项目,天津市中医妇科领域的一面旗帜。哈氏医学始于清朝同治年间,至今已传承五代。150多年来,一代又一代的哈氏妇科传承人始终坚守"以德为本,以术济人"的祖训,不断继承创新,使哈氏学术思想薪火传承,不断造福津门百姓。

传承谱系

壹 ● **第一代学术传承人**

哈文林　哈昆弟

贰 ● **第二代学术传承人**

哈振冈

叁 ● **第三代学术传承人**

哈荔田　哈润田　哈书田

肆 ● **第四代学术传承人**

哈孝廉　张吉金　哈孝贤　哈孝圣　哈素萍　哈孝周　哈素菊　王玉香
胡国华　王　玲　杜慧兰　柴丽娜　孟祥英

伍 ● **第五代学术传承人**

哈　虹　闫　颖　王惠君　孙文墅　艾春红　吴林玲　哈小博　哈　良
张　莹　张庆清　毛　喆

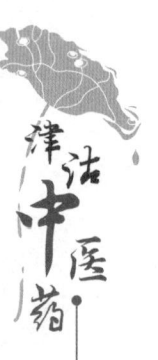

彰显传统医药魅力　传承非遗文化底蕴

——记天津市级非物质文化遗产代表性项目

　　哈氏医学始于清朝同治年间,因其传承模式以家族为主,故以姓氏命名,称"哈氏妇科"。多年来因其疗效显著、简便经济,故保存至今。哈氏医学长于内外诸科,以妇科为专长,目前已成为国家首批中医妇科流派传承之一,同时也是天津市级非物质文化遗产代表性项目。

　　"夫医者,非仁爱之士不可托也,非聪明理达不可任也,非廉洁淳良不可信也。"没有仁爱之心、廉洁淳良是不可能成为一名好医生的。正是在这样的理念引导下,哈氏妇科传承人秉承医者仁心,实现了哈氏医学一代又一代的创新与发扬。

五代传承　医术仁心

　　哈氏世代行医,哈氏医学的兴起要追溯到距今 150 年以前的清朝同治年间,保定名医哈文林与哈昆弟二人在当地施医舍药,悬壶济世。二人专精于内外妇儿各科,因其医术精湛、医德淳朴、对待患者一视同仁而受到百姓的交口称赞。据传,兄弟二人在医治穷苦患者时,常减免诊金,甚至分文不取;为了让患者在诊病时放松心情,他们还会在医馆中备上茶水,以便患者休息时小酌。在医术和医德的双重加持下,他们的医馆一年四季都挤满了前来求医的患者,"有病不用怕,保定找

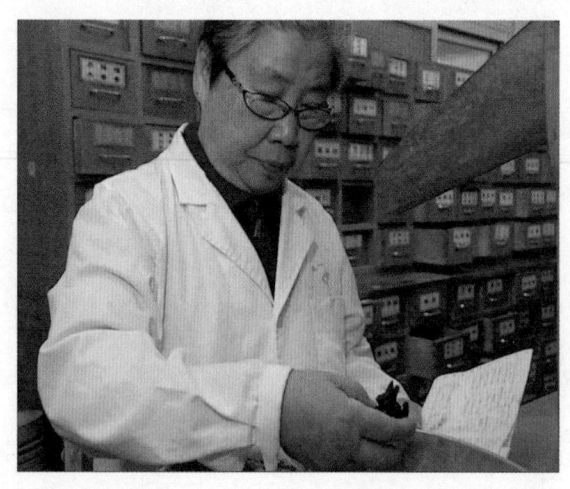

哈氏妇科第四代传承人张吉金主任在挑选药材

二哈"的美誉盛传于保定民间。

哈振冈为哈文林之子,自幼习读诗书,后考入直隶保定医学堂,毕业后即被留在保定官药局(官办医院)工作,后又被陆军第二师王占元部聘为军医。任为军医期间,为方便军中将士服药,将煎服的汤剂改为散剂,研制出"胃病百效散"等药,其以方便服用和神奇的疗效而享誉军中。后来,哈振冈又中西贯通研制出"汞黄药膏",其成为治疗皮肤瘙痒等症的良药。离开部队后,哈振冈移居天津。他于天津市河北区平安街福原堂药店的后面开设"哈大夫诊所",受到当地百姓的信任与称赞,患者群众曾送来"术超和缓""济世为怀""扁鹊重生"等匾额,以表感激。中华人民共和国成立后,哈振冈不顾年事已高,依然坚持出诊,造福天津百姓,直至去世的当天上午,还步行数里为一患者出诊,至夜以78岁高龄而终。除了坚持诊病外,哈振冈还致力于学理总结,长期撰写医案、读书心得等,并在晚年将一生搜集之名方、验方集为一册,又将哈氏妇科医案汇编(共6册),同行于世,为哈氏妇科打下了深厚的理论基础。

哈荔田是哈氏妇科的第三代传承人,也是哈氏医学全盛时期的代表性人物。作为哈振冈之子,他与兄弟哈书田、哈润田继承了祖父两代的技艺,并将其发扬光大。他18岁便考取华北国医学院,并师从国医泰斗施今墨等京城名医。哈荔田对医学有着独到的认识,他曾回忆道:"我学医伊始,先父每以诸葛武侯'志当存高远'之语谆谆教诲,并告诫我,医者司人性命,既要有仁人之心,又须医术精良。既然选择了医学这一事业,便要一生笃志力行,奋斗不已,万不可浅尝辄止,学师不卒,庸医杀人。由此我认识到,要学好医道,首先要专于心,立于志,要有一种奉献精神,如若见异思迁,二三其志,就会失诸精髓,是不会有所成就的。其次要敢于攀登医学高峰,要树立一种'会当凌绝顶,一览众山小'的目标和志向,否则亦不免流于平庸、肤浅,终不会有成就。但是,在做法上并不是好高骛远,好大喜功。倘若一味贪多,急于求成,就会失于扎实,流于浅薄。"

在家学、学校、恩师的帮助和自己的努力下,哈荔田在20世纪40年代便成为享誉津门的妇科大家。中华人民共和国成立后,哈荔田放弃了收入颇丰

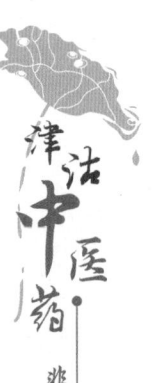
的个人诊所,响应政府号召而转为集体行医。1955 年,哈荔田被任命为天津市卫生局副局长,并在任职期间促成了天津市中医医院的成立和在各个西医医院开设中医科。哈荔田还十分重视中医的教育教学工作,1958 年出任天津中医学院(现天津中医药大学)首任院长。哈荔田高超的医术和高尚的医德给后人留下了厚重的财富,他不仅完善和发展了哈氏妇科学术思想,还为天津乃至全国中医妇科事业的发展做出了卓越的贡献。哈荔田的弟子胡国华、杜惠兰等均为现代中医的佼佼者,他们同哈氏的众多传承人一起将哈氏医学的医术、思想及影响传至全国各地,至此哈氏医药进入鼎盛时期。

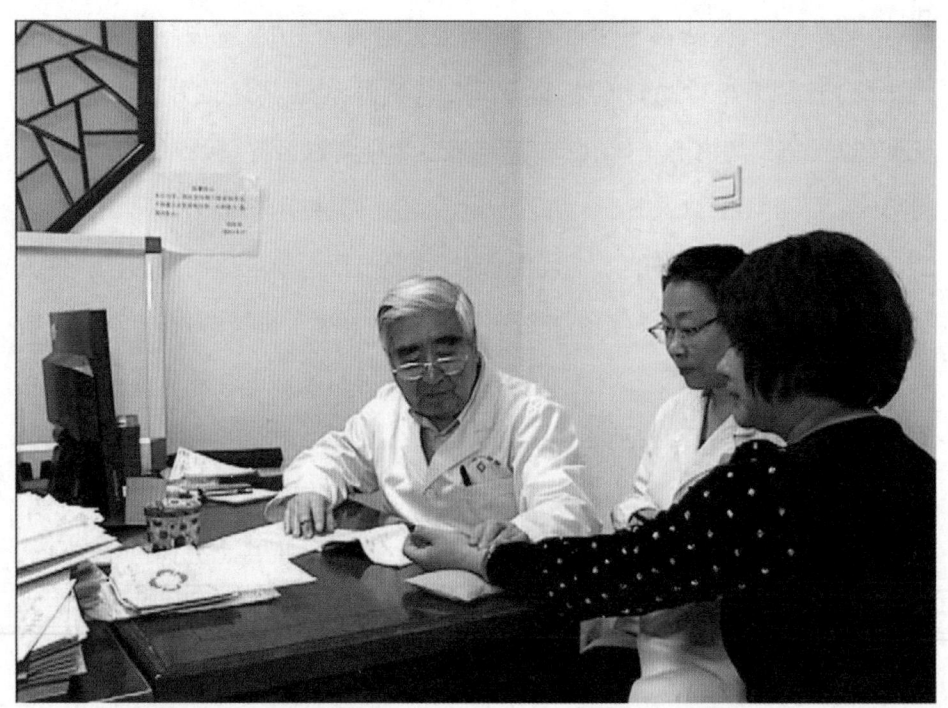

哈氏妇科第四代传承人哈孝廉主任诊脉

哈荔田之子哈孝廉、儿媳张吉金、弟子胡国华和杜惠兰,以及哈润田、哈书田子女哈孝贤、哈孝周、哈孝圣、哈素菊等为哈氏妇科第四代传承人。其中,哈孝廉、张吉金、哈孝贤为主要传承人。哈氏第四代传承人在继承哈氏妇科学术思想基础上,开展了一系列科研和临床研究,创制了二甲丸、消癥丸、银红丸等一系列临床疗效显著的中成药及院内制剂，其临床应用广泛受到好评，同时开展了有关益肾软坚法治疗子宫内膜增生症的研究，获得多项天津市科技进步奖。哈氏妇科第四代传承人胡国华与广州岭南罗氏妇科传承人罗颂平等共同创建了中医流派妇科联盟，加强了不同地域之间的联系，将哈氏妇科对全国中医界的影响进一步扩大。与前三代人不同，哈氏妇科的第四代传承人均为中华人民共和国成立后培养出的中医人才。哈孝廉1962年毕业于北京中医学院（现北京中医药大学），张吉金毕业于天津卫生学校，哈孝贤毕业于天津中医学院（现天津中医药大学），他们的学医和行医生涯，既源于家族的熏陶与培养，又得益于中华人民共和国中医教育事业的发展，显示出中医这一传统医学在新时代的生机与活力。

哈孝廉之女哈虹与哈孝廉和张吉金弟子闫颖、吴林玲、艾春红、王惠君、孙文墅等共同组成了哈氏妇科第五代传承团队，对哈氏妇科流派传承具有承上启下、继承发扬的重要作用，致力于如何在新时期将延续百余年的传统技艺更好地传承下去，并与时俱进、发扬光大。在第五代传承人的共同努力下，哈氏医学在2012年成功申请了天津哈氏妇科流派传承工作室，开辟了哈氏妇科学术思想传承的新篇章；哈氏学术思想得到了提升和完善，成为全国十大中医妇科流派之一。

百年以来，哈氏医学历经数代传承，不断进行自身的完善和发展，并始终秉承"仁"之原则，把为患者全心全意服务作为至高无上的准则。哈氏妇科历代传承人各有所长，临床经验丰富，在以"仁"为思想指导，一代代传承医术的同时，提倡"补后天以养先天""脾肾并重"，在中医妇科领域形成其独特的学术思想。其特色诊疗技术及理法方药，使哈氏医学能在百余年的历史中，不断适应患者的需求，发挥出其自身的医学价值。

独到医术　累结硕果

哈氏妇科在学术思想、临证经验方面有很多独到之处。"说到诊法的独到之处，哈氏医学认为，腹诊是切诊的重要组成部分，在妇科诊疗中当给予应

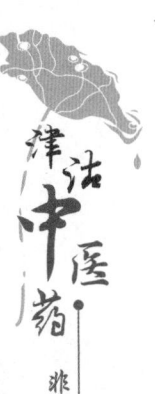

有的重视,检查腹部多取仰卧位,令患者下肢伸直,轻轻振腹以测其感,然后屈膝,或侧卧,使腹部肌肉松弛缓和。"哈虹说。"在此基础上,我们通过传统的望、闻、问、切,为患者进行系统的腹部检查。以望腹来主要观察腹部形状的隆起或下陷,皮肤的滋润或枯萎等方面的情况;闻腹则主要是用听觉来察知腹部的肠鸣、矢气、胎声等声响;问腹主要询问患者腹部是否有胀满、疼痛等方面的症状,其特点如何等问题;切腹则是医者以手掌或手指密切接触腹壁,以检查腹部的坚软温凉,有无压痛或癥块等,是腹诊的主要内容。"通过系统的腹诊,医生可以对患者的病情做出较为清晰的判断。

哈氏妇科在治疗崩漏方面亦独具特色。传统的中医妇科以塞流、澄源、复旧三法为治疗三部曲,哈氏妇科则在此基础上进一步发展和提升了这一理论。以遵循整体观念和辨证施治为基本原则,塞流止血绝非一味固涩,而是根据病情的寒热虚实,分别采用温、清、补、泄四法治之。以温而止之法适用于虚寒证,但不宜用辛燥之品;清而止之法多用于崩漏的热证;补而止之法常用于崩漏患者肝、肾、脾、气血、胃、三阴三阳失调,功能衰弱,冲任亏损之证候;泻而止之法则多用于气滞血瘀者。

除此之外,研发临床药物也是历代哈氏传承人不懈追求的目标。多年来,哈氏妇科研制出消癥丸、二甲丸,在治疗子宫肌瘤,以及子宫内膜增生症方面获得了显著的成就,研制的功血一号、功血二号、清解汤应用于临床数十年,效果显著。百余年来其强调的"整体观""扶正固本""治疗重在肝、脾、肾三脏"等原则在妇科疾病的病例中被广泛应用,对崩漏、子痫、不孕症等疾病均凸显出其诊疗特色。

秉承初心 做好传承

如今,哈氏妇科历经百余年的积累与沉淀,拥有一个国家级工作室,一支20余人的工作团队,他们热爱中医,具有高学历、良好的中医素质、扎实的中医功底,在这支队伍的努力下,哈氏妇科在新时期取得了可观的成果。然而,哈氏妇科学术思想的进一步传承和发扬,迫切需要人才培养,以中坚力量整理、发掘哈氏的精髓并进一步创新、传承。因此,哈氏妇科若想拥有更多的传承者、发扬者,就需要更加强有力的保护措施。

哈氏妇科第五代传承人深感自己肩负的重任,多年来对哈氏医学在当代如何传承与发展的问题上付出了许多心血。天津中医药大学第一附属医院妇科主任闫颖及哈氏妇科流派传承工作室负责人哈虹等传承人共同带领哈氏妇科,以哈氏妇科学术精髓及临床经验作为学科的学术指导思想,带动了整个学科的发展。此外,她们还将视野拓宽,学术沟通增强,广泛地同其他中医妇科流派进行交流和探讨,同时开展了围绕哈氏经验方的科研研究,将哈氏传统医学与现代科学技术紧密结合,深入对哈氏经典方进行科研研究,完善和提升哈氏学术思想,扩大哈氏妇科在全国的影响,促进哈氏妇科学术思想的传播及医学界地位的提升。

在各级相关部门的支持下,哈氏妇科先后被评为西青区级、天津市级非物质文化遗产项目,无论在经费上还是在关注度上都有了更加充足的保障。哈氏妇科团队一直秉承努力奋进、开拓创新的精神,敢于且善于接受新生事物。哈氏妇科流派传承工作室建立后,全面系统地整理了哈氏历代传承人的学术观点和相关论著,探索其发展和演化规律,进而挖掘与当代中医药科学发展相契合的、具有指导意义的学术思想并开展各类学术交流会和经验研讨会,以博采各家之长,实现共同进步。

对于未来的发展路径,哈氏妇科第五代传承人有着较为明确的设想。"首先,我们要继续挖掘、整理流派,传承文史资料及学术思想。这种传承不仅是对于哈氏妇科一个流派,而是要扩展到中医的各个流派中去。流派传承是中医的一大特色,希望我们的尝试能够给各家流派提供一个范例,以供参考。其次,我们要在现有工作室的基础上,继续完善工作室的职能,把各项工作常态化、稳健化,并进一步凸显工作室的文化职能,将哈氏医学的独有文化特质总结、传播出去。再者,继续加强下一代传承人的培养。通过跟师抄方、师徒交流、带徒授课等,进行学术渊源研究、特色经验研究。建立合理的人才梯队,在流派内建立代表性传承人–主要传承人–后备传承人的人才梯队模式。在第

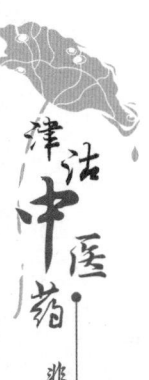

五代传承人均已年逾不惑的情况下,培养下一代传承人已变得更加紧迫。最后,进一步建立专病门诊,发展二级工作站。对于哈氏医学较为擅长并经过长期研究,具有一定理论及实际基础的疾病,设置为专病门诊。目前,哈氏已有痛经、卵巢功能减退、多囊卵巢综合征、更年期综合征这4个专病门诊,下一步拟对阴道微生态、不孕症等目前已具有一定研究基础的疾病,进一步开设专病门诊。对于具有流派学习及发展意向的哈氏医学学生或下级单位,设立专门二级工作站,以作为流派推广的基层工作联络点,从而为哈氏医学推广及学术地位的提高提供基础及保障。"

哈氏传承人始终秉承哈氏医学最初的本心,以"仁"进取,为传统医学的薪火传承进行不懈努力。在上级有关部门的大力支持下,目前哈氏妇科流派传承工作室老中青梯队建设完备,哈氏妇科传承人充满信心,并决心众志成城,携手弘扬岐黄精神,将哈氏妇科的学术思想及临床经验薪火传承,再铸辉煌。

(李凯　孙桂龙　段煜)

第九篇

舒筋复骨传统疗法

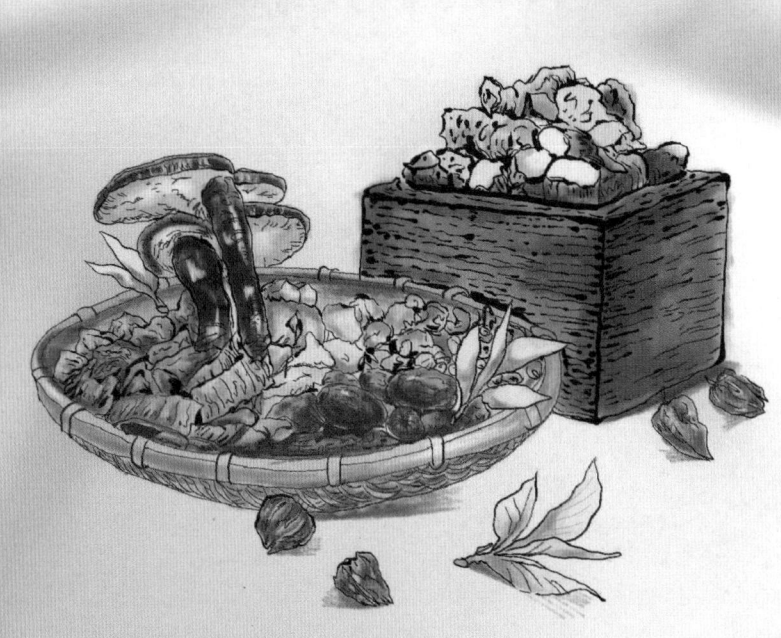

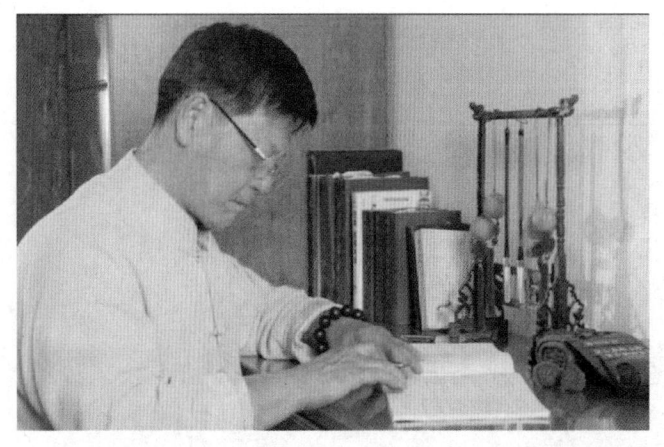

人物小传

穆瑞光

　　穆瑞光,生于1954年,自幼学习武术,13岁起从师林鸿斌,学徒十年,因其悟性高加之后天刻苦好学,得师傅真传,医术精湛。出师后,曾多次为社会名人乃至医学界知名人士看病问诊,中国著名磁疗医学专家刘道矩主任曾为其患者,并被成功治愈。对于踝关节骨折、肋骨骨折、股骨颈骨折及大转子骨折的诊疗上,传承人穆瑞光在手法应用上做出创新,他自创封穴复位法,以手法封住针对患处的奇穴,在患者无痛苦的情况下,疏筋正骨。

　　穆瑞光还自主研发出针对股骨颈骨折与大转子骨折的医疗工具。过去腿部骨折都是利用夹板固定,但仍会出现患处错位的情况,穆瑞光自主研制出的通板与木鞋,解决了传统医疗工具的弊病,对于关节骨折治愈率的提升做出了巨大的贡献。

传承谱系

 ● **第一代学术传承人**
王老先生

 ● **第二代学术传承人**
王德海

 ● **第三代学术传承人**
林鸿斌

 ● **第四代学术传承人**
穆瑞光

第九篇　舒筋复骨传统疗法

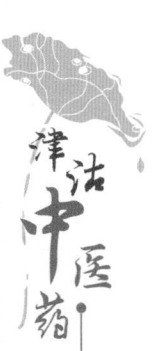

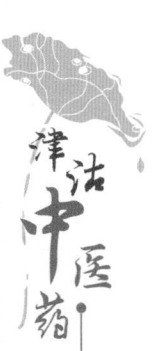
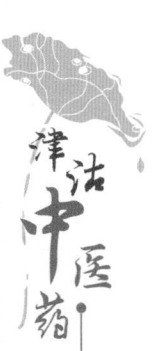

舒筋复骨除病痛 丹心妙手还康健

——记天津市级非物质文化遗产代表性项目
传承人穆瑞光

"中医有句老话就是'学生找老师好找，老师找学生不好找'。中医作为我们的传统文化，收徒弟要看两方面，一个是看品德，首先品德得好，其次得看他有没有悟性，得喜欢这行。只要具备了这两样，我们这一行跟男生女生、有没有力气，都没有太大的关系，都可以学，也都能学得会。但是，品行好、悟性高，还特别喜欢这一行的人，真的太少了。"天津市级非物质文化遗产代表性项目"舒筋复骨传统疗法"的第四代传承人穆瑞光倾诉了自己的心声。

潜心五十余载 钻研疑难杂症

穆瑞光，1954年出生于天津，自幼学习武术，从13岁起师从于舒筋复骨传统疗法第三代传承人林鸿斌，学徒10年，23岁出师后，就一直从事骨科治疗，近50年来运用自己所学的本领为公众问诊看病，为许多骨折、骨病的患者解除了病痛。

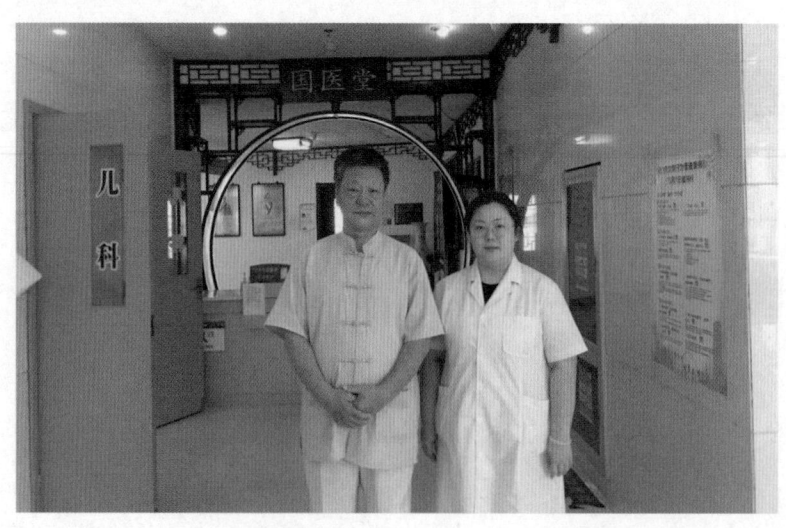

穆瑞光（左）与徒弟李丹

穆瑞光介绍,舒筋复骨诊疗技艺起源于明朝时期蓝衣道人的伤科诊疗技艺,此技艺以岳飞所创的岳家拳为基础,因此拳属内家拳,为硬功外壮,内练周天之运行,外练筋骨之坚实,用以御敌之功。运用功力之法,略近于软功内壮,以气运力。岳家拳注重内力与筋骨的锻炼,且有拿筋骨之功法,是筋骨门派形成的主要因素。蓝衣道人将岳家拳、道家武功与骨科医学相结合,在总结前人经验的基础上,结合自己的实践经验,总结出一套完整的治疗体系,他将人体的内五行(心、肝、脾、肺、肾)与外五行(皮、肉、脉、筋、骨)看作相互联系的整体,通过应用手法、敷药外治,摸脉开方内治,以内外结合的治疗手段,达到治愈疾病的效果。

清朝末期,创始人天津大港人王老先生从这套伤科诊疗技艺中提炼出以治筋骨为主的诊疗方法,筋骨门派由此正式确立。自此在天津地区传承延续。

第二代传承人王德海,生于1891年,卒于1972年,为第一代传承人王老先生之子,自幼学武,武术功底深厚,得益于父亲真传,其医术高明,经常为穷苦百姓看病,且不收费用,在当时被传为一段佳话。其后他将筋骨门派诊疗的方法传于女婿林鸿斌。

林鸿斌,天津河北区东于庄席场人,生于1935年,卒于1978年,为筋骨门派第三代传人,林鸿斌7岁练武术,具有深厚的武术功底,曾为厉家班厉慧

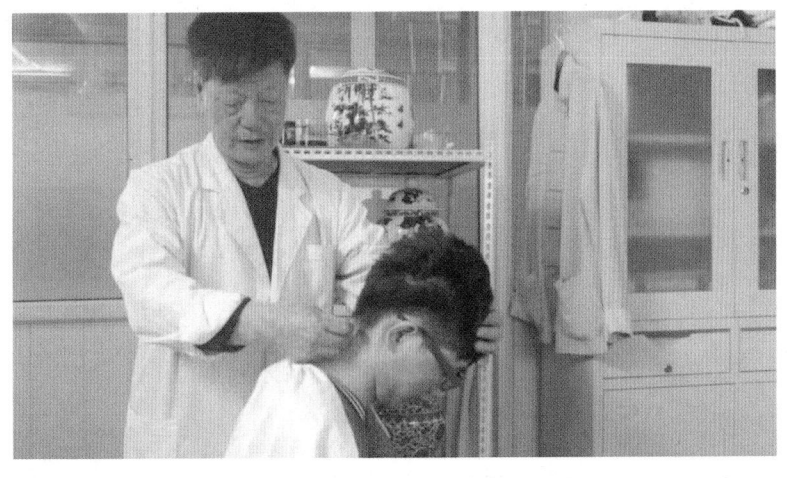

穆瑞光在工作中

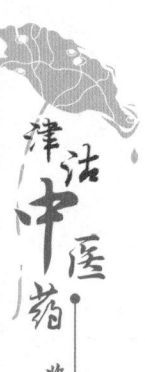

良的武术搭档,同时也是现代京剧《红灯记》的武术指导。林鸿斌师从岳父王德海学习筋骨门派,因其天生聪慧加之后天的刻苦勤奋,出师后,其医术精湛,治愈骨类疑难杂症不计其数,曾多次为政界人士、社会名流问诊看病,并声名远扬。

穆瑞光回忆道:"我中学的时候,就能独立给人看病了。从1971年开始,在乡下给人们看病。大概1979年10月回到天津,直到现在一直在骨科、中医内科。"

50余年来,穆瑞光在继承前辈技艺的同时,始终致力于中医传统手法治疗骨科疾病的探索钻研,研发出针对股骨颈骨折与大转子骨折的医疗工具——通板与木鞋,解决了传统医疗工具的弊病。并在股骨颈骨折、髋关节骨折、膝关节粉碎性骨折、鹰嘴骨折、踝关节骨折、肋骨骨折及大转子骨折等诊疗上,结合多年武术经验探索出了封穴复位法。该法以手法封住针对患处的奇穴,以气运力,然后先舒筋再复骨。手法运用上讲究"轻而不浮,重而不滞,一气呵成",且遵循"机触于外,巧生于内,手随心转,法从手出"的原则,将稳、准、快结合得淋漓尽致,让患者少痛苦且尽量不落残疾。

"我们的门派拿手的是治疗股骨颈骨折,也就是人们俗称的大胯骨骨折,我们治疗股骨颈骨折是基本无痛的,复位时患者几乎没有感觉。复位之后,病情不太重的,一个月就能下地了。"

"心明手巧"是保证手法安全、有效的关键。手法应用前必须根据辨病、辨证的原则,充分了解病情,明确诊断,从而选择相适宜的手法,做到心中有数,即达到"心明"。在手法操作时要精神集中,动作熟练敏捷,正如《手法总论篇》所记述:"盖正骨者,须心明手巧,既知其病情,复善用夫手法,然后治自多效。""柔和、舒适"是手法操作时所追求的最高境界。

穆瑞光提到,很多中医的骨科大夫都不擅治股骨颈骨折,因为一般情况下,股骨颈骨折必须是搭筋复位,而舒筋复骨传统疗法的复位手法独辟蹊径,能为他人所不能为。

除手法外,筋骨科在施药方面也有自己的独特之处,筋骨门派所用药包含外用内服两种,外用包括蜜药、洗药、红药、褥疮膏、舒筋散,内服为接骨丹,用药配方均为代代师传。

穆瑞光还强调了筋骨门派的文化价值。筋骨门派诊疗法遵从的原则大部分来源于道教文化,道家强调"道法自然,天人合一"。筋骨门派即通过手法与内治的内外兼治,调节人体本身的自然平衡,同时也反映出博大精深的中国哲学思想,具有很高的文化价值。

后继乏人 独门绝学传承艰难

穆瑞光门下现有三个弟子,都跟随他学习中医内科和一些基本的骨科。提到弟子李丹,穆老师说道:"她跟我已经学了两年时间了,像摸脉、诊断病情,已经非常不错了。明年我想让她自己坐诊,她开方子,我坐在旁边给她审方子。"虽然门下的弟子仅有三个,为了让濒临失传的传统技艺能够得到有序传承,穆瑞光依旧坚守着传承的信念,积极培养李丹、刘家元、张浩然等第五代传承人,并且制订了一系列传承发展计划。目前,穆瑞光每周有 4 天时间,亲身传授舒筋复骨传统疗法,已经取得了一些成效。

穆瑞光认为,为人师表,应当传道授业解惑,不能误人子弟。他还说,过去自己跟着师傅学手法,那时候不同于现在,以前是跟着师傅偷师学艺,师傅的手法很快,容不得半点马虎,只有用心去悟,才能学到精髓。

"我们的这些东西快要失传了。"穆瑞光惋惜地说道。20 世纪 80 年代,穆瑞光的师父曾带着他去给一个全身瘫痪的患者看病,"治疗这种病,中医有种手法,任何骨科大夫都不会,吃药也不管用。但是师父有种手法很简单,只要准备一碟酒、二两姜,把姜切成末泡在酒里,点着后,蘸着这个酒赶中筋,中筋都赶出来了,再把姜末捞出来往后背上一搁,它的热气就顺着人的经脉走。最多 10 分钟,热气就会走到肝,等到肝气热了,就可以把这姜给放下来了,患者再下地之后就跟没有病一样,就这么快"。穆瑞光说,像这样难得遇到的患者,因他有幸碰到过,所以治疗这个病的手法才得以传承下来。

穆瑞光说,还有很多骨科里的绝学,像高位截瘫、颈椎损伤、错位等的治

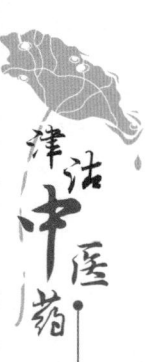

疗手法,他只传授理论知识,不一定有机会能让弟子们看到实际的临床效果,能不能将这些手艺传承下去,只能靠他们的悟性了。

传统疗法 传承之路任重道远

在过去,受到各种条件的限制,传承这门技艺主要依靠的是口传身授,但是现在,利用先进的设备和技术,能够更加直观和完整地保护和传承这门传统疗法。目前,穆瑞光已经将所有有关骨折的内容进行梳理,并将大纲和主要分支编写出来,只要将这份资料传承给弟子,后人们就能学会这门传统疗法并在临床上取得成效。

"有机会的话,我想从头到脚把各种骨折的手法复位都演示一遍,留一套视频资料,将来后代没法儿跟着我学的时候,给他们看一看录像也能学。"穆瑞光说。除此之外,穆瑞光还有一个想法,"我想成立一个过去的那种讲习所——师带徒。我这个门派的传承弟子必须得有门诊,不给人看病怎么能学得会呢?让弟子跟你学什么?学理论吗?他们理论不用跟你学,回去自己看书就会了,关键学的是手法,学怎么治病。所以我必须得有一个自己的小门诊,才能带徒弟。但是,门诊不是想成立就能成立的,还需要一步步去落实"。穆瑞光的考虑不无道理,只有让弟子们在临床实践中积累经验,逐步提高技艺,才能将这门传统疗法传承下去。

出于种种考虑,成立门诊的想法一直都没能实现。穆瑞光说,一方面,成立了自己的门诊,这就意味着他和弟子们要放弃现有的工作,要面对难以维持的生计;另一方面,有品德、有悟性,不唯利是图,并且热爱这一行的人少之又少,好弟子太难找了。传统疗法的传承很可能后继无人,面对这种境遇,穆瑞光也难掩着急的情绪,"说心里话,我也是很着急,因为看着这派马上就失传了,得赶紧多招点徒弟"。南开区中医医院、武清区中医医院还有北辰区中医医院都是天津中医药大学的教学医院,天津中医药大学每年都向这几家医院输送学生。听到这个信息后的穆瑞光受到了一些启发,高校与非遗传承人之间如能达成合作,这无疑将为下一代非遗传承人的输送和选择提供巨大的帮助。

有想法更期待能实现,非遗的传承与保护依旧任重道远。作为天津市市级非物质文化遗产代表性项目传承人,穆瑞光感叹道:"政策扶持只是一部分,主要还得靠自己,只有自己行动起来,国家才能扶持你,自己要是没有行动,国家怎么扶持你?"

采访即将结束,穆瑞光感慨道,我国非物质文化遗产保护历经多年,中医药非遗保护随之展开,在保护制度构建、保护名录编制、人才队伍培养、重大项目建设、中医药非遗"走出去"等方面采取了很多措施,取得了较大成绩,发挥了积极作用。但随着科学技术发展、大规模城市化进程,诸多中医药传统技艺逐渐被现代化生产工艺代替,个别地区对中医药非遗传承工作支持和投入不足,导致一批传统中医药非遗项目逐渐流失、传统技艺面临失传、教育科研水平降低、传承人积极性受挫、人才梯队面临断层、传统技艺创新乏力……

他呼吁,中医药非遗工作,亟须建立国家层面专业的中医药非遗协调促进机制,在广度和深度上均需发力。对中医药非物质文化遗产进行抢救性保护、系统性传承、开拓性发展,关系到中华中医药文明的延续和发展,责任重大、刻不容缓。

(毛国强 张喆 鄢然)

第十篇

荀氏经筋推拿点穴法

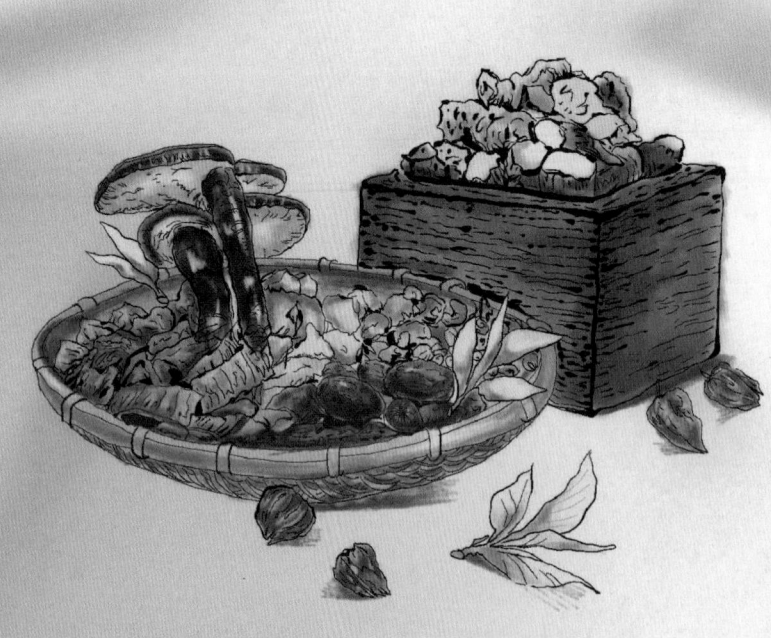

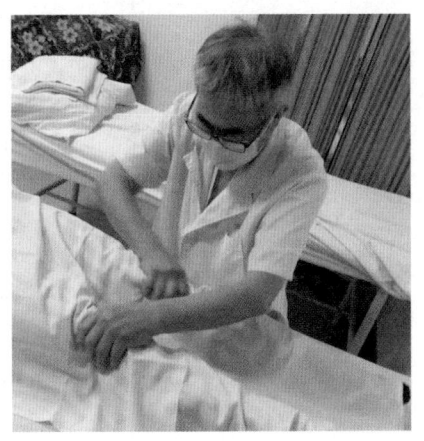

人物小传

刘明钧

  刘明钧,号泉水翁,出生于1943年,著名中医医师,音乐治疗师,天津市级非遗项目"荀氏经筋推拿点穴法"第四代学术传承人。曾任天津市泰达医院中医推拿科主任,滨海新区音乐医学应用与研究中心副主任,创立了"荀氏经筋推拿点穴法传承工作室"并独创"刘氏太极内功推拿术"。

  "刘氏太极内功推拿术"主要治疗颈、腰、关节疾患,同时对亚健康、失眠、骨折或手术后的康复效果显著。特别是使用腹部按摩方法治疗消化系统、妇科疾患等,具有事半功倍的效果。此外,他还研究出了"太极内功经络哼唱法"和"三焦五音发声音乐疗法",将音乐治疗与中医推拿相结合,为治疗提供了新的思路。

  刘明钧的临床效果受到海内外患者的高度评价,治愈了许多来自美国、德国、俄罗斯、韩国、日本等国家的患者。他还曾多次受邀到泰国和日本进行学术讲座,成为日本铃鹿医科大学客座教授、研究员。

传承谱系

 壹 ● **第一代学术传承人**
金俊卿

 贰 ● **第二代学术传承人**
金淑贞

 叁 ● **第三代学术传承人**
荀云崑

 肆 ● **第四代学术传承人**
刘明钧

 伍 ● **第五代学术传承人**
余启林　刘继茂　李　彬　李广凯　陈　爽　林　青　何月蓉　任树天
赵金生　康志强　李月光　蒋文臣

98

古稀"泉水翁" 大医爱无疆

——记天津市级非物质文化遗产代表性项目

传承人刘明钧

阳光透过窗户洒在刘明钧身上,他身着白大褂,目光炯炯有神,丝丝银发映出从医五十载的印记。虽已是古稀之年,但他仍不辞辛劳地奔走在医院的走廊,守候在患者的床边,用自己精湛的医术为患者解除痛苦,带来健康和温暖。

刘明钧十分喜爱《道德经》,他说:"我一直按照书中的教导去做人,不图回报,只愿帮助别人。在帮助他人的过程中,体会到送人玫瑰、手留余香的满足与欣慰。"这种信念也成就了他大医精诚的崇高情怀,将医术视为送给患者的玫瑰,让他们在治疗中倍感关怀与温馨。

矢志不移 推陈出新

"别看我上了岁数,可是只要穿上白大褂就忘记了年龄,全身充满活力!"刘明钧说。

在过去几十年的临床实践中,刘明钧独创了一套"刘氏太极内功推拿术",主要治疗颈、腰、关节方面的疾病,同时对亚健康、失眠、骨折和术后康复有着很好的疗效。腹部按摩,尤其对消化系统、妇科疾患等疾病有着事半功倍的奇效。

刘氏太极内功推拿术开创之初,引起了广泛的关注。1986 年,天津大学热物理工程系对其进行分析;2005 年,日本铃鹿医科大学采用先进的仪器对其效果进行测定和解析,其中包括生物电实验相关记录,均有资料显示其内功具有科学性。

2011 年,刘明钧在中医推拿科创立"音乐疗法"——采用即兴作曲的一种咏唱方式。诊疗时,医生用心歌唱 15~20 分钟,患者通过聆听歌声,唤起内

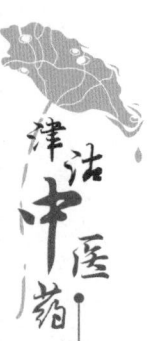

心的感应。医生根据不同的疾病配以不同的旋律,进行有针对性的治疗。多年来,音乐疗法赢得了患者及家属的诸多好评。

据介绍,音乐治疗学起源于 20 世纪中叶的欧美,是一门新兴的交叉应用学科。音乐治疗作为系统干预的过程,应用多种形式让患者进行音乐体验,以此解除患者的病痛。为验证音乐疗法在临床实践中的成效,刘明钧针对治疗效果向患者发放调查问卷。200 多份调查问卷的反馈结果显示:接受音乐疗法治疗后,亚健康人群的身心状态有明显好转,尤其针对慢性疼痛和失眠症的治疗效果十分显著。在异病同治过程中,众多患者都有同样的反馈,在治疗过程的前 5 分钟,疼痛会达到顶峰,但随后疼痛会逐渐缓解至消失。

继声乐疗法以后,刘明钧不断探索创新多元化的音乐疗法,首创了马林巴琴临床治疗方法。他创作的音乐旋律是即兴的,包括以前唱歌疗病也是即兴的。他的音乐治疗法是根据每个患者的症状采取不同的旋律,赋予马林巴琴清脆悦耳的声音一种神奇的感觉。刘明钧说:"音乐还是一种自我诊断的有效办法,通过音乐放松,有些隐藏的疾病可以通过马林巴琴的音乐治疗表现出来,非常奇特,特点是哪里有疾病,哪里就有反应,可以起到'治未病'的神奇功效。"

曾有一位家住塘沽的腰椎疾病患者慕名而来,刘明钧得知他还患有严重的抑郁症后,决定采取音乐疗法配合心理咨询治疗方法,最后成功为患者解除了病痛。这位患者康复后说:"我现在特别高兴,看见刘老就高兴,好像是相识已久的老朋友。刘老为人特别热心,特别亲切,让人感觉很温暖,把我的心结给打开了,心情都豁然开朗了,感觉特别舒服,药也停了。"

刘明钧认为音乐可以打通经络,通过音乐疗法可以理顺不同经络紊乱的磁场,起到畅通经络的效果,亚健康的状态也会随之改善。许多疾病配合音乐治疗会好得更快,让治疗事半功倍,达到没有痛苦且愉悦的身心感受。为了寻求祛除病痛的良方,他执著地尝试各种音乐疗法。除了美声演唱和马林巴琴的即兴演奏相融合,刘明钧现在又加入了手碟和非洲鼓等乐器进行治疗。

立志学医 传承非遗

刘明钧从小就立志当一名医生,开始学的是西药,毕业以后又转学中医,在天津制药厂当了保健医生。他的启蒙老师是天津中医药大学附属医院当时的按摩科主任胡秀璋,在胡主任身上,他学到了令其终身受益的中医基本理论和按摩手法。1983年,他在天津医院创伤科进修,并在以后几年工作中受教于顾云伍、陶舜、张宝岩等名医。在临床工作中,刘明钧当时遇到了技术上的瓶颈期,为了精进医术,他来到北京,向荀云崑先生求学。当时荀云崑先生是荀氏经筋推拿点穴法第三代传承人,想拜荀先生为师的人非常多。刘明钧用他的诚恳、能力和对患者的大爱之心打动了荀先生,后来终于成为荀氏经筋推拿点穴法第四代传承人。但他并没有就此停下前进的脚步,而是继续摸索总结,终于开创了"刘氏太极内功推拿术"。从民间到专业,学医的过程是曲折而艰辛的,但他从未放弃,终于慢慢发展起来。

有一年,刘明钧接诊一个5岁小男孩,因股骨头发育不好走路疼痛,他曾听老师提过类似疾病的治疗方法,就试着进行了几次治疗,效果出奇地好。还有一位中年患者患腰椎间盘突出症,刘主任对他进行10余次手法按摩后痊愈,此后30多年再无复发,现在患者已80多岁了。

"手掌下去,用来诊病,哪儿肌肉僵硬?哪儿经络不通?包括哪儿椎间盘突出?一查一摸感觉有反应,明显那里有椎间盘突出,拍CT片百分之百确诊,特别准。"刘明钧说。当时有一位患者,腰突然不能动了,刘明钧一摸,是第4、5腰椎间盘突出了,拍CT片的结果和他诊断的一模一样。

据介绍,他的内功主要体现在准确的诊断部位和恰到好处的用力上,而这一切都源于他对中国太极内功的深刻理解,以及多年如一日地对中国医学和太极内功一丝不苟地钻研和修炼。常年的内功修炼和推拿治疗使他的手部骨骼发生畸变,除食指外,几根手指伸出来都已成为钩状,刘明钧手指点按抓推的力度与深度,是常人根本无法企及的。

2000年,刘明钧来到天津经济技术开发区泰达医院中医按摩室工作,每

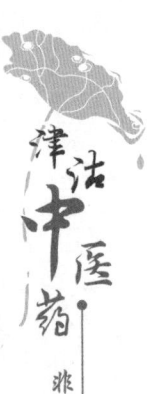

天接诊的多为颈椎病、腰椎病(特别是腰椎间盘突出症)患者。他凭着对患者的一腔热情,祛除了他们的病痛,给一位位患者、一个个家庭带来了希望、健康和幸福。泰达医院的中医按摩室从刘明钧自己一间屋子几张床,发展到现在由十几位医生组成的推拿团队,他感到特别满足和欣慰。

春风化雨 厚德树人

2014年12月4日,刘明钧主任在71岁寿辰之际欣然接纳三名弟子,旨在弘扬祖国医学,传承师承教育。泰达医院里,三位弟子依照传统礼节向刘明钧鞠躬、敬茶、呈拜师帖……参加仪式的滨海新区、开发区管委会有关领导,泰达医院领导及临床科室主任、护士长、职能科长及推拿科全体医护人员和患者代表等百余人见证了中医推拿科三名青年医师余启林、刘继茂、李彬拜师学艺的难忘时刻。

"弟子仰慕刘明钧主任的品德和学问,愿追随老师左右,侍诊、学习,敬拜您为终生恩师。"弟子们说。刘明钧以"今日我正式收三人为徒,望传承衣钵,造福万千病患……"慷慨之言宣读收徒帖。仪式上,刘明钧现场演示了独创的刘氏中医推拿手法,显示了神奇的功效,获得在场人员一致称赞。

刘明钧一直秉承"言传身教,厚德树人"的观念来教学。他的大弟子刘继茂医生接受采访时说:"我大学毕业后来到泰达医院工作,一直跟随刘主任,从学术上、技术上、工作上有很大收获。刘主任在技术上有独到之处,在临床中治好了许多患者,特别是疑难病例,治疗效果很好。刘主任既是老师也是父辈,我们跟着主任练功夫,主任的功夫确实跟中国内家拳有一脉相承的内容,对体质的改善,对身体的保健有很好的功效。"

刘继茂还表示,他跟老师除了学到了医术,还学到了同样宝贵的人生态度,一是坚持,二是进取。刘明钧从医五十余年,遇到了很多的坎坷,但是他都乐观地对待,始终坚持着"治病救人"的初心,不断探索,精进医术。

在医院同事的眼中,刘明钧为人低调,但医术精益求精,丝毫不懈怠,对科室的管理也非常严格,每天早上7点就到医院了,晚上6点甚至7点才走,把医院、把科室当成了自己的家。

在患者的眼中,刘主任非常有耐心,喜欢和患者聊天。实际上他在与患者的沟通中,已经开始了治疗,用话语使患者放松心情,用音乐直击心灵,用深厚的功力来打通患者的经络。

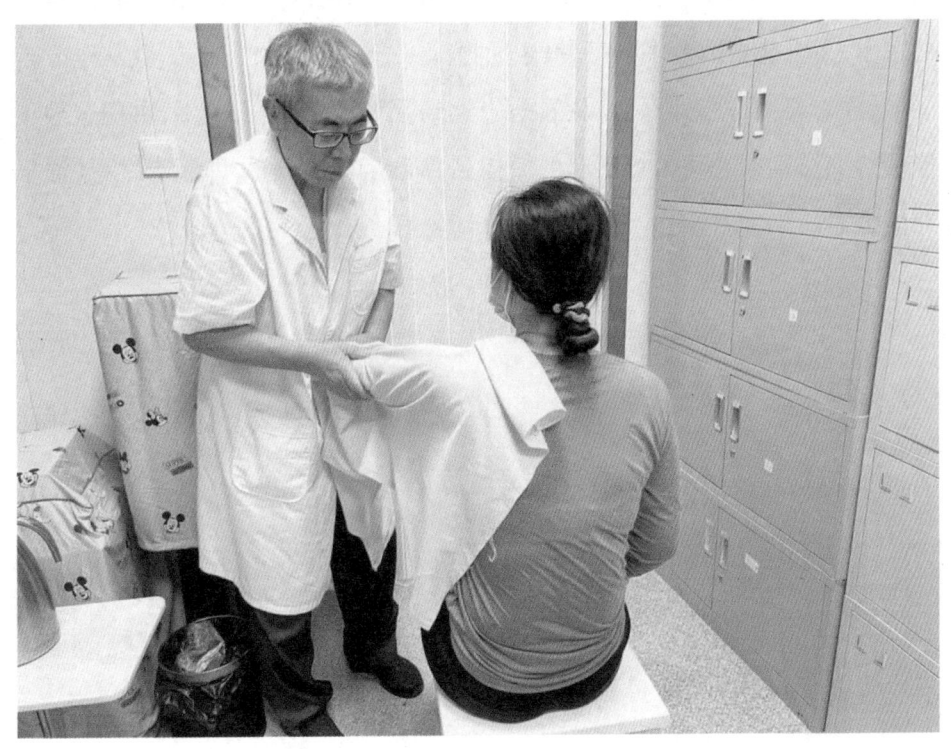

工作中的刘明钧

怀恩济世 大爱无疆

慕名来到泰达医院找刘明钧的患者一般都尊敬而亲切地称他"刘老",这主要是因为他令人钦佩的医德和医术。他说:"感谢患者的信任,给我机会为他们治疗。我在治疗中,不仅能学到很多的东西提高医术,还和很多患者成了朋友。"

在提到为何把诊疗室叫作"泉水翁音乐治疗室"时,刘明钧说离不开五个"感谢",因为他所做的这些工作都是为了感恩。"首先,感谢党和国家对我的培养。其次,感谢带我走入中医领域的恩师,让我能够走进中国传统文化的

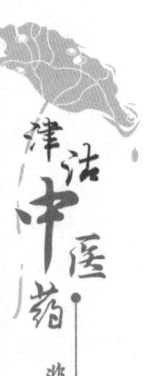

宝库,为人民的健康尽一己之力。再次,感谢天津泰达医院对我的信任和支持,为我提供精进医术、继承创新的空间。之后,感谢天津市卫健委对中医药非遗项目的重视。最后,感谢天津市南开医院提供的平台,让我作为荀氏经筋推拿点穴法第四代传人继续将医术发扬光大。我希望可以通过施展自己的医术,尽可能帮助更多的患者,来回报国家、社会对我的培养。我从医五十多年,立志要当一名好医生,从看病中学到智慧,感受到正能量,再把这种正能量传递给别人。我给自己起的微信名称也是'泉水翁',即滴水之恩,涌泉相报之意。"

（白迪迪　王慧敏）

第十一篇　孙氏岐黄针法

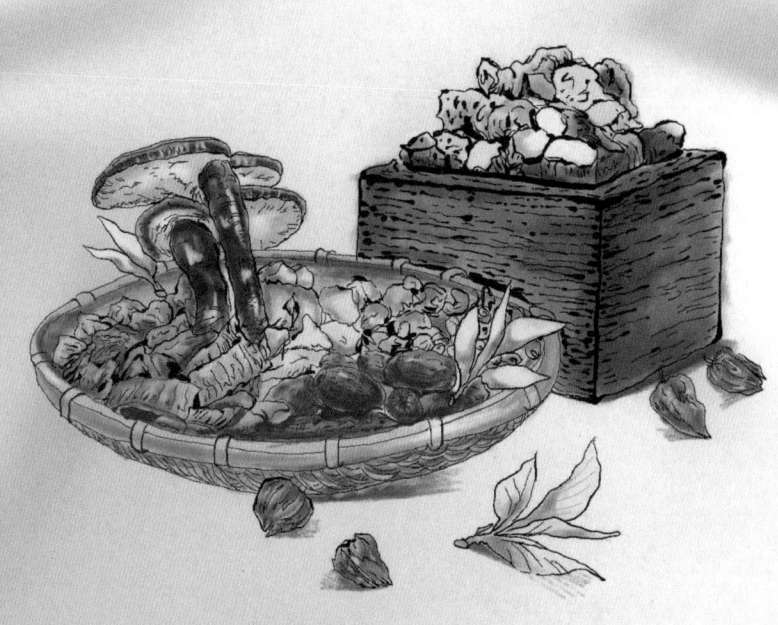

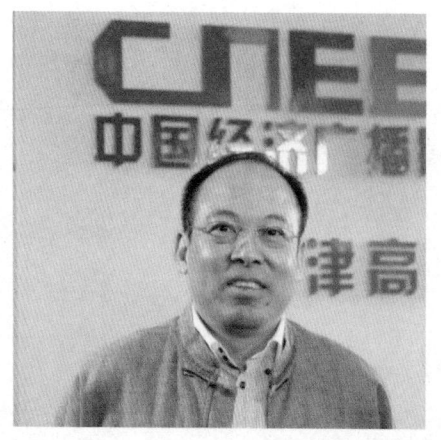

人物小传

孙继林

　　孙继林,1963年出生,1982年就读于天津中医学院(今天津中医药大学)中医系,1987年毕业后就职于天津市中医药研究院附属医院。1990—1992年在日本名古屋加藤接骨病院行医,进行针灸、推拿等一系列中医医疗活动;2002—2007年应聘至英国利特尔汉普顿行医,开展中医针灸治疗,并获得英国政府及英国中华医学会颁发的执业证书。期满回国后仍在原单位就职,现就职于中医预防保健科,运用"孙氏岐黄针法"开展中医非药物干预治疗,并建立起一支"孙氏岐黄针法"团队,为广大患者及亚健康群体服务,受益人群遍及天津市及华北地区。

传承谱系

 壹 ● **第一代学术传承人**
孙祥麟

 贰 ● **第二代学术传承人**
孙瑞麟

 叁 ● **第三代学术传承人**
孙椿麟

肆 ● **第四代学术传承人**
孙幼麟

伍 ● **第五代学术传承人**
孙承禄

陆 ● **第六代学术传承人**
孙继林

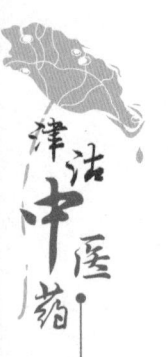

走向世界的"孙氏岐黄针法"

——记天津市级非物质文化遗产代表性项目

传承人孙继林

"医者活人术也,活一人不如活众人,活众人不如活天下人。我一人活又不如使天下后世医者皆能活人。"

这是一份传承百余年的祖训。在其感召和影响下,孙氏家族成员——"孙氏岐黄针法"的传人,以家传针法治病救人,广受好评。

2013年,"孙氏岐黄针法"正式成为天津市第三批市级非物质文化遗产代表性项目,开启了治病救人的新篇章。笔者走访了"孙氏岐黄针法"第六代传人孙继林,探访了其针法的神奇和奥妙。

谈起"孙氏岐黄针法"的针灸技法,孙继林如数家珍:"针灸原意是针法与灸法的结合,是中医学当中的一门独特的治疗方法。'孙氏岐黄针法'所使用的针灸器具和操作技法,在继承传统针灸方法的同时,又进行了一系列的改良和创新,从而形成了一套独特的针法得以传承百余年。"

六代家传"火针"绝活

孙继林出生于中医世家,1982年就读于天津中医学院(现天津中医药大学)中医系,1987年毕业后就职于天津市中医药研究院附属医院。2002—2007年应聘至英国利特尔汉普顿行医,并获得英国政府和英国中华医学会颁发的执业证书、荣誉证书。回国后仍在原单位就职,带领医研团队运用"孙氏岐黄针法"开展中医非药物干预治疗,为广大患者及亚健康群体服务。其祖辈在医术上尊古而不泥古,精研《黄帝内经》《伤寒论》等中医传统典籍,遍及诸家思想,融会各家学说,独创一套"岐黄针法",并写下《绘图针灸传真卷》《针灸传真》《传真内经刺法》《良朋药集》等传世医集延传至今。

孙继林介绍,清晚期,"孙氏岐黄针法"第一代传人孙祥麟(1831—1903)

继承祖业,开设孙氏私人诊所行医,"孙氏岐黄针法"得以在天津落户并流传,孙祥麟以仁术济世为矢志,悬壶津门,治病救人。

孙瑞麟(1853—1931)子承父业,尽得其父孙祥麟针灸技法真传,以其精湛医术名噪津门,被誉为天津名医。他精于针灸,善治杂病,其研制的金针,穴位传达和通经达络的疗效显著。近代天津书法四大家之一的华世奎先生自中年即染风痹,每犯起病来,手脚疼痛不已。经中西医诊治,服药、敷药、洗药……各种方法都用遍了,然奏效不大,"且缠绵至一两月,困卧床褥间,不胜痛苦"。后来他遇到了孙瑞麟,每每犯病,一针即愈,华老先生甚为感慨,称"洵绝技也"!孙瑞麟还秉承"悬壶济世,治病救人"的原则,每日开放 20~30 个义诊名额,为穷苦百姓免费医治。

孙继林说:"祖先根据《黄帝内经·灵枢》的思想理论,形成了自己一套独特的传统医学体系,并将之命名为'岐黄针法'。"孙氏的岐黄针法以"火针"为特色,即用钨钢制成的针,在进针之前用燃烧的酒精灯或酒精棉烧灼钢针尖部,之后快速刺入人体穴位。"火针进入身体会造成一个很小的二度到三度的

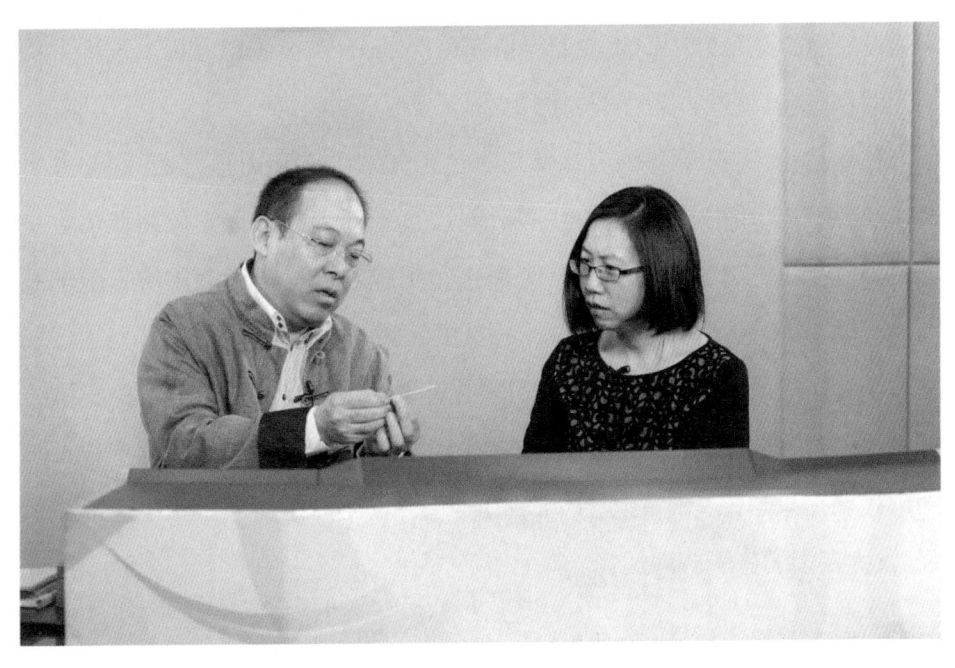

2015 年 12 月 16 日,孙继林接受采访

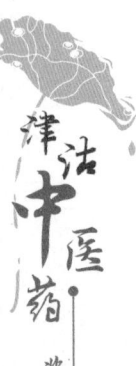

烫伤，使肌肉迅速收缩，但随着温度降低，穴位的瘀血也会很快散开，人会觉得骤然轻松和舒服了，这是刺激内脏加速代谢的一种方式。"孙继林沿袭了祖辈的火针手法，同时对火针针具进行了创新和改良，以细针代替原本的大针，从而有效减少了患者的恐惧感和疼痛感，并保留了火针原有的卓著的治疗效果。

孙继林表示，普通手法针灸的刺激量终究有限，而火针的刺激量更大，因此对于一些病症治疗效果也更明显。"譬如落枕、扭腰之类的毛病用了火针基本能马上缓解，有的患者甚至片子报告还没出来就已经治好了。"

在国外为老外扎针灸

20世纪90年代，孙继林在日本名古屋加藤接骨病院行医，进行针灸、推拿等一系列中医医疗活动。2002—2007年，孙继林应聘至英国利特尔汉普顿行医，开展中医针灸治疗。

在英国利特尔汉普顿市行医的经历，让孙继林直观感受到东西方文化的差异和中医针灸在世界的影响力。他说："英国人比较简单和直接，对疼痛的忍受能力比较强，对中医治疗接受起来也并不困难，只要初次尝试一下感觉不错就愿意继续治疗。而且他们严格遵循医嘱，有个英国患者用水送不下我们开的水蜜丸，就着香蕉吞下去也要吃。"

孙继林说，自己最初练习扎针灸时也是先从手感和力道开始练起，方法是"捻绿豆"。"用拇指和食指捻一颗绿豆，直到感觉到绿豆好像黏在手上一样；另外还要用大拇指按压桌子，练拇指和手腕的力量。针灸用的是腕子甩针的巧劲，一般人还扎不进去。火针就要快，稍微一犹豫针一降温就完了。"现在由于看病的患者太多，他家传的很多扎针手法诸如"白虎摇头""二龙戏珠""白蛇吐芯"等都没法派上用场，"如果用上这些手法，患者的治疗需要很长时间。我现在只是一个针灸师，还要继续学习和钻研，在临床诊疗中逐渐积累经验，为更多的患者解除病痛！"

"孙氏岐黄针法"显神奇

孙氏家族在运用"孙氏岐黄针法"中沿袭采用祖上传统针具:金针、银针、毫火针,这些都是中医药传统文化的重要组成部分,也是中华文化在医学领域的重要历史成果。其中金针具有质地柔韧耐久的特性,便于细微手法操作,适用于病灶部位较深且病位险要之疾病;银针硬度适中,便于通泄手法运用,适用于解除湿瘀热毒类疾病;毫火针因其针的结构与毫针基本相同,针体由金与其他金属合炼而成,具有质地坚硬、耐高温的特性,适用于风寒郁痹之症。

以现有留存于世的金、银针具为样本,第六代传承人孙继林在继承祖传针法基础上,结合自己多年来的临床实践经验和专业的医学知识,通过多次试验,将传统的针具加以改良,大大减少了患者对针具的恐惧感和痛感,以此提升了"孙氏岐黄针法"在临床治疗实践中的使用效果,广受好评。孙继林说,"孙氏岐黄针法"具备当前普遍使用的针灸技法特点, 还具有自己独特的针法、选穴、配穴和治疗理念。"孙氏岐黄针法"行针有六异,分别是神动而气先针行;气为针相逢;针出而气独行;数刺乃知;发针气逆及病益剧;逆四时则生乱气。

"孙氏岐黄针法"自成型以来,一直没有脱离临床第一线,在掌握自身技法特点的基础上,结合现代疾病发病、传变和迁延的特点,与时俱进地不断完善改良和适应变化。如第五代传人孙承禄就职于天津中医学院(今天津中医药大学)并在学院附属保康医院行医,第六代传人孙继林现就职于天津市中医药研究院附属医院,二人在挖掘家族传承针灸理论基础上,融合并吸收了现代中医学理念,使"孙氏岐黄针法"不断完善。"孙氏岐黄针法"遵循着《黄帝内经》提倡的自然、顺势的"治未病"理念,通过针灸来调理人体的气血、经络和脏腑,以此来调整人体功能,使人的身体"阴平阳秘"。

孙继林介绍,"孙氏岐黄针法"在治疗老年慢性病、调整"亚健康"状态和处理疑难杂症上均有确切疗效。特别是火针疗法,具有温通经络、祛风散寒、破瘀散结、排脓解毒之功效,适用于痹证、痈疽、黄疸、瘫痪和血瘀证等病症。

以现在常见的腰背痛病症为例,中医学认为,引发腰背痛的病因主要与外邪侵袭、跌扑损挫、瘀血阻滞、体虚劳损等因素有关。该针法使用火针疗法治疗腰背痛,通过火针刺激肌层穴位,肌层受到刺激收缩后加快血液循环和代偿更迭,其腰部淤堵便会随着新鲜血液的流通而疏通。再辅之以三棱针,通过拔罐将皮下瘀血吸附而出,双管齐下,达到疏通经络,调节气血的功效。"孙氏岐黄针法"具有"简、便、廉"的特性。

相比于药物治疗,"孙氏岐黄针法"通过针灸刺激穴位,可以直达病灶,其温通经络、行气活血的功效立竿见影,疗效显著。在一些慢性疾病的治疗中,"孙氏岐黄针法"没有药物介入,微痛便捷,疗程短,为患者和社会降低了医疗成本,其治疗过程绿色环保,既没有药物进入体内的未知后果,也没有毒副作用,简便快捷,可以说是一种"绿色"医疗手法。

开放包容走向世界

自 20 世纪 30 年代以来,"孙氏岐黄针法"的传承和运用在一定程度上出现了萎缩。加之在历代医家严谨的行医作风下形成的特殊传承习俗,使得孙氏家族极少收徒,"孙氏岐黄针法"经由世代口口相传,仅在家族内部传承,且始终坚持"传男不传女"的原则。自第五代传承人孙承禄在天津中医学院(今天津中医药大学)任教以来,这种保守的文化观念终于被打破,"孙氏岐黄针法"以师传徒的形式传承下来,推动了"孙氏岐黄针法"的传承和发展。但传承人的选择依然是一件复杂且严谨的事情。"孙氏岐黄针法"的火针疗法独特且复杂,要求施针人具备足够的灵巧性和反应力。且针灸师与普通医生不同,针灸过程中,医生必须长时间站立、施针,工作艰辛劳累,对身体素质要求较高。第六代传承人孙继林为了让"孙氏岐黄针法"更加发扬光大,也延续了孙承禄的做法,招收了多位天津中医药大学针灸推拿学院学生,传授"孙氏岐黄针法"。

孙继林希望将孙氏家族历代传承的医书整理出版,以医学专著、文字图片等方式,推广"孙氏岐黄针法",以天津市为中心,立足于华北地区,面向全国乃至海外开设"孙氏岐黄针法"治疗分中心,开展专业培训、继续教育,扩展"孙氏岐黄针法"传承覆盖面,惠及更多患者群体,使"孙氏岐黄针法"发扬光大,名扬海内外。

(孙桂龙　刘立荣)

第十二篇　大韩庄杨氏正骨疗法

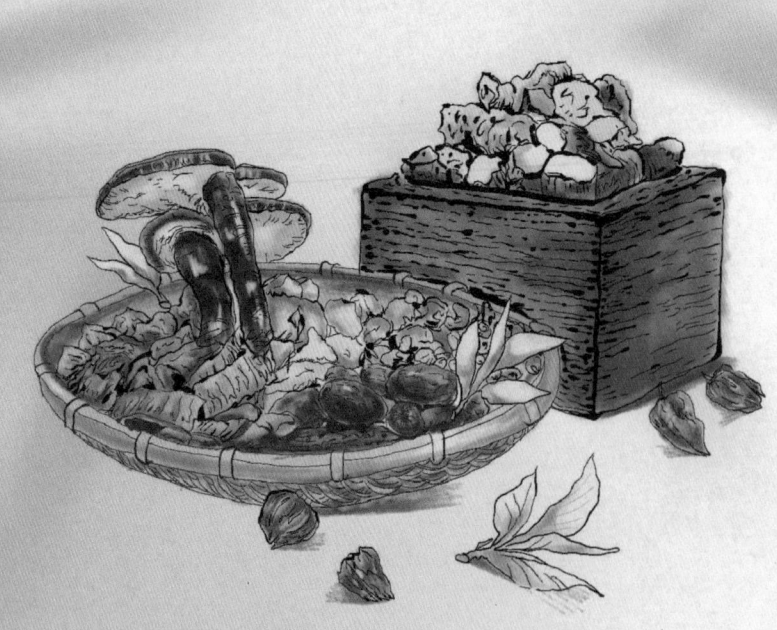

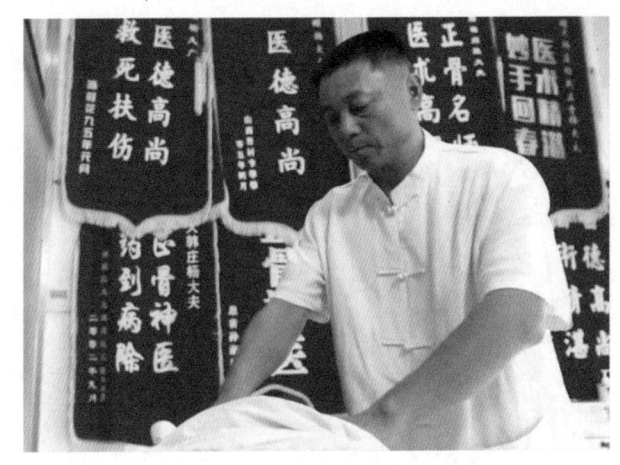

人物小传

杨久广

　　杨久广,中医正骨疗法(大韩庄杨氏正骨疗法)第四代传承人。1969 年 10 月出生于津南区八里台镇大韩庄,自幼随父亲杨绍荣先生学习祖传大韩庄杨氏正骨疗法,16 岁进入大韩庄村卫生所为当地人治疗骨科疾病,1993 年成立大韩庄杨大夫骨科门诊医院。

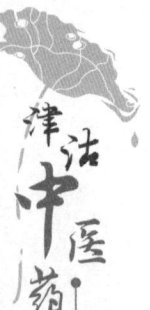

传承谱系

 第一代创始人
杨老先生

 第二代学术传承人
杨凤元

 第三代学术传承人
杨绍荣

 第四代学术传承人
杨久广

伍 **第五代学术传承人**
杨喜智　杨希富　杨喜程

酒香不怕巷子深 埋头苦干造福四方

——记天津市级非物质文化遗产代表性项目
传承人杨久广

不做手术、不用石膏固定，仅凭减压复位的手法治疗筋骨损伤，这便是大韩庄杨氏正骨疗法的神奇之处。2022年，"大韩庄杨氏正骨疗法"入选天津市第六批市级非物质文化遗产代表性项目名录。杨氏正骨项目所在的地点是天津市津南区大韩庄，津南区靠近海河故道，漕运发达，舟车交替，货运繁忙，经常有船员或搬运工人扭伤或脱臼，到杨氏正骨诊所就诊。正骨后再贴上膏药，几天就能恢复，活动如常，有手到病除之疗效。杨氏正骨就此声名远播，至今已传承至第五代。

"大韩庄杨氏正骨疗法"以家族传承、口传心授的形式延续。民国初年，天津大韩庄人杨凤元在吉林省四平市投名医杨老先生，学习正骨疗法，并在传统中医理论的基础上，结合前辈正骨疗法的实践，初步形成一套诊疗体系，即杨氏正骨疗法（大韩庄杨氏正骨疗法）。后返回天津大韩庄开办诊所，设立骨伤科。

杨氏正骨疗法的治病原则与中医思维的整体观不谋而合，是通过减压复骨、内调外治的方法对患者进行整体的系统治疗。我们知道，人的骨骼要支撑全身的重量，人的肌肉和筋脉包裹着骨骼，一旦发生脱臼或错位，肌肉和筋脉收缩的力量很大，导致人会非常疼痛。肌肉和筋脉不能自己复位，如果用外科手术开刀，不但患者十分痛苦，而且容易感染，恢复时间也更长。杨氏正骨正是通过正骨手法和技巧，在不开刀的前提下，让肌肉和筋脉暂时麻痹和放松，从而迅速将移位、脱臼的骨头回归原位。正骨之后外敷一些药膏消炎、镇痛，身体很快就会恢复。《医宗金鉴·正骨心法要旨》中提到，"道唯正，求之术""手法者，诚正骨之首务哉"，意思是说，治疗的原则定了，就要看治疗的手法和技巧了。正确、巧妙的手法是正骨的第一要务。杨氏正骨疗法正是在总

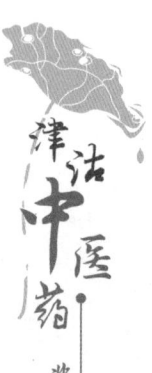

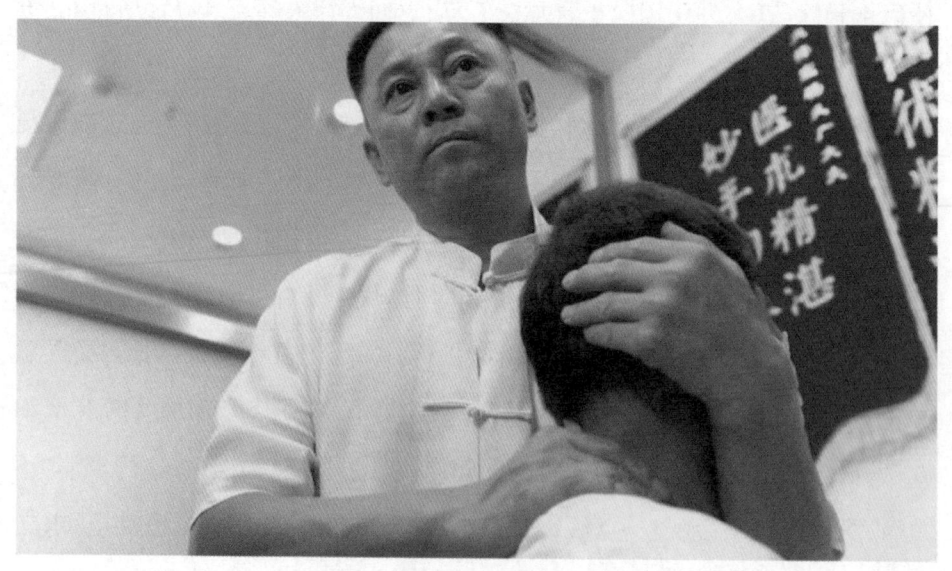

结前人经验的基础上，将正骨手法归纳为"摁、挤、拉、提、摆、摸、端、靠"八法，每一手法中又包含"按、理、旋"的细微手势变化，讲究"手随心转，法从手出，轻而不浮，重而不滞，一气呵成"。杨氏正骨疗法通过手法与内治的内外兼治，调节人体的自然平衡，其中蕴含了博大精深的中国哲学思想，具有很高的文化价值。

第四代传承人杨久广不泥于古，在治疗三踝骨骨折、跟骨骨折及腰椎骨折等疑难骨折病上，在原有手法基础上进行改造创新。与此同时，他收集民间偏方、验方，在祖辈"大韩庄杨氏黑膏药"配方的基础上进行删减优化，总结成十余种中药材，本着"温通经络，消瘀散毒，止痛接骨"的原则，遵循中医经络学原理炮制出一种舒筋活血、接骨续筋疗效显著的外用膏药——杨绍荣祖传黑膏药。

提起复位手法和膏药的疗效，杨久广给我们讲了一个30年前的故事。那个时候，刘家沟的一位患者被大车轧了，大腿粉碎性骨折，情况非常危急，杨久广长恰恰就是使用这种独特的复位手法和神奇的黑膏药治好了他。

杨久广工作中

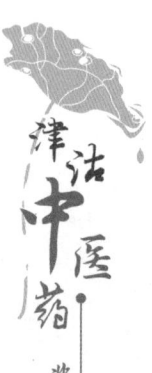

如今，杨久广每天要接诊200多位患者，不仅大韩庄周边、全国各地的患者前来就诊，一些国际友人也慕名而来。一位年近五旬的患者前来找杨久广复查，她说当初在大医院需要开刀手术，很害怕，后经人推荐来到杨氏正骨诊所，经过杨院长悉心诊治，在不开刀的情况下接骨续筋，现已经逐渐康复。

　　杨久广谦虚地说，他以前总是埋头治病，觉得酒香不怕巷子深，现如今杨氏正骨疗法被评为津南区、天津市非物质文化遗产代表性项目，他也越来越觉得应该把这门技艺传承下去，造福更多的百姓。如今，杨久广带领第五代传承人整理出大韩庄杨氏正骨疗法的文字资料，开办培训班，广收弟子，同时广泛联系各种媒体，加大宣传力度。在医院的一楼，为了将杨氏正骨疗法发扬光大，他与其他工作人员精心布置了非遗宣传展览长廊。这个长廊陈列着"大韩庄杨氏正骨疗法"被授予津南区、天津市非遗项目的表彰铜牌，图文并茂地展示着杨氏百年制药工具、谱系的传承历史、正骨八法的历史溯源和主要特征，以及不同时期传承人与国内外同行切磋技艺的照片。这一长廊有效地展示了"大韩庄杨氏正骨疗法"的发展历程，为项目的宣传和推广奠定了良好的基础。

　　除了治病救人，杨久广还热衷于医学社会服务，努力提升杨氏正骨疗法的社会价值。他积极响应市卫健委的号召，在疫情期间，将部分工作重心下沉到社区，为周围社区的老人提供免费身体检查。杨久广质朴地说，治好病就行了，钱不钱的不重要。除此之外，为贯彻"慢病长养，重在预防"的精神，他与天津电视台合作，宣传突发疾病的急救措施。杨久广还积极与各高校合作授课，积极参加传统中医推广活动，起到了良好的社会效果。

　　目前，天津杨氏骨科医院已被中国医药教育协会特色医疗工作委员会授予"骨伤科特色诊疗示范基地"称号。可以说，大韩庄杨氏正骨疗法植根于天津地方文化土壤，与天津城市历史文化发展相融合，已成为天津中医药文化的一部分，具有清晰的传承脉络、典型的代表性和广泛的影响力，并将在未来蓬勃发展。

（金沛沛）

第十三篇　孔氏正骨

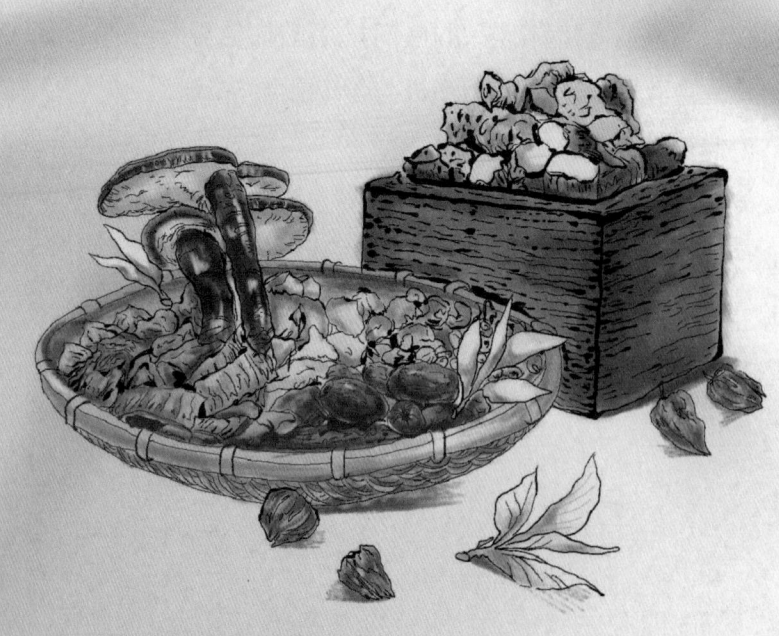

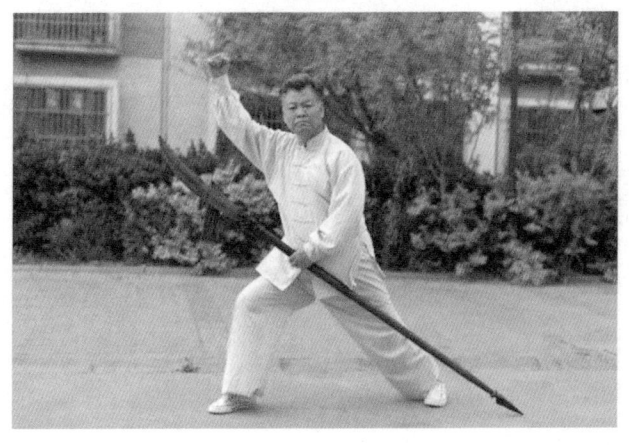

人物小传

孔令志

孔令志，祖籍河北沧州，1948 年 3 月 23 日出生于天津市南开区一个经营中医药、崇文尚武的家庭。天津市市级、区级非物质文化遗产"孔氏正骨"第四代传人，中医骨伤科中级资格，中医执业助理医师。曾任天津市津南区大德中医医院院长，天津市中西医结合学会骨科专业委员会委员，中国骨伤研究会会员，全国八极拳研究会副会长，天津八极拳研究会顾问，天津市津南区武协文化研究会研究员等。

早年家中曾开办私塾并经营致和堂药铺，行医诊病并售卖自制丸散膏丹和熬制膏药。

1950 年春，随父母在津南小站落户。1966 年，于小站中学毕业，跟随在农村红医站的父亲，帮忙并学习中医药基础知识，习练家传八极拳，担任乡村卫生和畜禽的预防工作。1970 年，在南郊区小站公社参加赤脚医生的短期培训。

1983 年，获得南郊区政府颁发的先进生产者证书。

1986 年，以乡医的身份在中医学院夜校学习，白天在天津中医学院附属医院中医骨伤科跟随邱德久主任实习，并受到药房制剂室侯主任指教，得到内科郭玉兰等老师的帮助。

1986—1987 年，参加中医广播函授学习，为参加高自考打下基础。

1988—1994 年，中医专业高自考本科毕业。

1988 年，获得天津市卫生局执业许可，开办个体诊所行医，专业从事中医骨伤科和疮疡科，父亲为其帮忙。

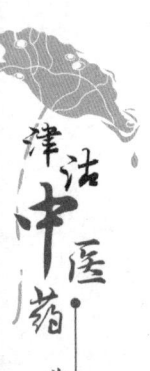

多次参加全国及国际骨伤学术会议，与国内外专家学习交流；发表论文近三十篇，多篇论文在会议上宣读或在报刊、杂志上刊登并多次获奖，《津南报》《中华医药报》《津南广播电视台》《天津人民广播电台》等新闻媒体对其事迹进行报道。多次在"津沽岐黄论坛"等场合进行讲课。被录入《中国骨伤人才》《疑难杂症求医指南》《当代名医大辞典》等辞典、名录。

传承谱系

壹 ● **第一代学术传承人**
孔庆珂

贰 ● **第二代学术传承人**
孔繁茂

叁 ● **第三代学术传承人**
孔祥和

肆 ● **第四代学术传承人**
孔令志

伍 ● **第五代学术传承人**
孔德珉　杨贵凤　孔德霞　张　利　孔德凯　齐　山

陆 ● **第六代学术传承人**
张翔宇　孔维钊

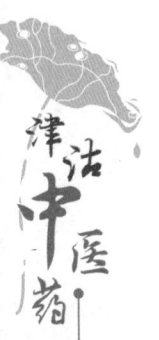

行医传武　正骨正心

——记天津市级非物质文化遗产代表性项目
传承人孔令志

　　熟悉中医的人大都知道，中医与武术之间有着密不可分的联系，很多中医疗法，诸如五禽戏、八段锦，或多或少能够看到一些武术的元素。武术与医学相结合，以武术运动为活动方式，以中医学理论加以指导，进而以武强医，以武疗伤，以武养生。将武术的擒拿招数等功法演化成正骨推拿的手法融入中医骨伤科学中，丰富了骨伤科正骨手法的内容。天津津南区的武医"孔氏正骨"非遗项目，便是医武结合的代表性技艺之一。

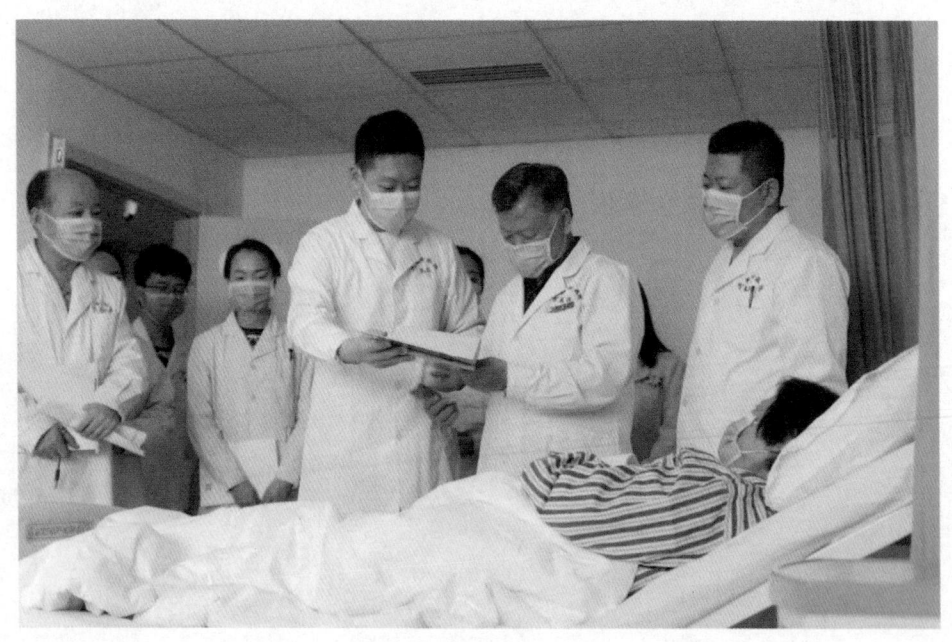

孔令志（右二）工作中

一门双非遗　传武更施医

　　孔令志是武医孔氏正骨的第四代传人，他将自己的家传技艺总结为"武医伤科"。除孔氏正骨项目外，孔令志还是另外一项津南区非遗项目——孔氏八极拳的传承人。据孔令志说，这两项非遗项目是相辅相成、不可分割的。而二者的渊源，还要从孔氏一门的历史说起。

武医孔氏正骨的发源地是历史文化名城武术之乡的河北沧州。清末民初时期，孔氏一族前辈孔庆珂在家乡练功养生。练武之人难免磕碰损伤，所以孔氏先人在练武的同时，也钻研中医经典著作，尤其结合清代《医宗金鉴》一书中"正骨心法要旨"的"摸、接、端、提、推、拿、按、摩"正骨八法，采用武术的招数、功法用于正骨复位，推拿按摩，逐渐形成了一套完整的体系。在习武从医的同时，孔氏家族也开办私塾，广施教育。与一般私塾不同的是，孔家私塾所教授的不仅是传统的蒙学经典，还包括各种医学典籍。在家塾之中，孔氏子弟《三字经》和《医学三字经》齐学，"四书五经"和《黄帝内经》共读，尤其对《本草纲目》和《医宗金鉴》学研甚深。课堂之上"常诵《金匮》韵，多闻《论语》声"；晚间院中，多见练功势，常听跺脚声。孔庆珂认为，作为至圣先师孔子的后裔，自家后人理应学好"礼、乐、射、御、书、数"六艺，做到文武双全。

孔庆珂之子孔繁茂继承父业后，发扬家传技艺，建立致和堂中药铺，以家传的正骨膏药治病医人，并曾涉足出版印刷事业。据家谱记载，孔繁茂"习文练武，文武双全，熬制膏药，行医看病，擅治骨伤，性格内敛，守业理家。建立玉华印刷局，并以次子孔祥和（字致中）之名建立致和堂药铺"。而正是对印刷事业的涉足，使得孔氏家族与八极拳结下了不解之缘。

孔氏正骨技艺与八极拳的结合是在孔繁茂之子、孔令志的父亲孔祥和这一辈完成的。孔祥和生于1913年，少年时在父亲开设于盐山县的印刷局工作时结识了八极拳传人杨惠臣等人，并拜入八极拳大师李树云门下，成为八极拳的第七代传人之一。中华人民共和国成立后，孔祥和移居天津小站镇，传武施医。沧州孟村八极拳名人堂记载，孔祥和"精医药伤科岐黄之术，文武兼备，智勇双全"。孔祥和将家传的正骨技艺和拜师习得的八极拳功夫相结合，把其中的技击招数转化为医疗手法，用于对伤者的治疗；并以八极拳功夫中的强身手法来指导伤者的练功导引，通过规律性的锻炼促使伤者早日康复，进一步丰富了孔氏正骨的技艺。

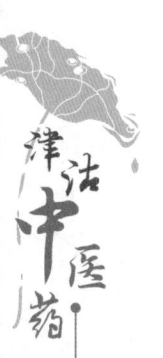

硬币练摸骨 实践得真知

　　孔令志自幼生活在天津小站，说起自己的经历时，他回忆道："我从上小学时跟随父亲孔祥和的好友张清淮老师学文化知识、学练太极拳，夜晚随父学练八极拳基本功。虽然辛苦，却也为以后武医工作打下了基础。"

　　作为骨伤武医，摸骨识骨是一项重要技艺。孔令志说，在没有影像设备的年代，有经验的骨伤科先贤在实践诊疗中，只要用手一摸伤处，就能够大体判断出患者到底是皮肉软伤还是筋骨硬伤。时至今日，摸骨识相的能力都是中医骨伤科或武医伤科医生在检查诊疗颈、腰椎病必备的基本功。说起自己年轻时学习技艺的经历，他回忆道："为了练好我双手十指的敏感度，父亲以'手摸硬币功法'对我加以训练。所谓'手摸硬币'，就是在上衣口袋中装一枚 5 分钱硬币，随手摸去，看是否能分清哪面是国徽国号、哪面是数字麦穗。这件事看似容易，实际上则没有那么简单。因为你不能用眼看，只能用手摸。这就需要你对硬币的两面都极为熟悉。经过一段的时间，等 5 分钱的硬币一摸

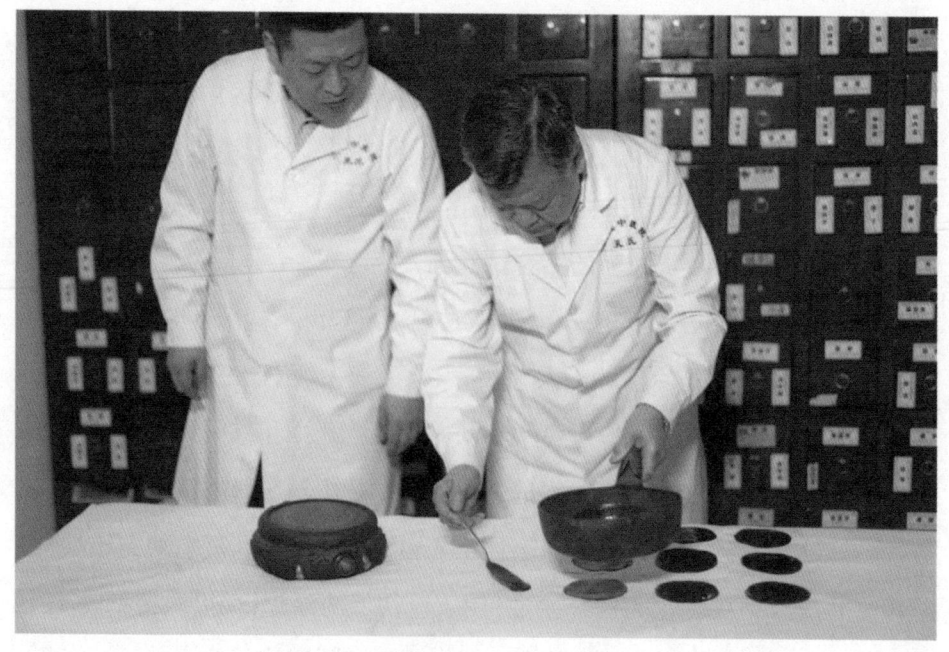

孔令志（右）在制作膏药

就准了，就接着摸更小的 2 分钱的硬币，最后摸 1 分钱的硬币。1 分钱硬币又小又薄，十分难摸。我苦练了很长一段时间，才能做到一摸就准。"摸硬币的功夫合格后，孔令志的父亲又叮嘱他，摸硬币与临床实践仍有着相当大的距离，好的医生要在临床中加以锻炼。"熟读王叔和(脉学)，不如临证多，还要常琢磨"。孔令志说，自己此后几十年，一直牢记父亲的教诲，在实践中积累经验、提升能力。"我在检查颈椎时通过摸骨识相的方法，当即就能够告诉患者脖子是朝向哪侧偏歪，颈椎曲度是否变直，是否头前倾位，并判断患者睡眠时有哪些不良习惯。患者常面露惊讶之情，大呼'我什么还都没告诉你，你是怎么知道的？'其实这里面并没有什么稀奇之处，就是因为我年轻时打下的坚实基础，才能手摸心会、游刃有余。"

承前启后　精研创新

关于自己对家传技艺的贡献，孔令志更愿意总结为"承上启下"。与前辈相比，孔令志在"武"与"医"的结合上显得更加平衡，在几十年亦武亦医的生涯中，他通过高自考取得了大学本科学历，在"医"的领域先后考取了中医骨伤科中级、中医助理医师资格，担任过天津市中西医结合学会骨伤科专业委员会委员、中国骨伤研究会会员。在"武"的层面则曾担任过全国吴钟八极拳研究会副会长、天津市八极拳研究会顾问、津南武协武术文化研究员，还是武术二级裁判员。在这些头衔背后，是孔令志将家传技艺发扬光大的愿望与决心。为此，孔令志在整理家史的同时，尤其注意将家族技艺进行系统的梳理和修正，力求让家族口耳相传的技艺更加系统化、规范化。功夫不负有心人，在他的努力下，孔氏正骨与孔氏八极拳成功入选天津市津南区非遗项目，并被进一步评为天津市级非物质文化遗产项目。

对于孔氏正骨技艺的特点，孔令志这样总结：孔氏正骨的手法既有中医骨伤科手法，又加入了武林伤科的功法。例如，武医孔氏正骨在腰痛的触诊和治疗方法上，即将孔氏八极拳的"白蛇吐芯"(即双指插眼)和"并指穿喉"(即掌指并拢挫穿咽喉)的招数演化为三指禅功法检查腰痛、确定痛点的手法。

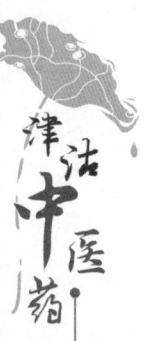

即医者一手食指、中指、无名指呈三叉状分开，相邻指端距离不能小于一横指宽度，中指按压在腰部正中纵轴线即督脉循行线上，腰椎脊突的尖部；另两指分别按压在相当于足太阳膀胱经的循行部位，从大椎穴开始向腰骶部从上向下用巧力滑动，中指指腹就能通过接触感知腰椎或胸椎的脊突排列是否在一直线上；如脊突排列为一直线则考虑是肾虚腰痛或风湿腰痛；如果脊突未排列在一条直线上，就考虑是损伤瘀血腰痛；若出现脊椎排列不整齐、侧弯、紊乱，更要考虑腰椎间盘突出症；脊突前后错位，可能是脊椎滑脱；骶椎若有凹陷感，可能有骶椎隐性裂；脊突间排列如锯齿状则为肝肾亏虚、气血不足，有骨质增生或骨质疏松症的可能；另两指指腹能触摸腰肌、髂腰肌、竖脊肌等是否僵板紧张或有筋结和条索感，脊椎两侧的肌肉弹性和张力是否对称，肌肉紧张僵板的一侧大多为疼痛点所在。此即谓"骨正筋柔，骨偏筋僵"。这种检查的手法对各种腰痛都有实用意义，尤其对腰椎间盘突出症和扭伤后的瘀血腰痛非常实用。孔氏正骨治疗骨伤的原则是"三勤一中心"。所谓"三勤"，包括"初勤看，中勤换，晚勤练"，即骨伤初期要勤观察，中期要勤换药，晚期要勤锻炼，筋骨并重，内外兼治，动静结合，医患合作。"一中心"即以患者为中心。关注疗效，以八极拳的练功法指导患者早日康复，是孔氏正骨武医伤科重要的亮点。

在治疗骨伤的过程中，孔氏正骨既使用中医学常用的方剂内服，又使用武林伤科常用的外用膏药外敷，既有内服的药酒，又有外用的药酒，针灸与火罐并用，传统的正骨复位的夹板也仍在使用。膏药用无铅无毒无害的中药树脂（如枫香脂、松香脂）为基质再加入中药粉制成。贴敷后药物从毛孔、皮肤进入患者腠理，在其病位及穴位处形成较高浓度，在患处与穴位同时施治以增加疗效。外用药酒（如跌打伤科酒）辅以内服药酒（如虎鹿强壮酒）起到补气血、强肝肾、养脑髓、健腰膝、活血脉的作用。在技法上，孔氏正骨运用家传"动中复位，辨位施法"的武术"折腕术"治疗桡骨茎突腱鞘炎，常使患者疼痛立刻缓解而破涕为笑；"拿肘术"对于治疗网球肘也有立竿见影的效果。

在孔令志的努力下，孔氏正骨技艺的内容更加系统化，与之相伴的，则是传承的局面更加繁荣与有序。孔氏正骨从致和堂药铺、药庄发展到今天的以天津市津南区大德中医医院为基地，以天津市大港区利德诊所和咸水沽圣德中医联合门诊、天津市津南区渌水道弘德中医门诊为支持；衷中参西、中西结合，以骨科为主，以其他学科为支撑，开展门诊、住院和手术为一体的基层医疗团体，经验丰富的老医师不仅从事医疗工作，也带教了很多年轻医生和见习学生。孔氏正骨第五代传承人孔德霞、孔德凯各自建立了自己的门诊部，第六代传人张翔宇已于医学院校毕业，孔维钊也考入山西中医药大学进行专业学习。以孔德珉为法人代表、成立于2015年的大德中医医院，也正是由孔氏正骨为根基发展和扩充而来。谈到儿孙及各位传人的成绩，孔令志充满了后继有人的自豪与欣慰。

发挥余热 继续奋进

展望未来，孔令志表示，虽然自己已年逾古稀，但仍有余力继续工作。自己不仅要将后辈"扶上马，送一程"，还要继续对家族技艺的传承做出更多的贡献。现在，孔令志每周有3天的时间在大德中医医院出诊，有时甚至要工作到晚上，疫情期间亦是风雨无阻。申遗成功后，每逢非遗展示活动，孔令志都会不辞辛苦带队参加。他还在津南区"沽上讲堂"等活动举办公开课，向人民群众介绍孔氏正骨的技艺与故事。

谈到自己的目标，孔令志感慨道："祖国传统文化的传承是每一代人都应肩负的责任。孔氏正骨的武医伤科不管是医学还是武术，均学人之长，以'广交贤才，充实自己，不言他短，不耀己长'为原则。我们今后也要在这样的原则下，不断充实自己，挖掘和整理孔氏正骨的历史经验，系统建档，编辑成册，将家传技艺编写成书，留给后人世代相传。并将这门技艺在继承、保护的基础上进一步创新和发扬光大。这既是对于家族的贡献，也是为传统文化的发展添砖加瓦。我们今天，乘改革之春风、得政府之帮扶、承圣祖之恩德、受师长之教诲、集百药之灵气、扬科技之风帆，孔氏正骨会得到更好的发展，彰显非遗之魅力，造福于广大民众。"孔令志坚信，在文化传承的道路上，人们永远都应该保持一种小学生般的锐气与斗志，他能做的，还有很多很多。

（段煜）

第十三篇 孔氏正骨

第十四篇　北益通督正脊推拿术

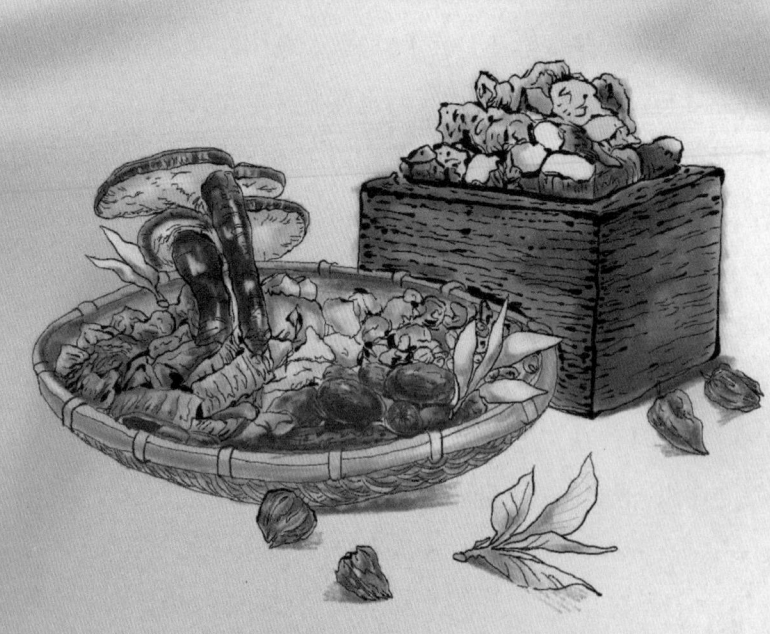

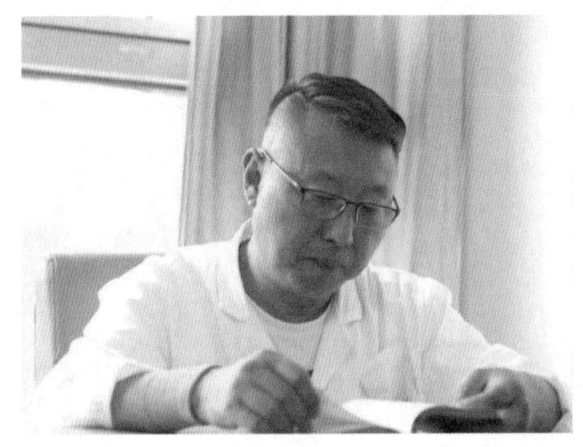

人物小传

张冬

张冬，1968年3月14日出生，中医推拿专业，执业医师，现任天津中医药大学附属保康医院医生。张冬入选第四批天津市级非物质文化遗产代表性传承人。

张冬曾任《常见慢性病的中医健康管理》编委。他出身于中医世家，继承发扬了北孟通督正脊推拿术，擅长运用北孟通督正脊推拿术治疗脊柱病和脊源性疾病。

经过中医学的专业培训，且在父亲的传授下，张冬从18岁开始临床观摩，记录临床病历。自1993年开始，张冬随父进行临床实践，在父亲亲自传授指导下掌握了通过治疗脊椎病进而解除其他病症的治疗方法，这为北孟通督正脊推拿术的进一步发展打下了坚实的基础。由此北孟通督正脊推拿术被化繁为简，发展为用手切摸脊椎诊断疾病的方法。

张冬运用北孟通督正脊推拿术治疗疾患，在继承父亲"督脉通，百病无"的基础上，得出"摸督脉知其病，正脊椎治百病"的一套理论。此外张冬还发明了硬式定点颈椎矫正枕（专利号：ZL 2009 1 0174890.7），此发明是对古老医术的传承和创新。

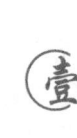

传承谱系

壹 ● **第一代创始人**
丁甘仁

贰 ● **第二代学术传承人**
秦伯未

叁 ● **第三代学术传承人**
张田仁

肆 ● **第四代学术传承人**
张 冬 刘显峰

伍 ● **第五代学术传承人**
瞿 宝 张瀚予 梁玉才 张澜艺 何家齐 张严邀

古武融医术 寸劲正筋骨

——记天津市级非物质文化遗产代表性项目传承人张冬

北孟通督正脊推拿术,是一种中医的传统技法。中医界素有"督脉通,百病消"之说。正脊按摩术作为一种在系统化中医理论指导下的脊柱推拿法,根据"督脉者,起于少腹以下骨中央,贯脊属肾"这一脉络,找寻、整复脊椎错动的位置,培补、调和腹内丹田的元气,紧抓按摩疗法中的"治病必求其本"这一主线,直达消除病患的目标,从而充分展现按摩疗法中的中医整体观和辨证论治精髓。千百年间,这一技法使无数病患重获健康。在治病救人的过程中,通督正脊术也发展到了上海、北京、天津、河南、山西、辽宁、广东、广西等各个省市地区,形成了不同的派别。

在通督术的众多派别中,天津市级非物质文化遗产项目北孟通督正脊推拿术是其中的优秀代表之一。"北孟通督的推拿遵循'摸督脉知其病,正脊椎治百病'的原则,手法治疗配合汤药,不仅治疗好了很多患者的颈椎病、腰椎病,也治好了很多患者的脊源性疾病。正是因为这种疗法简单、安全、有效,不用手术并且疗效快,所以深受患者的喜爱。对其传承自然成了我肩上的责任和义务,我要让更多人从中受益。"北孟通督正脊术的第四代传承人张冬在对北孟通督正脊椎手术的发展历史与特色进行了细致的回忆。

历史悠久 传承有序

据张冬介绍,北孟通督正脊推拿术是一门既能诊断又能治疗的中医诊治督脉病(脊椎病和脊源性疾病)的推拿类医疗保健康复技术。北孟通督正脊推拿流派作为孟河医派的分支,自清末创立,距今已有百余年历史。这是一种需要患者呼吸与医者娴熟手法结合的疗法,很多时候,随着"咔"的一声脆响,便是一段微小骨节的复位和一段督脉的疏通。

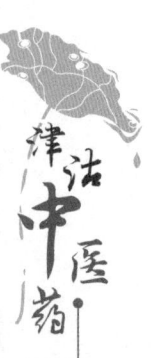

"推拿术来源于三个方面：一是武术融合了临床实践经验，二是兽医与中医相结合，第三就是提取了杂技的独特技法。"张冬谈道，医与武的结合，正是北孟通督正脊推拿术的重要特点。

北孟通督正脊推拿术始创于清末，是中医孟河医学体系的分支。创始人名曰丁甘仁，他既是清末四品顶戴花翎的御医，又是当时知名的武术家。他在吸收前人成果的基础上，结合中华武术文化中的骨伤复位、理筋技术，总结出"肾者主骨、骨中有髓、脊乃肾之道路"的独特中医学术思想和"通调督脉治疗督脉病、调补督脉气血治疗脏腑疾患"的中医学说；并将武术中的"寸劲"用于临床，创编出了一套施术者省力、复位准、患者痛苦小的正脊推拿技法。他以中医临床实践中的优异疗效博得了孙中山先生"博施济众"的美誉。

北孟通督正脊推拿术的第二代传承人秦伯未，是我国著名的中医学家、中医教育家，历任国家卫计委（现卫健委）中医顾问、中华医学会副会长、国家科委中药组组长、中央保健局专家、全国政协委员等职。他在临床教学和实践中对其师丁甘仁提出的学说进行了继承吸收和归纳整理，把传统的正骨、推拿、针灸和中药对于疾病的单独对症医治，引申和发展为通过对脊柱的综合治疗，使其成为解决不同杂症的医疗技术。他还演化出了"脊痛少实证，背痛少虚证"，故治背痛必须兼顾肺部的学说。同时，秦伯未还传承孟河医派的中医知识和方法，始终将"严学、修德、精医"的六字箴言刻印在北孟通督流派的传承之路中，这六字箴言也成了北孟通督流派的传承宗旨。

北孟通督正脊推拿术第三代传承人张田仁，是天津市第一批主任医师、副教授。张田仁倾其毕生的精力，竭心致力于北孟通督正脊推拿术的传承和发展，挖掘出北孟通督正脊推拿术施治内、妇、儿科等疑难疾患的方法，并总结出其通调督阳、补充督脉气血、增强体质、扶正祛邪的功效，临床疗效显著。张田仁对北孟通督正脊推拿术进行了理论整理，使得很多零散的思想与观念上升到了理论体系的维度。

北孟通督正脊推拿术第四代传承人张冬是张田仁之子。在父亲的影响下，张冬从 5 岁开始便接触中医。不过，张冬对中医的认可与接受却经历了一个漫长的过程。

"小的时候我不懂中医,父亲是严父,那个时候开始逼我背《汤头歌诀》《药性赋》等,我一点都不理解,只是死记硬背。后来慢慢长大,父亲出诊时有时也会带着我,让我站在那里看着他。但是我心里非常抵触,经常在那里心不在焉。但又因为害怕父亲,没有办法,只能硬着头皮听。再后来自己长大了,也许是青春的逆反,我那时并不喜欢中医,也没有什么感觉。"张冬回忆道。后来,随着父亲诊所口碑的提升,患者渐渐增多,父亲在忙不过来时也会叫上张冬。"本来我只是去帮父亲的忙,后来竟也像模像样地给患者治疗起来了。那些小时候背过的医书,以及随着父亲应诊时听到过、看到过的东西开始从模糊变得清晰,很多当年只是死记硬背的东西反而随着时间和经验的积累而印象深刻起来了。渐渐地,我得到了患者的认可,在他们的夸耀和鼓励下,我也有所转变,开始一点一点地喜欢上了中医。之后,本来是去帮忙的我开始主动钻研中医知识,逐渐摸着了门道,也渐渐明白了父亲的良苦用心。一路走来,我也是个已经有三十几年行医经历的'老医生'了。"

在继承父亲医术的同时,张冬也致力于思维理念的开拓创新,并化繁为简,探索出用手切摸脊柱诊断疾病、精准施治的方法,在治疗脊椎病和脊源性疾病上都更好地继承并发扬了传统技法的精髓。他还将此治法运用于内、妇、儿科疾病的治疗,从而使更多人受益。张冬在坚守在临床一线为患者治疗的同时,还倾心带出了第五代传承人和多名弟子,让北孟通督正脊推拿术广泛为民众服务。

寸劲巧用 通督正脊

北孟通督正脊术是中医文化的一个小分支,经过历代的北孟通督大家研究,以整体学说、阴阳学说、五行学说、四诊合参、八纲辨证、辨证论治为基础,以"北孟通督肾者主骨、骨中有髓、脊乃肾之道路"为理论特点,形成了北孟通督独特的诊断和治疗特色,丰富了四诊,使督脉病诊断得更准确。运用北孟通督正脊推拿术、按摩术、扶正祛瘀排毒中医处方、养生动作、儿童督脉推拿

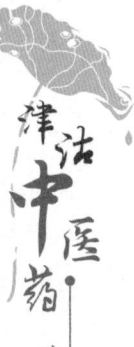

等通督脉的治疗方法,技法更丰富,作用更直接,临床更有效。快则效果立竿见影,慢则起到扶正祛邪的作用,能解决脊椎病和脊源性疾病相关的内、妇、儿科疑难杂症,调理慢性病和老年病。北孟通督正脊术相关学说的理论在临床实践中得到了具体验证。

北孟通督正脊推拿术,通的是督脉,正的是脊柱。中医认为,督脉主一身的阳气,为阳脉之海,输布阳气于全身。督脉病涉及脏腑问题,治督脉病意味着治疗脏腑,二者相辅相成。督脉病的发病有两个病因,督脉痹阻与督脉气血不足。督脉痹阻影响脏腑,打通督脉,恢复其对脏腑的气血供应是治疗的基本原理;而针对督脉气血不足的情况,可以调理脏腑,恢复对督脉的气血供应。

北孟通督正脊推拿术之所以有如此好的疗效,关键在于一个"度"。北孟通督正脊推拿术讲究的是渗透力、控制力,即指、掌、腕、臂,还有全身的协调作用,这些都需要一点一滴练习,才能逐渐控制和使用恰当的力度。在中医中,这种范围内的控制力与瞬间爆发力,称为"寸劲",有了足够的控制力,才能保证治疗有效,达到在控制范围内的瞬间正脊复位。否则,如果拉伸过度,反而会进一步伤害韧带筋脉。因此,把握操作的力度与精准度,成为北孟通督正脊推拿术传承的严格步骤与宗旨。

作为一种技法,北孟通督正脊术尤其强调实践的积累。"师父可以给你讲道理,但是无论讲得多好、多详细,最终是通过自己的实践才能把这技能掌握,就如同游泳,讲得再好,都需要亲自去游,在游的过程中去体会和感悟。中医离不开一个'悟'字,要的就是这样一个领会和感悟过程。"张冬说道。作为一名医生,要在理论指导下不断用手大量地触摸患者的脊柱及相关病灶,切摸督脉,不断地积累经验,最终要实现通过一双手来感知骨骼的位置、骨关节间隙、椎旁肌群、血管、神经等。由此便可以更好地判断患者的病灶在哪里,是什么问题。只有通过给大量的患者推拿治疗,才能够更好地掌握寸抖、寸推、寸按等技巧,进而使手法运用得更纯熟。

针灸也需要医者大量的临床积累,才能使针灸更好地和推拿术结合在一起,为患者治好疾病。针灸推拿再配合北孟通督扶正祛邪祛瘀排毒处方,这样的治疗方式使患者病情更稳定，治疗更彻底。大量的临床经验积累，使北孟通督第四代主传承人总结出"摸督脉知其病，正脊椎治百病"的观点，从而促进了北孟通督的医学技艺更进一步提升。传承人们整理了大量的临床病历，结合实践经验，通过文字、处方、照片和视频的形式进行记录和保存，这将为后人的学习和研究提供极为珍贵的参考。

除此之外，北孟通督正脊推拿术还具有一定的文化和艺术价值。张冬提到，北孟通督正脊推拿术在弘扬中医传统文化的基础之上，诠释了超凡的文化创造力，它蕴含了深厚的中医传统文化。北孟通督正脊医学技术诊断准确、手法精湛、治疗迅速，如行云流水般一气呵成，融合了太极、气功、手指功法等各种技术，彰显了"天人合一"的哲学观念和医武结合的融合思维，充分展现了中华医学文化的博大精深。北孟通督正脊推拿术在诊治过程中又具有明显的艺术性。摸脊诊疗时手法轻柔曼妙，如演奏家轻敲琴键，由手及心，慢慢分辨病情。而一旦确定病情，针对病因施治时，则手随心动，法由心生，力道灵活巧妙，收发自如，动作快捷，犹如演奏一段乐章般美妙连贯。静与动有机结合，给人以节奏感和艺术感。

传技严谨 守正创新

"培养一名合格的北孟通督正脊推拿术医生，必须要严格按照传承宗旨，即'严学、修德、精医'，一步步习练而成"。张冬认为，培养一个基础扎实、判断准确、用法得当的北孟通督正脊推拿术医生，在任何阶段都不能有要求方面的缺失。要做到四个第一，即"安全第一，疗效第一，服务第一，信誉第一"。为师者必须全面系统地掌握北孟通督中医理论和医术，必须是中医执业医师，必须按传承的方法和步骤培养传人。北孟通督正脊推拿术四代传承人在经验积累与临床实践中形成了一套培养程序，概括来说就是"两阶段，三步走，一认可"。

第一阶段要求中医基础知识必须扎实，弟子们要将其牢牢记于心间。

第二阶段分三步走，第一步就是医士，"只准摸，不准治"，弟子可以上手

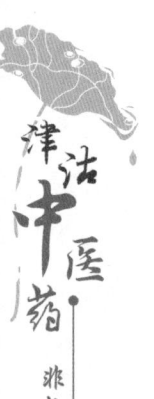
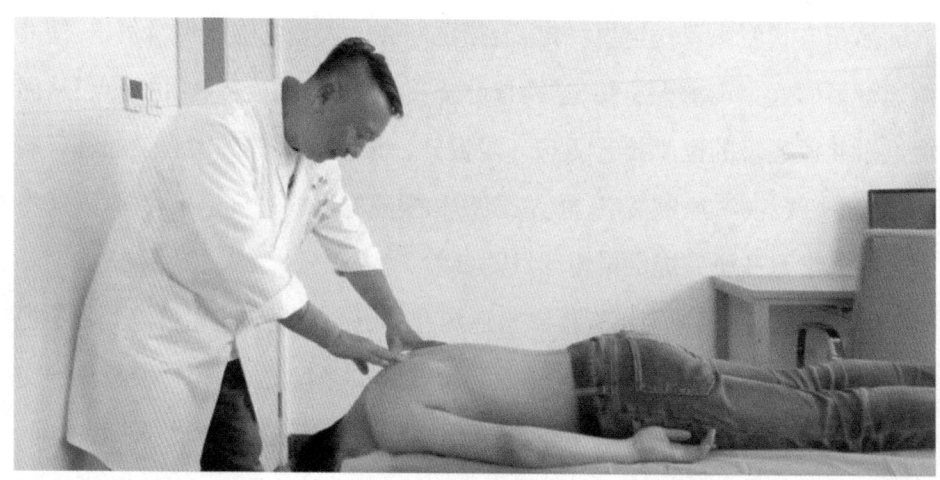

张冬在工作中

去摸患者脊柱的各个部分,体验其细微变化,但不可下手施治。这个阶段往往需要 1~3 年,其用意在于积累经验,降低没有把握、诊断不准确导致的误诊风险。待到弟子的经验积累已经到了一个相对完备的程度,能够把症状说清楚、讲正确之后,才允许其进行一些推拿肌肉、舒活气血之类的简单辅助性手法操作。这一阶段,便是所谓的"医士"阶段。

对于北孟通督正脊推拿术的传承人而言,度过了"医士"阶段,就到了"医匠"阶段。一字之差,强调的是从观察学习到实践学习的变化。正所谓"纸上得来终觉浅,绝知此事要躬行"。实践阶段的开始,标志着医士开始成为一名真正意义上的医生。在"医匠"阶段,弟子主要是观摩师父的治疗过程,模仿学习,并由师父审视其手法技术、纠正错误。在这一阶段,师父教授弟子时,往往先针对某项单一病症,待弟子有了足够的提升后,方进入下一病症的学习。弟子像工匠一般,使用师父所传授的某一项技法治疗一种疾病,并通过对每个病例的实践经验积累,渐渐体会人体各个部位可能出现的问题,最终由局部上升到整体,对人体病症的整体情况产生一个正确、完整的认识。当达到这样的程度时,也就算是完成"医匠"阶段的学习。

北孟通督正脊推拿术来源于实践,应用于实践,还要接受临床实践的检验。到了第三步"医师"阶段,弟子便应当能够结合曾经学习过的中医各方面知识，进行独立辨证分析，依据病因独立诊断，从而独立处置疾病问题。在这个阶段，技术纯熟的弟子已经可以独当一面，为患者诊断施治。即使判断表述语言不同，处置方式不同，只要最终能够正确诊断、保证疗效，即可宣告成功。到了这一阶段，嫡传弟子便可出师了。已考取国家承认的医师执业资格证书的弟子，便可正式出师，合法行医。

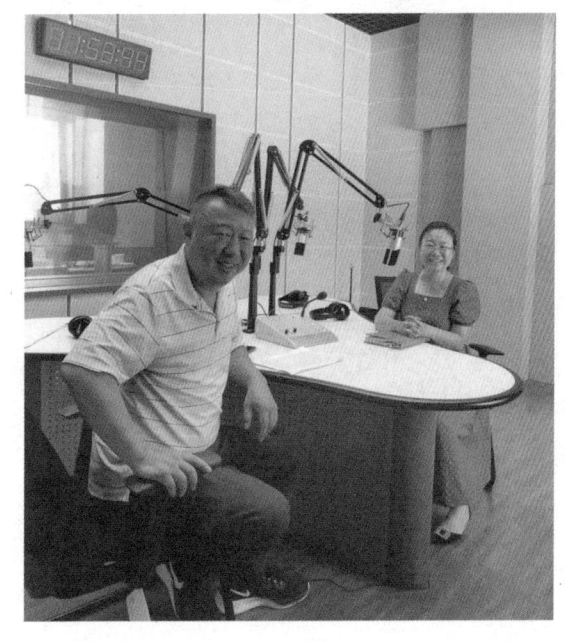

张冬参加电台节目传播北孟通督正脊推拿术

谈到对弟子的传承时，张冬又一次提到了北孟通督所秉承的六字箴言。"严学"就是严格执行扎实的培养过程，"医士、医匠、医师"的"三步走"培养过程，一步都不可少，一步都不可懈怠。"修德"，修的是医德、医风，北孟通督正脊推拿术在传承中注重培养弟子的道德品格与为患者服务的精神。而正是因为这种技法需要高超的控制力、渗透力，北孟通督正脊推拿术必须持续"精医"，保持对中医的崇敬，保持学医态度的严谨，最终才能用精湛的医术去服务大众。

在这样的思想指导下，如今，北孟通督正脊推拿术的第五代传承人已有四位出师，都已进入临床实践阶段。张冬说，在当前社会的大好局面下，中医蓬勃发展，非遗广泛传承，传承项目也得到了更多的政策支持。希望自己能够进一步用创新的思维和实践的经验带好弟子，继续将北孟通督正脊推拿术发扬光大。

（孙桂龙　段煜　张赛霞　王润）

第十五篇

绪德堂化腐生肌膏制作技艺

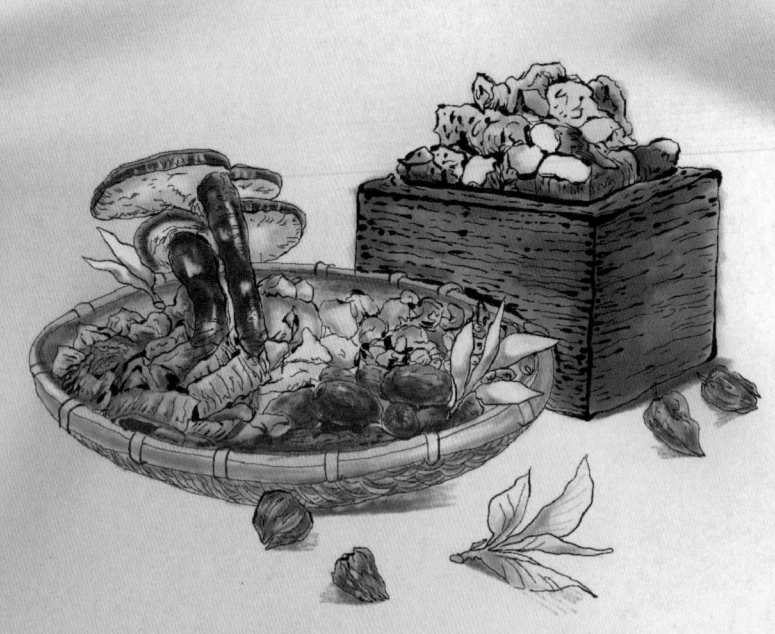

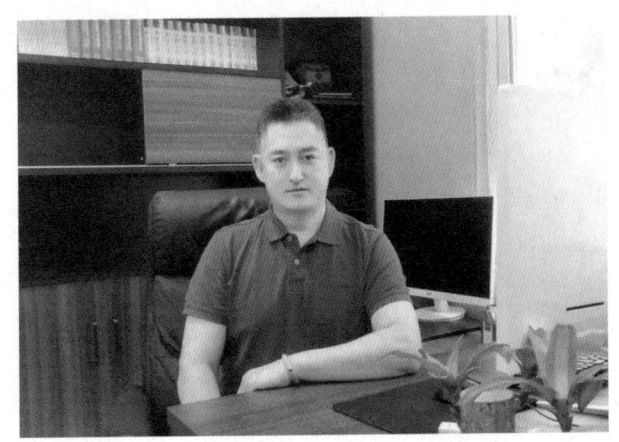

人物小传

李国生

　　李国生,1978年出生于天津市蓟州区,绪德堂中医外治第四代传承人,董氏正经奇穴第四代传承人,邱雅昌先生的弟子,中医执业医师。2019年3月,天津市河东区文化和旅游局认定李国生为区级非物质文化遗产代表性项目"绪德堂化腐生肌膏制作技艺"的代表性学术传承人。李国生依据传统中医理论,发挥祖国中医外科学医药的历史作用。中医外科内治法以"消、托、补"为总则,由家传黑膏药转变剂型,不失原有的治疗范围与功效。一药外敷透皮疗法做到"消、托、补",阴证、阳证兼治,效果显著,见效迅速,适应范围广,使用方便,无不良反应。其以"化腐生肌、畏脓长肉"的中医外科治法精髓为根本,通过简便易行的中药外敷方式,只需更换药物即可实现治愈,创伤不用缝针且不会留疤,烧烫伤无须手术也无须植皮,解决了术后感染难愈合,疮疡溃烂、糖尿病伤口难愈合等疑难问题。

传承谱系

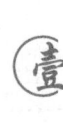 壹 ● **第一代创始人**
高守绪

 贰 ● **第二代学术传承人**
高 明

 叁 ● **第三代学术传承人**
李 铂

 肆 ● **第四代学术传承人**
李国生　李国鑫

持正扬绪 守德助人

——记天津市区级非物质文化遗产代表性项目

传承人李国生

千百年来,无数位来源于民间又扎根于民间的中医师和中药师,用自己脱胎于泥土的药方,挽救了一个又一个生命。中医药非遗的传承,也因此在技艺之外多了一些情分。"中医药非遗技艺的传承不是为了让传承人能挣多少钱,而是让老祖宗留给我们的这些技艺能够真正地救助那些患病的人。医药有价,情义无价。作为一个传承人,我的初心和前进动力就在于此。"这是天津市区级非遗代表性项目"绪德堂化腐生肌膏制作技艺"第四代学术传承人李国生朴素的信念与心声,也是他传承家传技艺的初心与意义。

延续四代的祖传技艺

膏药是中医广泛使用的药剂之一,是中药五大剂型(丸、散、膏、丹、汤)中的一种。其历史悠久,是中医外治法独有的特色,并且取得了显著的治疗效果。在《黄帝内经》《神农本草经》《难经》等古典医学著作中,均有关于膏药的制作和疗效的记载。由于古法熬制工艺复杂,膏药的炼制技艺在早年间多以口传心授的方式传承,这使得膏药在民间广泛存在,种类繁多,但熬制技巧难以掌握,容易失传。因此,对民间膏方的搜集和整理,一直是中医药非遗保护的重要任务。

绪德堂起源于天津市蓟州区,早年便以熬制治疗疔毒恶疮的膏药在当地闻名。《蓟县志》的中医部分记载:"清末民初,东头百户村高守绪炼制红升丹,治疗红伤及疔毒恶疮,敷用此药无痛痒、无感染、愈合快。"文中提到的高守绪,就是绪德堂的创始人。他擅长炼制药膏,治疗各种疔毒恶疮和伤口,在当地舍药救人,颇有名望。后来,他将自己名字中的"绪"字,与他所推崇的"德"字相结合,作为自己的堂号,传承至今,已历经四代。如今的绪德堂化腐生肌

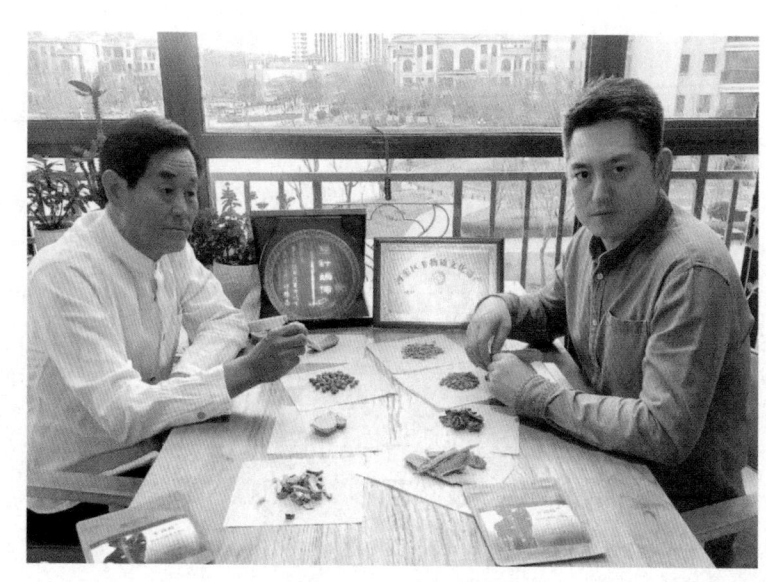

李国生（右）与父亲李铂

膏制作技艺的非遗传承人李国生，就是高守绪的曾孙。

李国生介绍说，绪德堂之所以由"姓高"变为"姓李"，背后有一段与中国革命历史紧密相连的故事。这个故事要从家族技艺的传承过程说起：高守绪之子高明，出生于1902年，是绪德堂的第二代学术传承人。1938年，抗日的战火蔓延至冀中地区。高明，一个热血青年，不愿成为亡国奴，毅然辞别家人，加入了八路军的游击队。为了避免给家人带来危险，也为了躲避日军的追捕，他决定改用母亲的姓氏，将自己的姓从高改为李，并化名为李长德。后来，游击队被编入八路军冀东军分区，由包森副司令员领导的抗日队伍，高明因家庭背景正式成为一名八路军军医。为方便工作，高明在军人证件上一直使用"李长德"这个名字，他的子女也就随他改为了李姓。

抗日战争期间，八路军战士经常遭受枪伤、刀伤，这些伤害对他们来说，几乎是家常便饭。由于部队处于敌后，条件艰苦，医疗资源十分匮乏，尤其是西药十分短缺。李长德意识到，绪德堂的药膏具有化腐生肌、促进伤口愈合的功效，正符合当时部队的迫切需求，于是他开始在部队中使用家传的药膏治疗战士们的伤口。由于伤员众多，药物的需求量很大，部队常常面临药物短缺的问题。为了解决这个问题,他时常冒险回到家乡,不仅组织家人一起熬制药物,还在家乡为部队招募新战士。这种模式一直持续到抗日战争胜利结束。

解放战争爆发后,李长德继续随部队参加了多次战役,并凭借自己的资历和贡献被晋升为冀东军分区直属二院的一名连长。中华人民共和国成立前夕,由于伤病,李长德选择了复员,回到家乡休养。回到家乡后,他婉拒了地方政府为他安排工作的提议,而是回到了自己的家乡,一边躬耕持家,一边继续传承家族的医术,治疗附近居民的疔毒恶疮与其他伤口。在行医过程中,李长德继承了父亲的品质,始终以治病救人为第一要务,从不在意诊费的多少。1984 年,李长德安详地离世,享年 82 岁。

绪德堂的第三代学术传承人是李长德的次子李铂。李铂出生于 1954 年,是李长德的"老生子",也是李长德最看重的传人。他利用祖传技艺为前来求药的亲朋好友熬制药膏,治疗毒疮和伤口,还在熬药的过程进行创新,将膏剂转化为散剂,自创了蛇串疮散和黄水疮散。每当有患者前来求药,他便以香油调和药末,涂于患者的病患处。退休之后,李铂效仿祖父和父亲,将家传技艺传授给了自己的长子李国生。

新时代的新传承

李国生成为绪德堂的第四代学术传承人,经历了一个较为曲折的历程。据李国生回忆,他的父亲李铂认为自己从事的工作非常辛苦,收入也不高,因此一直没有把绪德堂的技艺视为一种可以让子孙后代以此为生的途径。像很多不忍看到子女吃苦的父亲一样,李铂希望他的儿子将来能够找到一份"风吹不着、日晒不着,还能多挣钱"的工作。因此,虽然他一直在家乡制药、施药,但他并不希望儿子继续以此为业。故而,李国生早年对中药的印象大多是感性和直观的,这虽然让他在后来开始学习家传技艺时遇到了许多困难,但也从另一个角度增强了他对家传技艺在精神层面、尤其是医德方面的理解。用李国生自己的话说,即使当时他不完全理解这些药的制作原理,但看到患者痊愈后表现出的感激与喜悦,他就知道父亲所做的是一件非常有意义的事。

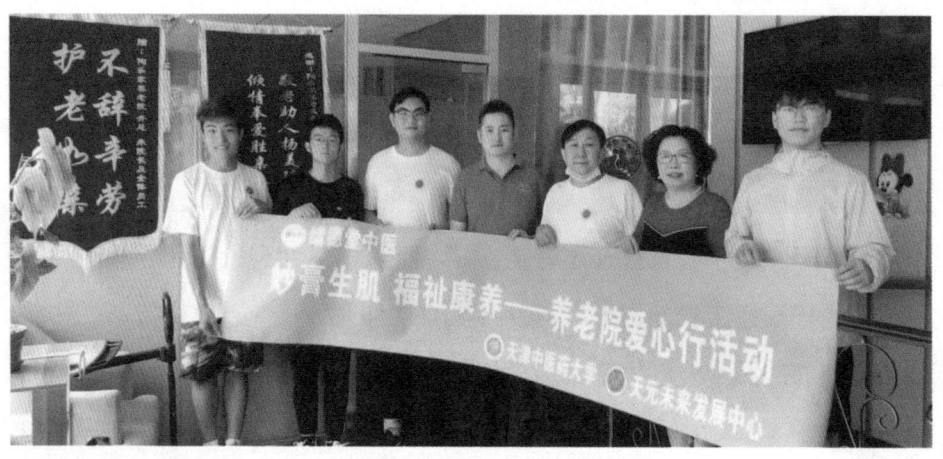

李国生到养老院开展慰问活动

因此，虽然李国生在大学主修的是酒店管理专业，但在父亲的耳濡目染下，他对家传技艺的兴趣始终超过所学专业。"我记得第一次看到父亲给患者施药，是在我八九岁的时候，那是一位因为腿部静脉曲张导致溃烂的患者。当时我只觉得阵阵恶心，但是后来看得多了，反而觉得这是一件有意义的事情。"李国生谈道，"所以，我在想了很久之后，还是决定要和父亲一样，把这件事情继续做下去。"为此，李国生与父亲交流"斗争"了很多次，最终，父亲没有拗过儿子，放弃了之前为儿子规划的道路，而是答应将家传技艺传授给他。

理想和现实之间的鸿沟，往往需要巨大的努力才能填平。对于家传技艺，李国生要从头学起。他成了父亲身边的一名"大龄学徒"，开始专注于家传技艺的传承、研究和改进。在近 20 年的时间里，他从最基础的中医药知识学起，在家学技艺的基础上，通过拜访名师和自学，对传统疔毒恶疮、刀伤红伤的治疗方法加以改进和创新，研制出了绪德堂医用冷敷贴、伤口护理膏、带状疱疹药膏、化腐生肌膏、烫伤膏、甲沟炎药膏等多种药品，用于治疗糖尿病溃烂、术后感染、压疮、烧伤、烫伤、老烂腿等，以及颈肩腰腿痛、风湿骨病等，促进细胞再生，且愈后不留疤，效果非常明显。李国生说，每当患者发来痊愈后的照片，他都会感到无比的欣慰与满足。一个个溃烂的伤口在用药后恢复如初，这背后折射的是一个个饱受伤痛折磨的人的重新振作。每当看到患者用药前后的对比照片,他都会感到无比的充实和坚定,李国生认为,这是中医药人最大的快乐。

对于化腐生肌膏的制作技艺,李国生是这样总结的:"化腐生肌膏保留着特殊的古法熬制技艺,熬制过程要严格按季节(以春秋季最为适宜,冬季宜小、夏季宜大)、时辰(上午为宜)、天气(春秋季无风无雨)、选料(道地药材)进行。古法熬制技艺的步骤包括器具准备、药品准备、香油浸药(春夏季五日、秋冬季七日,谓之药料)、武火煎沸、文火久熬、炸药枯过滤、药枯提炼、炼药油(药油熬成时须观察三个方面:是否冒青烟、油花的变化、是否滴水成珠)、药油滴水成珠、下丹(离火下丹,夏季用八两丹,冬季用六两丹,春秋季用七两丹)、出膏、祛火毒(浸泡在冷水中,连续 7 天,每天更换新水)、滩涂入细药。"一锅成功的成品膏药,色泽黑如漆,光亮黏润,贴之即粘,揭之即起,即使长期保存仍能保持其药性和黏润度,这需要多年的熬制经验才能成功。

迄今为止,绪德堂中医的化腐生肌膏,一膏适用于几十种症状。适用范围:疮疡疔毒类,包括压疮、硬皮病并发症引起的手脚溃烂、宫颈糜烂、冻疮、老烂腿、疽、痈、疖、疔疮、蛇眼疔(甲沟炎)等;感染类,如糖尿病患者术后生肌、陈旧性伤口久不愈合、肛瘘手术后生肌、各种手术后久不封口、皮肤化脓感染、化脓性腮腺炎、艾灸起疱后感染、脚气感染溃烂、外痔肛裂、肛漏、蚊虫叮咬、动物咬伤、马蜂蜇伤、红肿感染等外伤真菌感染性创面;红伤类,包括各种意外刀伤、擦伤、摔伤(瘀血、瘀青)、砸伤等(以上情况都适用于糖尿病患者);烧伤、烫伤类,如海边沙滩旅行的紫外线灼伤、日常生活中的各种烧伤、烫伤等。

在李国生的不懈努力下,绪德堂在多个方面的成绩开始显现。2018 年 5 月,"绪德堂化腐生肌膏制作技艺"被成功认定为天津市河东区非物质文化遗产。2018 年 11 月,李国生注册成立了绪德堂生物医药科技(天津)有限公司。公司成立后,李国生拓宽了自己的视野,广泛开展各种交流,努力将家传技艺融入中医药发展的大潮。2020 年,绪德堂与河北大学合作,将传统中医外治透皮疗法与现代智能技术相结合,以《妙膏生肌——专注于老年人压疮的智

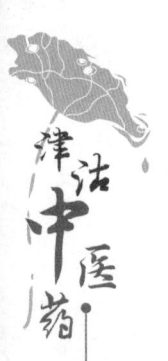

能敷贴》为题参加了第六届"互联网+"大学生创新创业大赛，获得了河北省赛区金奖，并成功进入了中国赛区 12 强，最终晋级大学生创业世界杯全球总决赛，展现了中国中医药传统文化与现代智能技术相结合的创新力量。2022年，绪德堂化腐生肌膏制作技艺项目被列入第一批"海河创意经典工坊"甄选名单。多年的努力最终呈现出了多点开花式的成果。回首来时的道路，李国生可以给当初的自己带去这样一句话：当你站在人生的十字路口，面临选择时，不要担心，不必彷徨，时间和汗水会证明，你当初的选择是无比正确的。

守德助人 砥砺前进

回顾绪德堂百余年的传承历程，年逾不惑的李国生感慨地说："绪德堂传承至今，也不过是一个名不见经传的小药铺。我家老太爷的家训中有'德前利后，济困扶危'一条，我们家族几代人更是都不善宣传。绪德堂之所以能够传承至今，完全是依靠患者之间的口耳相传。患者的需求是我坚持传承这门技艺的信心所在，患者的赞许则是我继续做下去的动力。"

李国生强调，中医药非遗的传承并不仅仅是技艺的继承与发展，更重要的是其中蕴藏的那份人文关怀，如果忽视了对人的关怀，那么这种传承是不会长久的。他说："不能说钱不重要，没有钱我们就没法生活，但重要的是你不能凡事只看钱，如果用一瓶药就能治好病，你非得卖两瓶，那最后倒霉的还是你自己。我们不求做得多么大，只求对得起自己的良心、对得起祖宗的教诲。"

谈到未来，李国生满怀信心："习近平总书记对中医药的重视，以及《中华人民共和国中医药法》的颁布实施，都为中医的发展带来了更多的机会，我们没理由不抓住这些机会。"虽然绪德堂有着百年的传承历史，但作为一家公司，它仍是一个蹒跚学步的"婴儿"。年轻便意味着机遇和挑战并存，无论是对家传技艺的传承，还是适应新形势的创新，绪德堂和李国生都面临着很多任务。不过，李国生乐观地相信，为医者但行好事，至于前程如何，世人自会给出一个公正的评价。

（段煜）

第十六篇　道医分筋点穴疗法

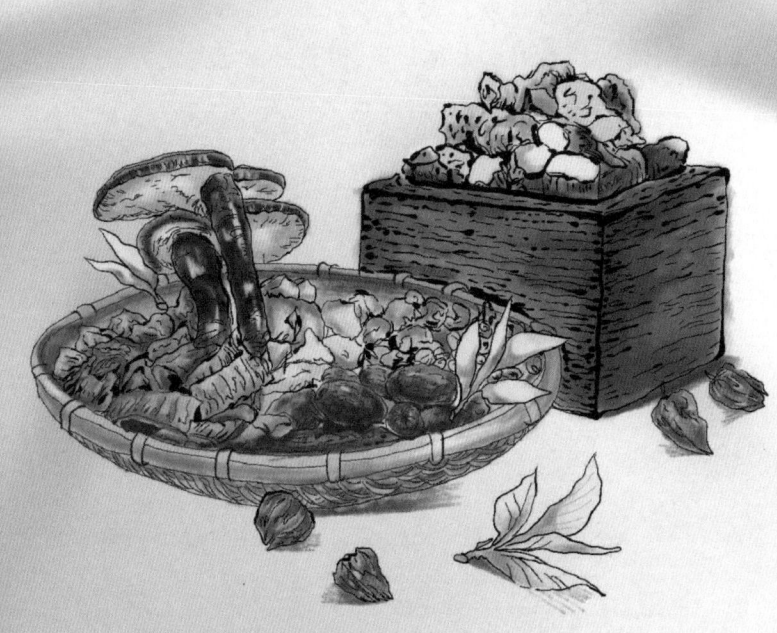

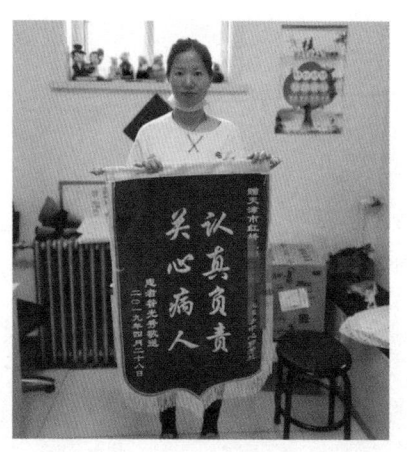

人物小传

郭芳兰

郭芳兰,女,1982年8月13日出生于福建省泉州市,2011年毕业于天津医科大学临床医学专业,获得学士学位。2011年,她进入红桥区邵公庄街社区卫生服务中心社区卫生科工作。2019年,她参加天津中医药大学的"西学中"培训,获得了结业证书。现为临床执业医师,全科医学主治医师。她拜第四代学术传承人郑鸿超为师,在师父的口传心授下,经过多年的学习和实践,刻苦揣摩,领悟了道医分筋点穴疗法的精髓,并继承了这一疗法。在临床工作中,她能够利用道医分筋点穴疗法为患者解除病痛,如老年患者的下肢水肿、中年女性的乳腺疼痛,以及各种常见病和多发病等。经过点穴治疗,患者反馈效果良好。她在实践中传承和发展了道医分筋点穴疗法的技艺和精华。她谨记师父的教导:"德者,医之根也,根深则叶茂。"她在勤学医术的同时,不忘医德,热心服务于患者和社区,因此收到了患者赠送的多面锦旗。

传承谱系

第一代学术传承人

王承盛

第二代学术传承人

马　鹏

第三代学术传承人

周礼道

第四代学术传承人

郑鸿超

第五代学术传承人

郭芳兰　徐向华　管子峰

第六代学术传承人

郝　军　郑林威

第十六篇　道医分筋点穴疗法

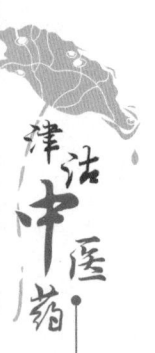

非遗传承借东风

—— 记天津市区级非物质文化遗产项目传承人

在天津市红桥区，有一家中医养生馆，馆主郑鸿超是天津市区级非物质文化遗产代表性项目"道医分筋点穴疗法"的第四代传承人。

找"神仙"找来的缘分 一入道医济苍生

道医是一个以《道德经》《黄帝内经》和阴阳五行学说为基础理论，注重形神兼治的医学流派。天津市北辰区的第五批非物质文化遗产代表性项目"道医分筋点穴疗法"正是道医治疗技艺的代表，这一疗法由陕西省陇县人王承盛于 1887 年创立，现今已传承至第六代。

郑鸿超表示，王承盛自幼喜好医道，每日精力多用于精研医术，博采众家之长。他曾四处云游，历练医术。那时候，穷人缺医少药，王承盛便用手或针为百姓点穴施治，疗效甚好，时间一长，他便在陇县及周边地区小有名气了。1931年，马鹏拜王承盛为师，专心学医，在继承了师父的医术后，他也经常云游四方，施药救治乡里，将道医分筋点穴疗法发扬光大。马鹏以岐黄之术济世，无论富贵贫贱，有求必应，不舍昼夜，登门施治，总能药到病除，妙手回春。他为人行侠仗义，曾为保护一方百姓而伏击土匪。百姓深感其恩，称他为"马神仙"。他还将自己验证有效的良方刻于碑石之上，供人使用，这些碑石后来被陕西中医学院(今陕西中医药大学)医史博物馆收藏，即《集验良方碑》。第三代学术传承人周礼道原为一名教书先生，因亲眼见到村里的绝症患者被马鹏治愈，便拜马鹏为师，跟随师父云游四方，后来隐居终南山，医术日益精进。

谈及自己和道医的结缘，第四代学术传承人郑鸿超笑称，这是他自己从小寻找"神仙"而找来的缘分。郑鸿超出生在西岳华山脚下，从小与姥姥、姥爷一起生活，每天都是在姥姥、姥爷讲述《八仙过海》等神仙故事中度过的。听得多了，他便信以为真，开始四处流浪，一心要找到"神仙"。终于有一天，他在终南山上偶遇了周礼道。周礼道收他为徒，带着他练功，传授他医理和制作丸药的技法，三四年后，带他下山为百姓治病。在师父的口传心授、言传身教下，郑鸿超逐渐掌握了分筋点穴手法。年轻的他体验到了治病救人带来的满足与快乐："那个时候给人看好病了，患者送水果、鸡蛋、肉……有时候我们不收，就是给人看好病的感觉特别好，我挽救了生命，感到非常快乐。"郑鸿超牢记师父"济苍生、做大医"的教导，20多岁时也开始四处云游行医。"大医精神一直都在我们的内心深处，以后一旦碰到一个病看不好的，真的非常惭愧，可以说吃饭也不香，睡觉也不香。心里一直在琢磨，在思考，在悟道……"在多年的行医实践中，郑鸿超不断思考医道本源，对医学、道学慢慢有了自己独到的见解。

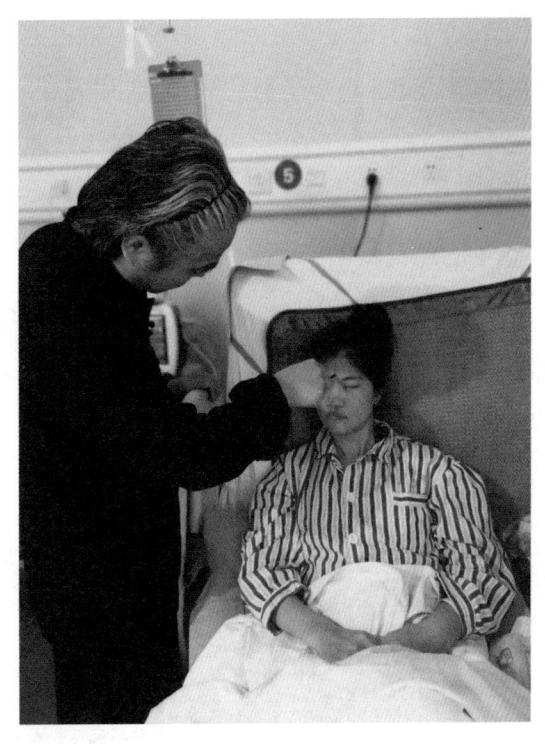

郑鸿超为脑出血患者进行调理

机缘巧合收徒弟 现代医学助传承

第五代学术传承人徐向华自幼对道家学问充满兴趣。十几年前，他与师父郑鸿超相识。相识两年后，徐向华的爱人郭芳兰生完孩子后患上了乳腺炎，疼痛难忍，由于需要哺乳，不能吃药治疗。这时，徐向华想起了在北京认识的郑鸿超。当时郑鸿超正在为一位患有强直性脊柱炎的女孩进行点穴治疗，徐向华亲眼见证了女孩从卧病在床到下地行走的过程，为郑鸿超的医术所折服。于是，徐向华打电话向郑鸿超求助，在电话中，郑鸿超指导他按压几个穴

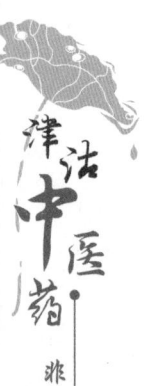
位。出乎意料的是,第二天他的爱人就痊愈了,这让夫妇俩非常欣喜。几年后,徐向华的父亲患上了冠心病、心肌梗死和心力衰竭,尽管多次住院治疗,仍卧床不起。在父亲卧床 3 个月后,徐向华和郭芳兰再次想到了郑鸿超,于是邀请他来为老人治疗。郑鸿超利用分筋点穴法施治,经过 3 天的精心治疗,老人的病情得到了明显改善,甚至可以下地活动了。两位年轻人再一次亲眼见证了道医分筋点穴疗法的神奇效果,于是决定拜师学艺。

这两位年轻人都对医道充满热情。徐向华目前就职于天津新成悦来医药科技有限公司。郭芳兰毕业于天津医科大学临床医学专业,目前就职于天津市红桥区邵公庄街社区卫生服务中心,是一名临床执业医师和全科医学主治医师。在拜郑鸿超为师后,他们跟随师父学习道医。郭芳兰凭借自己的医学基础和中医药学知识,很快就掌握了分筋点穴疗法,并能够迅速投入治疗工作。在师父郑鸿超深入

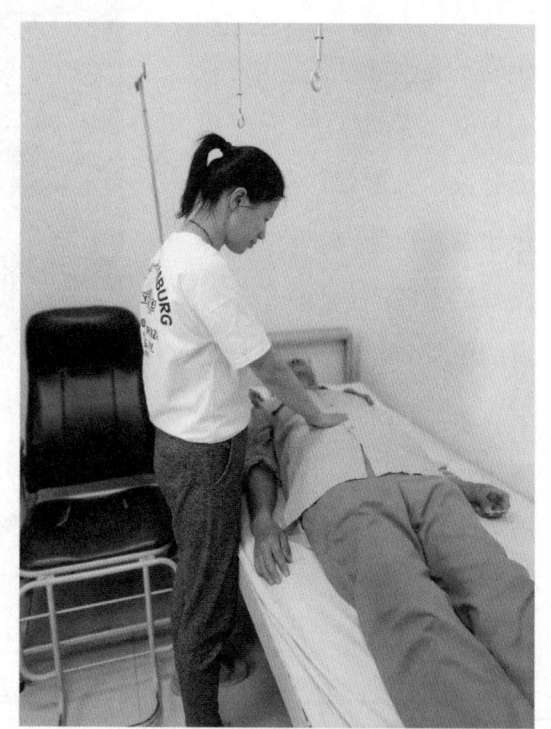

郭芳兰在诊所中为患者点穴

浅出的言传身教下,两人逐渐培养了临床思维,能够运用所学知识为患者解除病痛。

第六代学术传承人郝军是天津中医药大学中医骨伤专业的在读硕士研究生。早在内蒙古医科大学读书期间,他就听说郑鸿超医术高超,于是慕名前去拜师学习,成了道医分筋点穴疗法的第六代学术传承人。医道同源,中医的许多内容源自道医,古代名医孙思邈等就是道医。因此,郝军的中医理

论知识帮助他更好地理解道医、学习道医,更好地与患者沟通和交流。

打铁还需自身硬 医者治病先修炼

郑鸿超介绍,道医分筋点穴疗法是传统医学的一部分,以打通人体奇经八脉为理论基础,旨在平衡人体阴阳,激活五脏六腑的能量,不断改善和疏通患处经络或脏腑的微循环,迅速激活人体的自我修复功能。

道医分筋点穴疗法在临证治疗中讲究稳、准、巧、快、狠,强调手法、技法、心法相互结合。其基本手法有分筋法和点穴法。点穴法又包括点、打、闭、拿、弹、拨、提、压、掐等手法。点穴与针灸类似,都通过对穴位的刺激来治疗。郑鸿超解释说:"针灸有深入的刺激和调节作用,而点穴有一种压力性的治疗作用。"他进一步说明:"当人生病时,相关的穴位可以理解为'锁着'的,穴位一旦被封锁,经络精气就会受损,能量会下降,免疫功能也会随之减弱。点穴就像开闸,'啪'的一声,点击人体穴位,冲开人体经络,病自然就好了。"其治疗时主要以手为技,有时候也用簪针、宝葫芦、点穴棒等作为辅助工具。

郑鸿超在说起分筋点穴的特点时强调,医者需要注重自我修炼:"分筋点穴需要调动医者的'内力'。个人的修为越深厚,出手就越灵。"因此,道医的分筋点穴疗法特别强调医生自身的素质和身体基础。作为道医,在给患者治病的时候,自己的身体应该是很健康的,这样才能通过自己的磁场和能量场改善患者的状况。练功是道医的必修课。"八段锦、十二段锦、五禽戏等,都是道家养生修炼的方法。但是,我们的修炼不能停留在动作的模仿上,更重要的是挖掘自身的内在潜能,提升自身的'内力'。"

道医分筋点穴疗法更注重在实践中的反思。郝军认为,道医分筋点穴疗法要在临床中多实践、多体会,要提高医者手感的灵敏度,准确感知皮下结节、肌肉挛缩,以及皮肤温度的变化。郑鸿超认为,医者还要不断反思:"不要从患者身上找借口,错永远是自己的错,不是别人的错。只有在实践中不断反思,才能精进医术。"

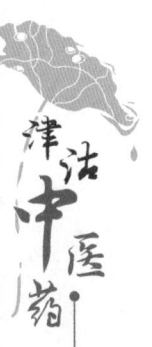

公益诊所学校 未来传承"道行天下"

目前，道医分筋点穴非物质文化遗产项目已与天津 30 多家中西医诊所建立合作。郑鸿超和徐向华等计划在天津开展一些公益项目。例如，很多孩子患有鼻炎，这严重影响了他们的身体健康和日常学习。郑鸿超计划针对这些孩子开展长期的公益项目，即免费为初三、高三的孩子治疗鼻炎。他表示："我还有一个心愿，对于优秀教师、优秀公务员、优秀警察等，凡是受到国家表彰的，或者获得天津市政府奖励的人，如果他们有健康问题，如颈椎病、腰椎病，可以来找我们，我们将提供免费服务，一分钱不收。"

未来，郑鸿超还想在天津试点开设一家专门的道医分筋点穴诊所。同时，他也计划招收一些来自医学院校的贫困学生，向他们传授道医技艺，这样既能帮助学生解决就业问题，又能让更多患者受益，同时还能传承道医文化。他说："我希望我的徒弟们将来能成为大家，今后能在全国各地开设分筋点穴医院。"

郑鸿超说："入选天津市区级非物质文化遗产项目只是一个开始，未来，我希望分筋点穴疗法能成为天津市级甚至是国家级非物质文化遗产项目。这次抗击疫情也显示了中医的价值。随着国家对中医药越来越重视，咱们就借着这股东风，更好地挖掘、弘扬、发展和壮大道医。"

四海云游施妙手 登堂入室有传承

第四代学术传承人郑鸿超随性而为，常常四处云游行医。因此，道医分筋点穴疗法的资料整理，非物质文化遗产项目的申报、传承工作，道医技法的研究，以及进一步理论探索的任务，便落到了第五代学术传承人郭芳兰和第六代学术传承人郝军的肩上。郭芳兰在天津医科大学学习临床医学本科，之后又在天津中医药大学参加了"西学中"培训，对中医有一定的了解，有着较为扎实全面的医学知识。对于道医未来如何传承、发展，郭芳兰认为："我们要把师父的技术学好，整理祖师留下来的各种技术，让它们系统化，搞好传承。

学好技术之后,要尽可能帮助身边的患者,建立良好的口碑,希望更多的人能像我的父母、孩子一样从道医中受益。我们也希望能够培养更多有志于传承道医、中医文化的有志青年,大家一起将这一技艺发扬光大。今后通过临床治疗,去记录更多的病例,在实践中慢慢摸索、总结理论,通过文字和书籍记录和传承分筋点穴疗法,让它能够进入主流医学研究领域。"

（刘立荣）

第二卷　中药制作技艺

第十七篇

达仁堂清宫寿桃丸制作技艺

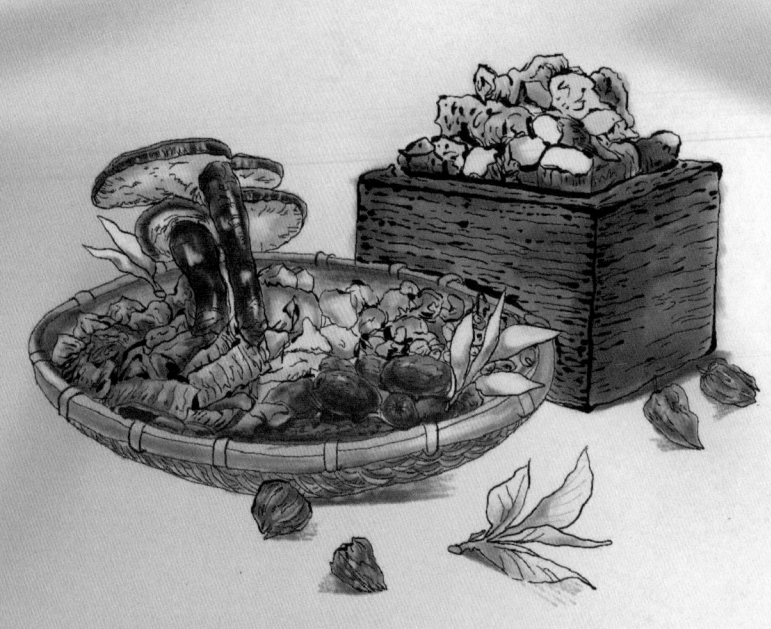

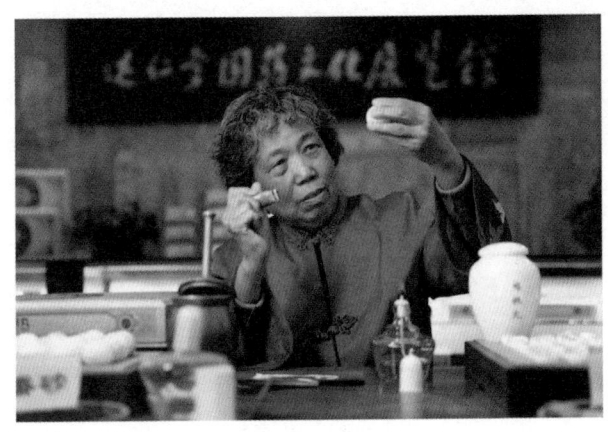

人物小传

郭玉凤

郭玉凤,女,出生于1949年。她是中新药业达仁堂的资深技术顾问,也是国家级非物质文化遗产代表性项目"达仁堂清宫寿桃丸传统制作技艺"的代表性传承人。

"达仁堂"一直秉承传统的师徒传承方式,通过口头传授、言传身教将技艺代代相传,这种传统在现代也备受高等教育界的认可。郭玉凤正是这种新旧体制交替的典型代表。毕业后,她加入了达仁堂制药厂,担任制药专业工程师,并参与了国家级非遗项目"达仁堂清宫寿桃丸传统制作技艺"的挖掘和整理工作,对传统制剂工艺的复原做出了重要贡献,同时也掌握了该项目的核心技艺。

郭玉凤完善了清宫寿桃丸的全套技术档案,几十年来始终坚持为工作做笔记,记录试验结果及保留工艺的重要细节,她拥有这一传统制作技艺的第一手实践经验和深厚的理论基础。在她的努力下,许多代表性传统医药制作技艺得到了拯救性的保护。即使在退休后,郭玉凤仍然被聘为技术顾问,成为这一重要传统工艺公认的"代表性传承人"。作为国家级非遗代表性项目的"达仁堂清宫寿桃丸传统制作技艺"学术传承人,她将传统医药的普及与传播视为己任,自觉履行传承人的职责,积极参与各级、各类非遗活动,以及中药材鉴定、传统中药制作技艺展示和健康咨询等传统中药的普及与推广工作。

郭玉凤作为从生产一线成长起来的技术人员,经历了旧时期中药行业严格的师徒培训和新时期高等学府的系统教育,她是中华人民共和国成立后传统中药传承成果的杰出代表。她的敬业精神和专业知识,不仅为达仁堂和中国传统医药产业的繁荣发展做出了积极贡献,更体现了中医药文化的核心价值和非物质文化遗产传播与认可的重要性。

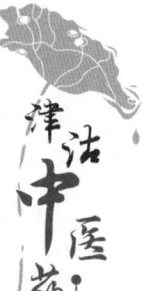

传承谱系

创始人

佚名(生卒年不详),最早的记载见于《清宫医案》的乾隆朝医案中

古方复刻人

陈可冀

第一代学术传承人

郭玉凤

第二代学术传承人

江永萍

坚守传统工艺之奶润酒煮蒸煮数昼夜

——记国家级非物质文化遗产代表性项目
传承人郭玉凤

每一位制药师傅在炮制过程中都始终恪守"炮制虽繁必不能省人工,品味虽贵必不敢减物力"的治业祖训。他们将昔日供奉皇家所保持的高品质和高标准延续至今,按照制作御药的要求,精耕细作,满足大众的需求。国家级非物质文化遗产代表性项目"中医传统制剂方法(达仁堂清宫寿桃丸传统制作技艺)"的代表性传承人郭玉凤,曾在天津市南开区古文化街的达仁堂国药文化展览馆内分享了清宫寿桃丸制作技艺得以传承、发展和被保护的"秘诀"。

达济天下 仁者博爱

达仁堂始创于 1914 年,最初作为清朝雍正年间供奉御药的"乐家老铺"而闻名。

乐达仁先生,达仁堂的创始人,在百年前亲自撰写了经营信条:"达则兼善世多寿,仁者爱人春可回。"这一信条成为达仁堂的灵魂和企业的准则,激励着每一位制药师傅秉持"炮制虽繁必不能省人工,品味虽贵必不敢减物力"的精神。通过与现代先进技术的融合,以及几代人对"只求药料真实,不惜重资,炮制之术必求其精"原则的恪守和秉持,达仁堂品牌在这一百年的历程

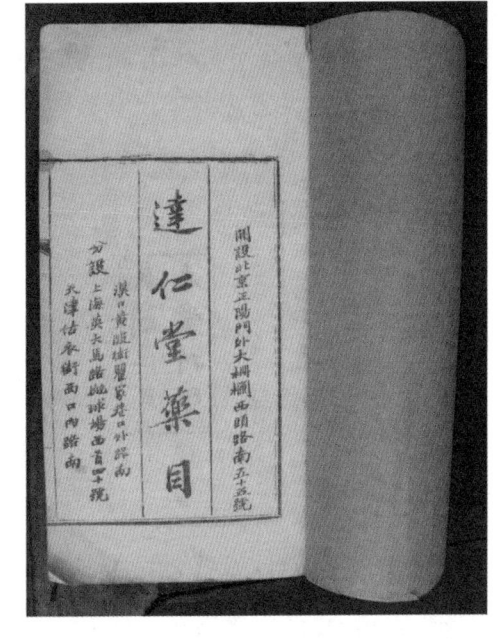

古籍《达仁堂药目》

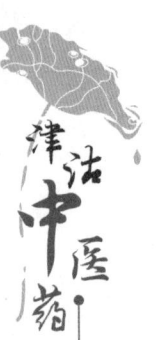

中不断焕发新的活力，同时也孕育出一项又一项非物质文化遗产，持续传承下去。

清宫寿桃丸原名"蟠桃丸"，是专供乾隆皇帝服用的宫廷秘制方药，源自宫廷御医们几千年来的养生智慧。然而，在乾隆皇帝去世后，这一珍贵的方剂逐渐在《清宫医案》等众多文献中被湮没。而今，一位既通晓中医又精通西医的大师——陈可冀院士，带领他的学术团队成立了"清宫医案研究室"，开始挖掘清代宫廷原始医药档案。历经数年的艰辛努力，他们取得了重大突破，揭开了清宫蟠桃丸的神秘面纱。进一步的研究表明，该药在补肾生精、增强体力等方面具有显著的疗效。为了更好地传承这一御药，陈可冀院士毅然选择与供奉御药长达300年的"乐家老铺"后裔——达仁堂制药厂合作。达仁堂经过多年的精心研制，成功复刻了"蟠桃丸"，并将其重新命名为"清宫寿桃丸"，推向市场，造福于民。这种遵循古法复刻出的"蟠桃丸"，堪称"中华养生之精华，千载难逢的现代奇迹"！

奔波四十载　坚守初心

2011年，达仁堂清宫寿桃丸传统制作技艺荣获国家级非物质文化遗产的殊荣，标志着其卓越的价值和独特的代表性。2018年，郭玉凤作为达仁堂清宫寿桃丸传统制作技艺的代表性传承人，多次代表达仁堂积极传承和推广清宫寿桃丸的制作技艺，使更多人了解到中药技艺传承的必要性和精彩之处。

郭玉凤是土生土长的天津人，从小受到中医药文化的熏陶，对中药怀有深厚的热爱和执著。高中毕业后，她毫不犹豫地选择报考天津中药学校（天津中医药大学的前身），并于1969年顺利毕业。毕业后，她被分配到天津达仁堂制药厂药材前处理车间工作，随后调入质量科。在质量科，郭玉凤主要负责药材的复核和生产前投药量的核实，对药品的质量管理承担着重要的责任。此外，她还负责领取各种细料，如西红花、鹿茸、羚羊粉、牛黄等。每当说起与清宫寿桃丸相关的工作细节时，郭玉凤便会兴致盎然地分享自己的工作经历。

1981年，郭玉凤调入药厂新成立的技术科，负责全厂药品的工艺和技术管理工作。尽管清宫寿桃丸的药材配伍极为重要且须保密，由药研室管理，但她仍然有幸参与了新药品的研制。从参与研制开始，郭玉凤便忙碌奔波，弹指间已走过了40个春秋。在这40年间，她在清宫寿桃丸的原料加工、制作工艺和技术资料整理等方面发挥了核心的传承作用。她先后担任原料、工艺和质检负责人，带领中青年技术骨干队伍，推动了清宫寿桃丸制作技艺的传承和发展。

尽管她本应在1999年退休，但直到2004年，她55岁时才正式离职。郭玉凤无法割舍与同事们、与清宫寿桃丸的情缘。在退休后，她仍然担任达仁堂非遗项目的技术顾问，经常回到厂里，进行交接和指导清宫寿桃丸等产品的工艺工作。她坚信自己有责任继续关注和投身于清宫寿桃丸的事业，这是她一生的使命。如今已是七旬高龄的郭玉凤依然在忙碌着，为清宫寿桃丸的传承和发展奋斗着，为国家的非遗事业贡献着自己的力量，以她多年来坚守的敬业精神诠释着达仁堂的精神。

医药传承 非遗创新

清宫寿桃丸作为达仁堂的非遗名片，承载着丰富的历史和文化价值。它源自清朝宫廷的珍贵御药，经过数百年的传承和发展，如今已成为中国非遗和天津非遗的代表之一。为了保护和传承这一传统制药技艺，达仁堂经过多年的努力，使清宫寿桃丸的复刻工艺达到了极致。

清宫寿桃丸的制作过程可谓繁复而精细。首先，在选材方面，达仁堂坚持选用优质道地药材，如吉林长白山腹地森林的人参、宁夏中宁县的头茬枸杞、古怀庆府的大生地等。这些药材都经过严格的筛选，以确保其质量和药效的卓越。其次，清宫寿桃丸的炮制过程包含多道工序，每个步骤都经过精确的时间和温度控制。例如，人参须经过牛奶蒸制，枸杞子须经过拣净、酒煮、取汁、熬膏等工艺步骤，地黄则须经过酒浸、九蒸九晒等独特工艺。对

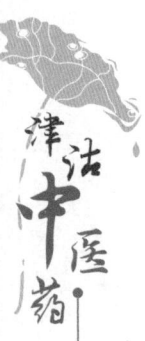

这些工序的严格控制和对传统方法的遵循,确保了清宫寿桃丸的高品质和显著药效。

　　清宫寿桃丸作为清代宫廷御药的瑰宝,具有补肾生精、益元强壮的功效,被广泛用于治疗记忆力衰退、性功能障碍、肾虚衰老等症。作为中国传统医药文化的重要组成部分,清宫寿桃丸承载着数百年的历史和丰富的药物学知识,深受百姓信赖。

　　随着非物质文化遗产的传承与创新越来越受到社会的广泛关注,达仁堂积极推进非物质文化遗产的保护工作,为提升企业品牌魅力和弘扬传统医药文化做出了不懈努力。通过利用网络平台进行宣传和服务,达仁堂与消费者建立了更紧密的联系。此外,达仁堂还参与非遗进校园活动,向年轻人传授中医药文化的价值和意义。

　　在新时代背景下,达仁堂将继续致力于传承和发展清宫寿桃丸这一非遗名片。通过不断地创新和提升,达仁堂希望让清宫寿桃丸这一传统制药技艺绽放出更加耀眼的光芒,为中医药事业的发展做出更大的贡献。

　　　　　　　　（孙桂龙　　白迪迪　　王慧敏　　张美杰　　马豆豆）

第十八篇

达仁堂牛黄清心丸制作技艺

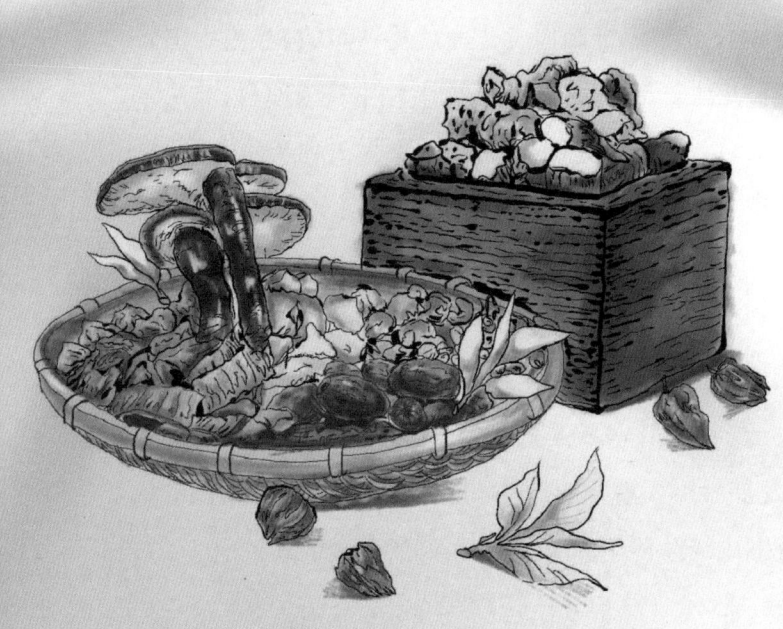

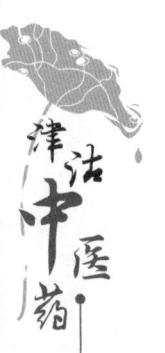

古法精髓　文化创新

——记国家级非物质文化遗产代表性项目
"中医传统制剂方法(达仁堂牛黄清心丸制作技艺)"

牛黄清心丸源自宋代的《太平惠民和剂局方》,历经千年的演变,其卓越的疗效广受认可,被誉为中国十大名药之一。达仁堂的牛黄清心丸采用天然牛黄制成,是预防中风的常用中成药。其传承了乐家老铺 300 年来家传秘制的制药工艺,这一工艺被认定为国家级非物质文化遗产。随着现代科技的不断发展,达仁堂坚持保护和弘扬中药制作技艺,将传统匠心与现代科技相融合,为中医药文化的传承与繁荣贡献力量。

古法精髓　百年传承

牛黄清心丸是中国的传统名贵中成药,其历史可以追溯到宋代的《太平惠民和剂局方》。其最初被称为"薯蓣丸",主要用于治疗虚劳等症状,强调补虚。后来,经过宋代名医的改良,加入了牛黄、麝香、冰片、羚羊角等珍贵药材,逐渐发展成如今为大众所知的牛黄清心丸。

牛黄清心丸因其显著的疗效和传统制作工艺而广受认可,被誉为中国十大名药之一。特别是达仁堂生产的牛黄清心丸,以天然牛黄为原料,被认为是预防中风的必备中成药,是达仁堂《达仁药目》中的十大王牌产品之首。

达仁堂是传承和发扬中药制作技艺的代表,其炮制技艺坚持使用师带徒、口传心授的传统模式。虽然科技在不断进步,但这一古老工艺仍在受过高等教育的专业人员中得到传承和发展。

牛黄清心丸的临床应用历经千年,其安全性和有效性已备受验证,是一种清心安神、预防中风的传统良药。它不仅承载着中医药文化的智慧和经验,而且为中药的传承和发展做出了重要的贡献。在达仁堂的不懈努力下,牛黄清心丸得以在世界范围内继续传承和应用,为人们的健康保驾护航。

组方精湛 疗效显著

达仁堂牛黄清心丸的制作技艺继承了中国千百年来的蜜丸制作智慧,历经百年历史的见证,彰显着其制作技艺的精湛。该药丸的组方包含 29 味名贵中药材,如牛黄、麝香、冰片、人参、当归、山药、白芍等,具有清心火、祛湿热、健脾肾、活瘀血、安神定志、养生延年等功效。它不仅发挥了薯蓣丸补益脾肾、行气活血、化瘀消滞的功效,还增强了清心火、解热毒、镇惊安神的作用。

达仁堂牛黄清心丸的制作过程严格遵循药方古法秘制,选用道地原料,经过精细炮制,包括药材的炮制、细料的投放、蜂蜜的炼制,以及药粉的粉碎和研兑。这一过程体现了达仁堂蜜丸独特的制药特色。其传承了达仁堂独到的辨证施治理念,使牛黄清心丸的疗效备受认可。

牛黄清心丸采用的蜜丸剂型,因其独特的制作工艺,药效优于其他剂型。达仁堂坚持按照辨证施治、配本祖传秘存的原则,使牛黄清心丸在临床应用中展现出卓越的效果。这种制作技艺对中药业具有深远的影响,不仅规范了中药的制作流程,也有利于中药的传承和发展,满足了临床用药的需求。

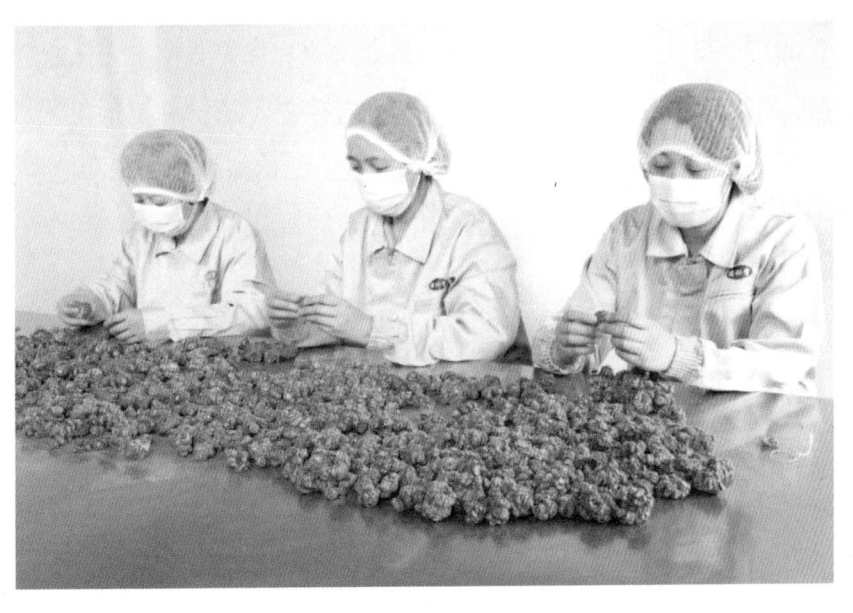

牛黄清心丸的制作过程

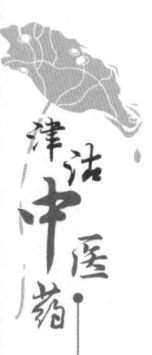

作为中国最早的工商一体国药集团之一，达仁堂使得牛黄清心丸的销售范围和影响力更加广泛。牛黄清心丸的制作技艺不仅传承了中药的智慧，更承载了中华优秀传统文化的理念和价值导向。

非遗保护 与时俱进

近代以来，传统中医药行业在西方医学技术与文化的强烈冲击下，面临着诸多挑战，如中药原料成本高、利润低，生产工艺复杂且周期长。达仁堂作为一家传统老字号制药企业，其以牛黄清心丸为代表的传统蜜丸制药技艺承受着更大的冲击和挑战。

为了维护传统制药的祖训，并顺应时代的发展，达仁堂不断探索传承经典制药工艺的科学方法，并致力于推广传统中药文化。达仁堂不遗余力地开展药材鉴定和制剂工艺培训，聘请退休专家和资深药工担任技术顾问，让师带徒，对重点技术人员进行定期考核，建立健全传承人组织机构，为牛黄清心丸制作技艺这类国家级非遗项目培养更多符合条件的传承人。

达仁堂还建立了一套完善的体系和制度，将传承工作与质量保证体系相结合，为传统工艺注入现代管理的活力。通过培训、建档、保存、传播和加大商标保护力度等措施，达仁堂积极传承中医药文化和保护非物质文化遗产。此外，企业还编纂了相关历史记录和文化著作，建立了药材和制剂工艺档案，并通过展览、校园活动、社区宣传等多种方式广泛传播企业文化和健康养生知识。

（白迪迪　王慧敏）

第十九篇 达仁堂安宫牛黄丸制作技艺

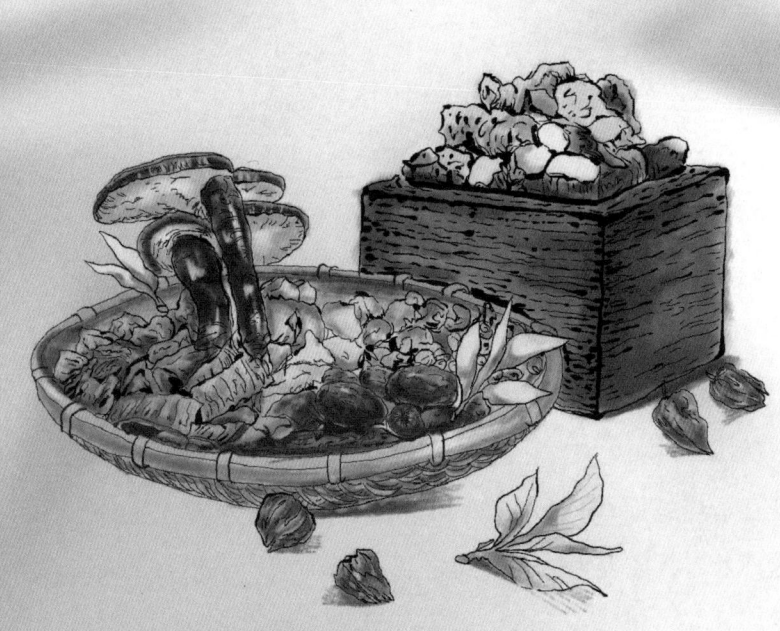

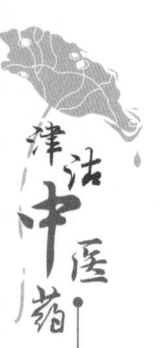

承古法技艺 传国药经典

——记国家级非物质文化遗产代表性项目
达仁堂"中医传统制剂方法(安宫牛黄丸制作技艺)"

达仁堂"安宫牛黄丸制作技艺"被列为第四批国家级非物质文化遗产代表性项目。安宫牛黄丸,源自达仁堂百年历史的传承与创新,是中国千百年来蜜丸制作技艺的珍贵代表。在达仁堂这中国最早的工商一体国药集团

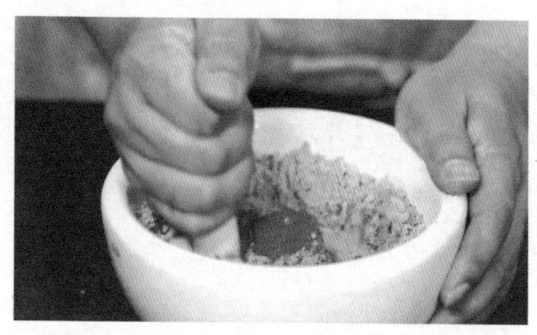

安宫牛黄丸制作过程

的守护下,安宫牛黄丸不仅扬名中药界,更彰显着中华优秀传统文化的价值观。其药效显著,炮制严谨,对中药行业的规范化发展产生了深远的影响。安宫牛黄丸的传承与保护,不仅是对历史的致敬,更是中药瑰宝闪耀辉煌的证明,助力中医药事业的繁荣发展。

良心好药 百年传承

安宫牛黄丸被誉为中医界的"温病三宝"和"中药三宝"之一,有着悠久的历史。它的起源可以追溯到清代医学家吴鞠通所著的《温病条辨》,而最早的处方见于乐家老铺创始人乐显扬之子乐凤鸣整理的《乐氏世代祖传丸散膏丹下料配方》中。

安宫牛黄丸由牛黄、麝香、珍珠、冰片、郁金、朱砂、雄黄、黄连、黄芩、栀子等多种名贵药材制成。在《黄帝内经》中,它被描述为善清内陷心包的邪热,使心神能安居其宫,具有清热解毒、镇惊开窍的功效和"救垂危于顷刻,救急症于即时"的作用。因其处方组成多为芳香开窍之品,易于挥发,因此以

蜜丸剂型最为适宜,并且因其蜜丸粉质细腻、便于服用、易于保存,素有"蜜丸之王"的美誉。

达仁堂在制作蜜丸时讲究精细炮制,不节省工力,不私减物料。目前,其拥有 136 个大蜜丸品种,药材经过严格的精选加工。安宫牛黄丸作为其中的代表,遵循药方秘制,注重原料的"地道性",工艺炮制精湛,疗效显著。其声名远播海外,远销至欧美、日本、东南亚等地。

精心选材 回天急药

安宫牛黄丸被誉为达仁堂的蜜丸之王,主要药材为天然麝香和牛黄,品质卓越,功效出众。在临床应用中,安宫牛黄丸以清热开窍和豁痰解毒为主要功效,备受医药界的高度认可。其金箔包衣的处理不仅增强了镇惊安神的效果,并且易于保存、疗效持久、安全可靠,因此,在中医急症治疗中广泛应用。

达仁堂在选材和制备过程中十分讲究,特别注重药材的道地性和选料标准的严苛,对于牛黄的选材要求尤为严格,确保每批牛黄完整无损。公司专门成立了牛黄鉴别小组,以确保选用的牛黄达到标准。药方的设计遵循《达仁堂细料配本》的要求,按照君、臣、佐、使的比例混合制成。其中,牛黄味苦甘,性凉,气味芳香;麝香辛散温通,两者共同发挥君药的效果。安宫牛黄丸的独特药性在于牛黄与麝香温凉相反,不助热升散,突出了其清心解毒的特点,成为安宫牛黄丸的一大特色。

达仁堂制药厂的总工程师指出,安宫牛黄丸具有多重功效,如抗动脉粥样硬化、治疗冠心病、保护缺血心肌细胞和中枢神经系统等。如今,达仁堂还会遵循动物保护规范,适时调整配方,使用水牛角浓缩粉代替犀牛角,以确保药效稳定且成本可控。

不忘初心 源远流长

达仁堂之所以能延续至今并不断发展,与其坚守的理念密切相关。安宫

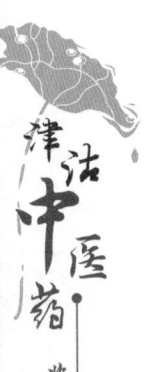

牛黄丸在这个过程中扮演了重要的角色。自达仁堂于1914年创立,并建立全国首家中药厂以来,安宫牛黄丸一直是其制药历程中的重要代表。在历史的洪流中,达仁堂经历了公私合营、重组更名等多次变革,而安宫牛黄丸作为宝贵的传承品种得以保留。

虽然安宫牛黄丸的制作过程历经多次改进和完善,但达仁堂的制药过程始终遵循"修合无人见、存心有天知"的古训,坚持"疗效至上,仁药永恒"的原则,在药材炮制、细料投放、炼制蜂蜜、粉碎技术、药粉研兑等环节均做到药方遵古秘制、原料选材地道、工艺炮制求精、合药标准自律、蜜丸辨证施治、配本祖传秘存。通过这样一系列严谨的工序,使得安宫牛黄丸成为达仁堂的明星产品,备受医药界和消费者的认可。它不仅是达仁堂的核心品牌,更是其品质和信誉的象征。安宫牛黄丸的成功,不仅见证了达仁堂对传统古方的尊重和传承,也展现了达仁堂对现代医药研发和技术方面的不断拓展和创新。

达仁堂始终积极履行社会责任,热衷于公益事业,将"诚信为本,以义取利"作为经营理念,拒绝无义之利,以高度的社会责任感追求社会大义。只有重视义,才能赢得市场的信任,信誉才能带来盈利,这也是达仁堂得以持续发展的另一要素。

"炮制虽繁必不敢省人工,品味虽贵必不敢减物力",正是因为严守这样的准则,安宫牛黄丸才得以保持卓越的品质,其制作技艺才被列入非物质文化遗产名录。中医药的发展同样需要这种一丝不苟的精神,做良心药,成为公众信赖的保障。达仁堂将继续发扬这种工匠精神,不断传承和发展中医药文化,为中医药事业贡献更多的力量。

(孙桂龙　白迪迪　王慧敏　周小力)

第二十篇

隆顺榕卫药制作技艺

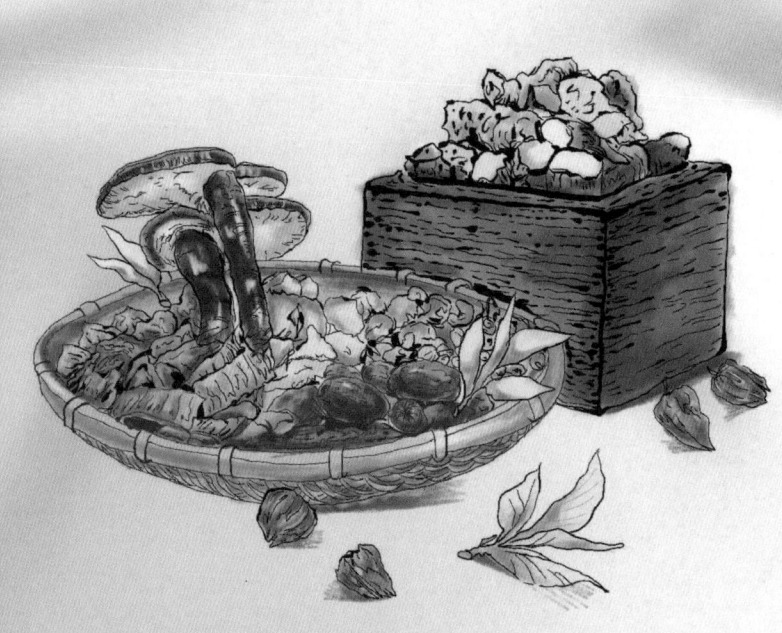

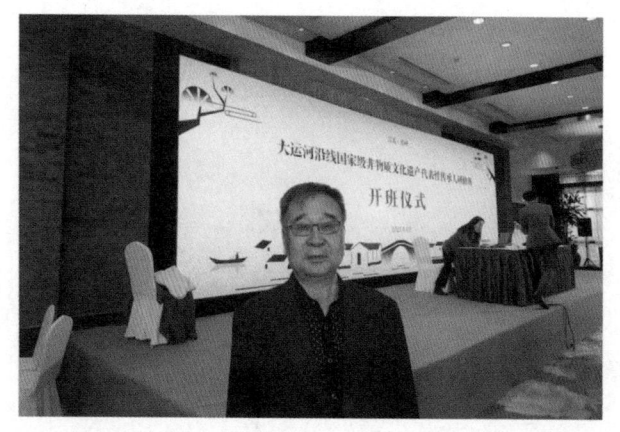

人物小传

高强

高强,男,1955 年出生,天津市国家级非物质文化遗产代表性项目"中医传统制剂方法(隆顺榕卫药制作技艺)"的代表性传承人。1979 年 3 月,他进入隆顺榕制片车间工作,从事中药制剂工作 40 余年。他系统掌握中药制剂的炮制技艺、传统工艺,以及制作工艺的标准、流程,药材前处理、药材提取浓缩、糖衣片、薄膜衣等卫药操作方法,掌握成品、半成品质量和产品关键技术操作要领,技艺制剂生产过程疑难问题的解决方法等。

自参加工作以来,他不断思索中药制剂制作工艺,在继承传统、掌握技法的基础上,参与了中药制剂工艺的新研发,改进了干压颗粒、全粉压片、沸腾制粒等中药制剂方法,并规范了现代化生产工艺的标准流程和操作方法,为提升卫药制剂工艺的标准潜心前行,努力攀登。

经过几十年的中药制剂实践,高强从一名普通的制药工人,成长为一位中药制剂经验丰富的老药工,曾获天津市工艺技术创新二等奖等荣誉。

传承谱系

 第一代创始人
卞楚芳

 第二代学术传承人
卞燕昌

 第三代学术传承人
卞俶成

 第四代学术传承人
刘华圃

 第五代学术传承人
田绍麟

第六代学术传承人
郭恩铸

第七代学术传承人
任吉祥

第八代学术传承人
高　强

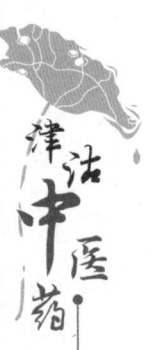

卫药魁首秘诀——药材好、药才好

——记国家级非物质文化遗产代表性项目

传承人高强

"数代卫药人经过近 200 年的选材祖训传承,隆顺榕制药厂一直秉承着老药庄精选道地药材的精神,坚守着'药材好、药才好'的制药信条。"国家级非物质文化遗产隆顺榕卫药制作技艺的传承人、与隆顺榕卫药制作一线执著相伴 40 多个春秋的厂技术质量顾问高强,在接受记者采访时谈道。正是这个刻在他信念中的原则,诠释了隆顺榕多年来稳居卫药魁首的秘诀。

"猛快便廉"铸就魁首卫药

据史料记载,天津中药流派主要分为两大派系:一是由乐家后代在天津开设的达仁堂、乐仁堂等药局,称"京药";二是以隆顺榕为代表的根植于天津本土的传统中药局,称"卫药"。京药的药物配伍谨慎严格,以温补为主。而天津作为北方早期的商贸中心,商贾云集、劳务密集,加之运河交汇,人流众多,出现的疾病多以时令病和由水土不服引起的胃肠道疾病为主,这些病症需要药力强劲、合时适症且见效迅速的药物。天津中成药基于此地域特点,在继承中医药理论遗产、汲取民间医道经验的基础上,逐渐形成了天津卫派中药体系——"卫药",其特点是直达病所、药到病除,形成了一个具有特殊理念和丰富实践经验的中药流派。隆顺榕的创始人卜楚芳深刻理解地理环境对疾病特性的影响,并结合不同人群的用药特点,遵古方、依古法,对关键药材采用特殊的炮制方法,对关键工艺增加秘制环节,以求减毒增效。据此生产出的药品起效迅速、直达病所,深得百姓认可,其独特的制药特点伴随着"济世寿人、泽及四方"的理念在隆顺榕历代传承,并逐渐形成天津一带独有的制药特色,成为天津卫药的代表。

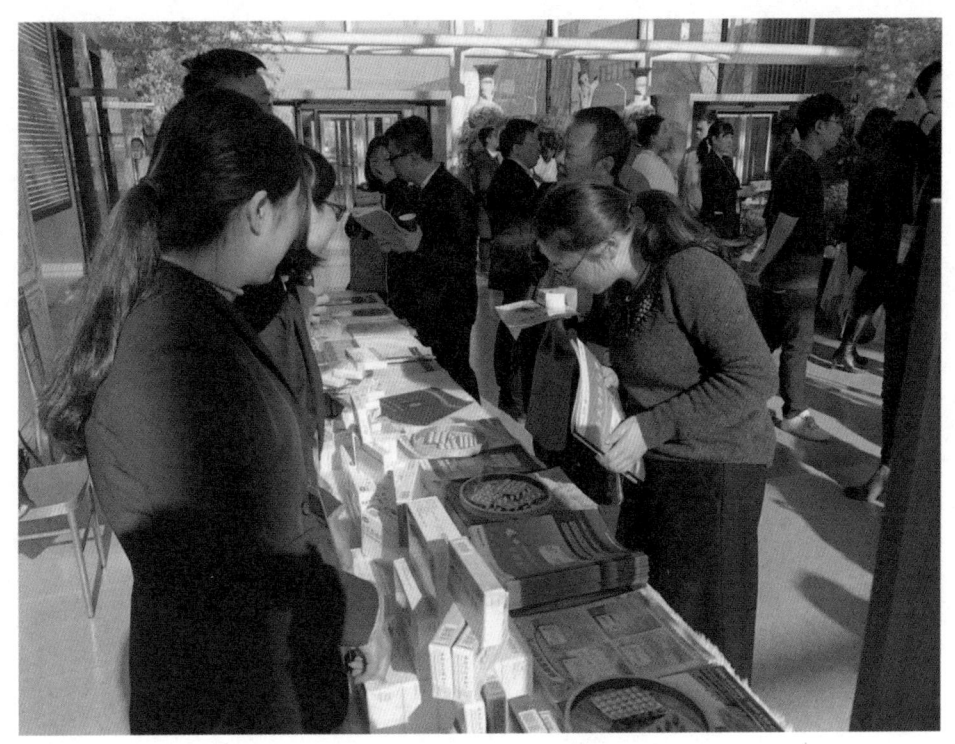

隆顺榕开展宣传活动

高强对卫药的内涵进行了解析。卫药的精髓在于"猛、快、便、廉"："猛"，即敢于投料、用药峻猛；"快"，即药物起效快；"便"，即服用和携带方便；"廉"，即面向大众，价格低廉。隆顺榕自创办以来，一直依照中医经典古方，遵循传统制药技艺，尤其是以其根据古代成方研制的藿香正气水、银翘解毒片和小儿金丹片等为代表的传统制剂，其方剂源自古代，并通过卫药特殊的炮制工艺，显现出更快的疗效，尽展"卫药"特色，逐渐改变了患者普遍认为的中药见效缓慢的传统观念。

在中医药几千年的发展历程中，中药材的选择、采摘、培植是一门深奥且探究不尽的技艺。高强向记者解释说："中药有很多特性，影响因素也很多，环境就是一个大因素。药材的选用有地域生长性，选准选好药材发源地至关重要。因地——当归要选甘肃生长的，三七要选云南植出的。因时——注重药材的时令性，采摘的季节也会影响药材的质量，古语有称'三月茵陈

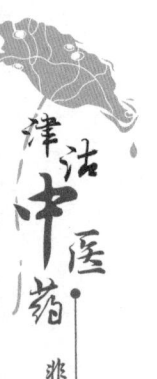

四月蒿,五月茵陈当柴烧'。野生蒿类有两种,一种是翠绿发青的青蒿,一种是暗绿发灰的灰蒿。灰蒿必须在清明时节二三月天气、万物生长三寸长短时采摘才有效,而一过三月、进入初夏,万物发叶生枝、力量分散,药效就差了。因人——主要讲究的是药材制作的炮制学,遵循古方。炮制在中药制作过程中的目的主要有两个:一是改变药性,二是去毒。此外,药用部位的选定也很重要,比如当归,古代的当归是分段切割卖的,其头部止血、中段补血、尾须催血。"高强说,根据中药的特性,卫药的炮制每年从7月中下旬到9月上旬的暑期要停止生产,这一时期气候湿度太大,药材黏且易生菌,因此,隆顺榕制药厂宁愿损失企业的效益,也要确保患者的用药疗效和安全。

"中医中药有辨证学说,许多科学的处方均是经过多年的临床实践得出的。"高强介绍,隆顺榕卫药有5个剂型,分别是口服片剂、糖浆剂、酊水剂、颗粒剂和茶剂,这5个剂型涵盖了整个非遗传承项目的卫药技艺,一共有83个品种,涉及8个领域,包括妇科、内科、儿科、外科等。其中,中药片剂的优点是分量小、起效快、便于携带、储存时间长等,适合使用者外出携带和随时服用。

隆顺榕自创立以来,始终恪守"济世寿人、泽及四方"的祖训,秉持"药材好,药才好"的经营之道,以"货全物美,作风正派"为宗旨。20世纪初,隆顺榕在传统中药企业中大胆引进西方先进的管理方法和技术创新理念,实现了空前的发展,其业务涵盖中成药制造、汤剂饮片中成药零售及药材批发三大领域。在天津市场上,隆顺榕逐渐被誉为"卫药魁首"。

"精耕细作"形成独特技艺

"药材入铺,必须仔细挑选,凡需冲洗者,必用清水冲之,晒干后方可入药;凡需浸泡者,必将清水泡至透心,若浸润不到时日,必不能用;颗粒亦之,颗粒小则不用,避免影响药力,颗粒大亦被淘汰,避免不能炮制透心。'遵古炮制,力求精细'是隆顺榕的祖训。"高强详细介绍起隆顺榕卫药传统制剂制作技艺:"它的主要特征是炮制独特,通过时令生产、刀功、煅工、炒工、库养等药工技艺,使道地药材更地道,实现同方不同力;冷渗透工艺,模拟传统汤剂原理,在相对恒定的低温环境下进行渗漉,通过拌、焖、压、渗、滴 5 个步骤,利用成分梯度实现动态浸出,且多年始终保持在常温环境下,以手工的方式调整渗漉速度,保证速度被控制在 70~90 滴/分钟。虽然速度缓慢,延长了生产周期,但有效地防止了热提取对药材带来的挥发和损失,避免了渗出的溶剂利用率更高。在不同季节,还会以滤液的色、味,通过人工的方式调整渗漉速度,使药材的有效成分浸出得更为充分;秘调制工艺,这是隆顺榕延续至今的师带徒、口口相传的制作工艺,如在制作藿香正气水时,需要通过眼观、口尝、鼻嗅、手触等方法,按既定的先后顺序依次进行调制,确保调制后气味香而微苦、手感腻而润滑、色泽深而澄明、口感辛而不辣、药力峻而不烈,其酒精度可被控制在标准范围内。这一独特的制作技艺造就了隆顺榕独特的卫药流派。"

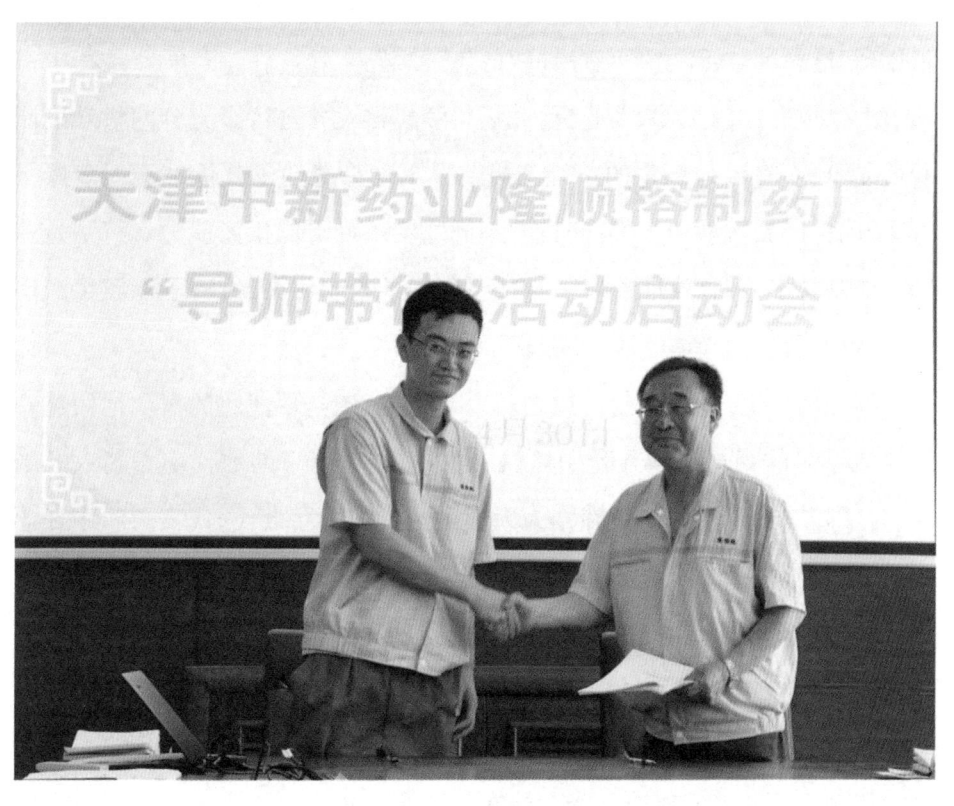

高强参加"导师带徒"活动

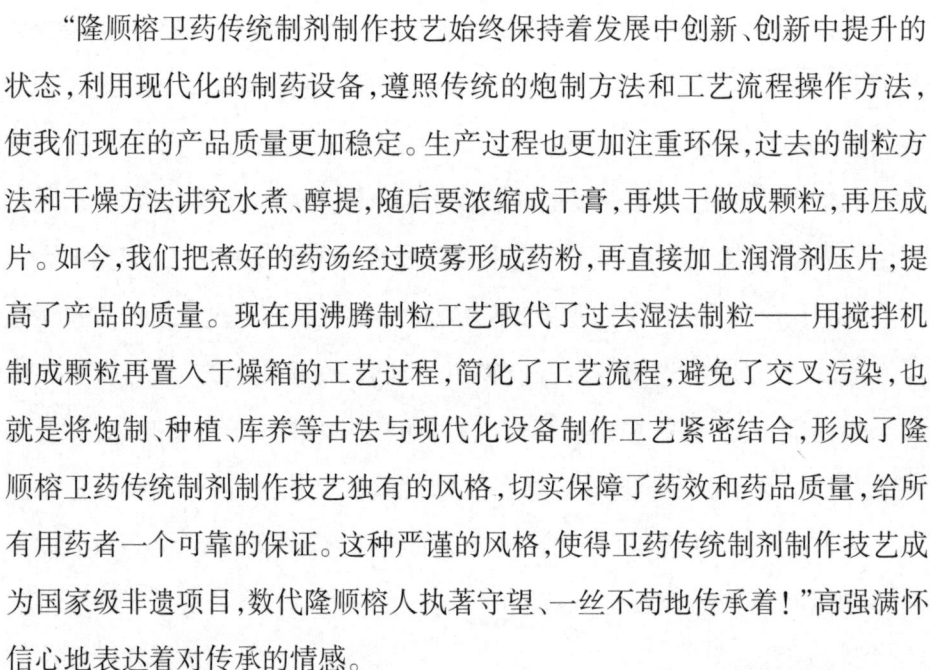

"隆顺榕卫药传统制剂制作技艺始终保持着发展中创新、创新中提升的状态,利用现代化的制药设备,遵照传统的炮制方法和工艺流程操作方法,使我们现在的产品质量更加稳定。生产过程也更加注重环保,过去的制粒方法和干燥方法讲究水煮、醇提,随后要浓缩成干膏,再烘干做成颗粒,再压成片。如今,我们把煮好的药汤经过喷雾形成药粉,再直接加上润滑剂压片,提高了产品的质量。现在用沸腾制粒工艺取代了过去湿法制粒——用搅拌机制成颗粒再置入干燥箱的工艺过程,简化了工艺流程,避免了交叉污染,也就是将炮制、种植、库养等古法与现代化设备制作工艺紧密结合,形成了隆顺榕卫药传统制剂制作技艺独有的风格,切实保障了药效和药品质量,给所有用药者一个可靠的保证。这种严谨的风格,使得卫药传统制剂制作技艺成为国家级非遗项目,数代隆顺榕人执著守望、一丝不苟地传承着!"高强满怀信心地表达着对传承的情感。

在传统技艺与现代化设备的融合方面,高强带领团队解决了产品含膏量过高、过黏、气候环境影响等导致的生产难题。他们在生产实践过程中积累了大量数据,进行了深入分析,对物料和机器设备进行了充分的科学论证和反复试验,在传统工艺的基础上规范了更加完善的工艺标准流程和操作方法,确保产品质量和在不同时期、不同物料条件下的生产能力。特别是沸腾干燥制粒工艺,有效地控制了生产过程中的粉尘污染,改善了制粒生产环境,保障了员工的身体健康,并减轻了劳动强度。

高强回忆道,隆顺榕制药厂之所以被誉为"中药现代化的发源地",这一百年老字号的荣誉离不开隆顺榕自 1833 年创建以来的数代前辈药人。当年,时任隆顺榕经理的刘华圃作为天津中药行业协会会长,代表天津中药业向周恩来总理提出了"发展国药、研究提炼、进一步发展中成药"及"成药下乡"的建议,得到了周总理的大力支持。周总理派遣了我国第一位药剂师田绍麟到隆顺榕担任药师,另有中国科学院的 3 位院士王药禹、甄汉臣、张克让加入,担任药师,并专门成立了全国首家中成药研究机构及全国第一个中药提炼部。这些专家奠定了隆顺榕在生产技艺各方面的技术力量。1953 年底，中国中药史上第一种片剂——银翘解毒片研制成功，这不仅是中药丸、散、膏、丹之后的第一种片剂，也为隆顺榕卫药传统制剂制作技艺的形成奠定了坚实的基础。

"接力传承"饱含济世情怀

高强是土生土长的天津人，已投身于卫药行业40多年，这一切源于他幼时所患的一场病。当时，他服用了老中医开的中药后很快康复，自此对中药文化充满了兴趣。中学毕业后，他义无反顾地来到当时的天津市中药制药厂工作，并师从卫药制作的老师傅。"我几乎干遍了卫药固体试剂制作的每一道工序岗位，从班组长、搞工艺、把技术关，再到退休后在生产车间一线当顾问，我与卫药制作结下了不解之缘！"

高强在继承传统技艺的基础上，参与了中药制剂工艺的创新研发，开发并引入了干压制粒、全粉压片、沸腾制粒等中药制剂新技术，规范了现代化生产工艺的标准流程和操作方法，因而成为隆顺榕卫药制作技艺的传承人。高师傅说："这些年我不保守，带出近百名徒弟搞制剂，每天都专心研究产品技术和质量，从进原料的选料、水洗、烘干、炮制、粉碎、提取、醇提、酒提、渗漉、浓缩、喷雾干燥、制颗粒、压片、薄膜衣包衣，每道工序都严格把关。同时，我鼓励大学毕业的徒弟们发挥才智、开发悟性，踊跃提出提高技艺的新理念，激发他们的创造力，使这些年轻人尽早担负起传承卫药传统制剂制作技艺的重任。"

非物质文化遗产是一种创造、一种选择，也是一种传承，它承载着一个国家的文化史。保护好它，就是留住历史，保存了文化的命脉。非物质文化遗产是中华文明的重要组成部分，保护好它是历史赋予我们的责任。隆顺榕非常重视非遗的传承，企业内部定期指导徒弟学习相关技术知识，传授非遗相关的课程内容，形成了常态化的教学模式。高强多次进入天津中医药大学、医护专科学校等教育机构做非遗宣讲，也进入社区开展非遗展示活动。近年来，他参与了文旅局组织的"文化和自然遗产日"活动、大运河沿线国家级非

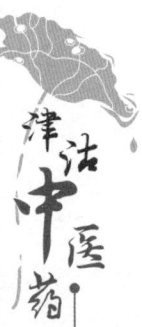

物质文化遗产代表性传承人研修班,并多次接受光明网、天津中医药大学、天津文艺广播等的多类型采访和访谈,积极发扬隆顺榕卫药制作技艺,传播卫药文化。

"做良心药,做放心药"是高强始终坚守的初心。正是由于他的潜心传承,造就了一群秉承"济世寿人,泽及四方"理念的卫药传统制作技艺传承后生力量。他们将救死扶伤视为己任,致力于解除患者的病痛,为民众带来健康。

高强自豪地说,隆顺榕创造了6个"第一":中国第一个中药片剂——银翘解毒片、第一个中成药酊剂——藿香正气水、第一个中药静脉注射液——蟾立苏静脉注射液、第一个中药颗粒剂——当归四逆汤、第一个治疗糖尿病的纯中药制剂——金芪降糖片,以及第一个研究到分子水平的中药抗癌新药——紫龙金片。

不仅如此,在1953年10月,全国第一家国药提炼部——隆顺榕国药提炼部在天津市和平区汉阳道竹竿巷2号成立,开始了"精炼国药"的工作。1954年,在刘华圃先生和田绍麟、王药禹、甄汉臣、张克让几位药师的带领下,根据宋代《太平惠民和剂局方》中的"正气散"方剂,加之"药引"——酒,隆顺榕国药提炼部成功研制出了中国中药史上第一个酊水剂——藿香正气水。该产品针对性强,药效迅速,上市初期便成功取代了长期占据中国市场的日本抗暑药"十滴水",创造了中成药史上的奇迹,至今已销售约70年。除了藿香正气水这一代表性产品之外,隆顺榕还成功研制出银翘解毒片、小儿导赤片、羚羊感冒片、清肺抑火片、当归四逆汤、麻黄汤、蟾立苏注射剂等几十个中药新剂型产品,不但为天津中成药的发展做出了巨大贡献,也使其成为中药现代化的先驱企业,被誉为中国现代中药的发源地。

公元1833年(清道光十三年),农历四月二十八是药王诞辰日,也是隆顺榕药局开业的日子。从这一天开始,隆顺榕人以他们独有的气质在民族制药史上绽放光彩,稳健而踏实地走自己的路,大气、雍容又不失低调与温婉。阅读隆顺榕的历史,仿佛是在轻抚一块温润圆滑的美玉,它柔和隽永、厚重绵长。传承百年的天津"卫药"代表隆顺榕,是祖国中药发展的亲历者和受益者,奠定隆顺榕的未来,是历史赋予每个隆顺榕人的重要使命。他们要站在振兴国粹、推动隆顺榕走向世界的高度,站在济世寿人、泽及四方、以企业的优秀品质赢得天下人心的境界上,把握今天、决胜明天。

展望未来,高强满怀信心。他表示,隆顺榕卫药传承了中华民族中医药的文化,传承了浓厚的地域文化,也传承了企业对社会的责任与义务。我们要昂起头,用足劲,走下去。习近平总书记强调"要努力为人民群众提供全生命周期的卫生与健康服务"。站在新时代的起点上,隆顺榕人将继续深耕卫药品质,坚持"做中药精品,创国粹名牌"的理念,为民众制作更多优质良药,用自己勤劳的双手,将这一国家级非遗项目世代传承下去,不断造福于民!

(孙桂龙　杨一丹　李素文　李和佳　史文雅　马暮然)

第二十一篇

京万红软膏组方与制作技艺

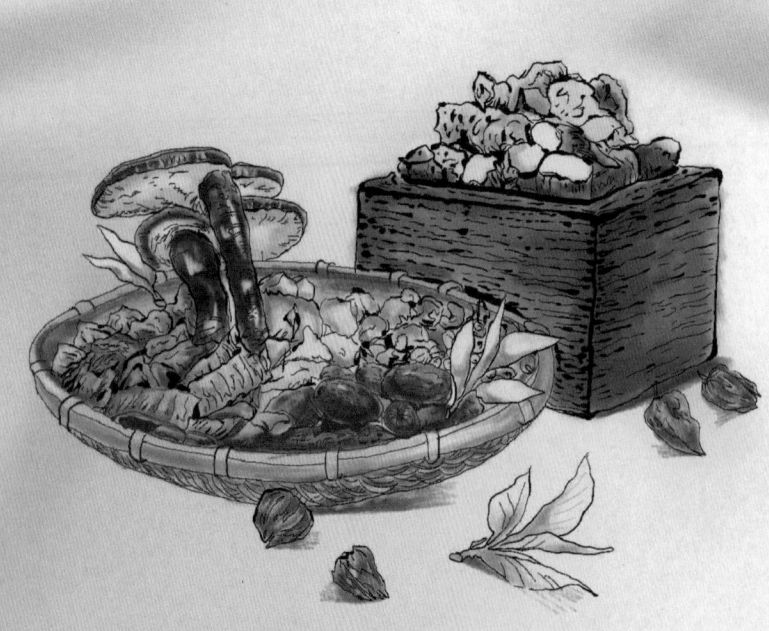

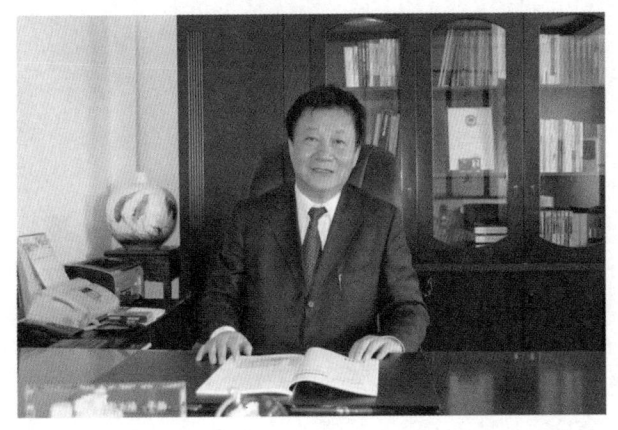

人物小传

刘文伟

　　刘文伟，"京万红软膏组方与制作技艺"第五代学术传承人，于 2018 年被认定为国家级非物质文化遗产项目代表性传承人。他在中药行业工作了 40 余年，对中国传统中医药文化、"京万红软膏"的历史渊源、文化传承和工艺技术与特色有着深刻的理解和深入的研究。自 2007 年任职京万红药业总经理以来，他将京万红软膏的品牌文化发掘和治疗功能拓展作为工作的重点，着力推动京万红软膏的工艺改进、科研创新和品牌提升，包括京万红软膏被列入《国家基本药物目录》、京万红软膏生产线实现连续密闭生产、京万红软膏治疗糖尿病足的临床研究及验证、"京万红软膏组方与制作技艺"荣获天津市第三批非物质文化遗产名录并被认定为国家级非物质文化遗产代表性项目、京万红软膏系列药妆产品的开发等工作。

　　在他的领导、组织和指导下，京万红软膏的生产工艺持续改进，产品质量和销量稳步提升，特别是"优化京万红软膏生产工艺流程，实现连续密闭生产"项目，解决了京万红软膏多年来膏体色差、颗粒度大、工艺布局不合理等历史遗留问题。该项目实现了从关键工序提取到化蜡过滤、混配、灌装全过程的连续密闭制作，基本实现了无菌化生产，使产品膏体均匀性提高、色差减少，生产周期缩短到原来的一半，生产效率提高了 25%，并降低了人员的劳动强度。2014 年，"京万红软膏治疗糖尿病足临床研究"项目成功结题，采用现代循证医学方法证明了传统外用中药京万红软膏治疗难愈性糖尿病足创面疗效的可靠性，证实了京万红软膏对提高糖尿病足创面愈合质量有明显的促进作用。这一传统中药治疗慢性难愈性创面研究的突破性进展，为京万红软膏的功能和文化延伸开辟了新路径。

传承谱系

律沽中医药

非物质文化遗产代表性传承人口述采珍

创 ● **创始人**
吴 普

壹 ● **第一代学术传承人**
吴香山

贰 ● **第二代学术传承人**
赫连正昊　席农圃　王书文

叁 ● **第三代学术传承人**
孙玉玮

肆 ● **第四代学术传承人**
边新群

伍 ● **第五代学术传承人**
刘文伟

陆 ● **第六代学术传承人**
赵 宇

名方巧匠古法 名声传扬内外

——记国家级非物质文化遗产代表性项目
传承人刘文伟

提起京万红软膏，很多人都不会感到陌生。在许多家庭的小药箱中，经常能够看到这种为应对烫伤和疮疡而预备的药品。京万红软膏的主要配方汲取各方精华，药味广博，配伍严谨，选用名贵的道地药材。这些药材经过前期的拣选、清洗、晾晒等一系列工序，满足了投料制作的标准，又按照传统保密配方进行调配，组合到一起，最后通过整体的技艺工序进行精炼，最终形成制剂产品。这种活血止痛、去腐生肌的小药膏，已有百年以上的历史。

同样拥有百年历史的达仁堂京万红药业，在不断的传承和创新中，努力打造自己作为老字号的"金字招牌"。在京万红药业全体员工的共同努力下，"京万红软膏组方与制作技艺"被成功认定为国家级非物质文化遗产代表性项目，这不仅是对传统技艺的发扬光大，也是京万红药业及其项目代表性传承人刘文伟一直以来的愿景和目标。

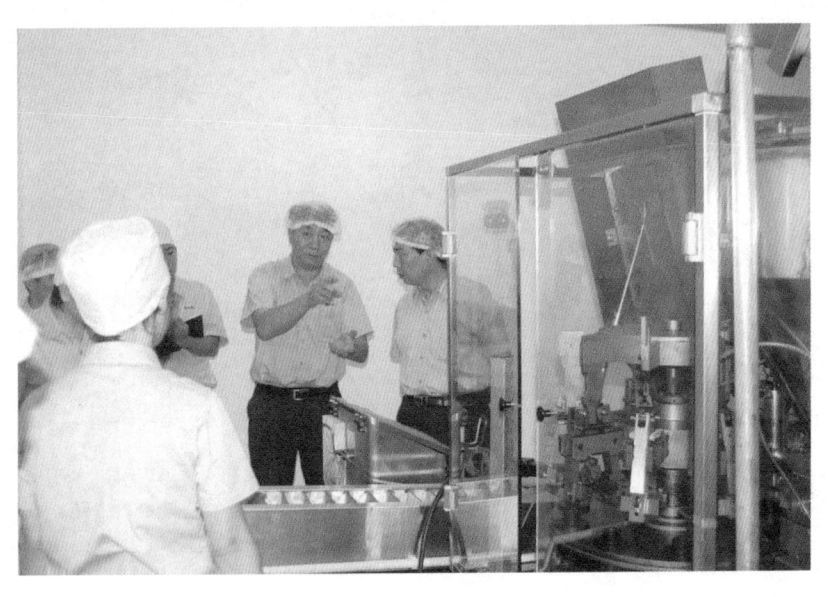

刘文伟在指导生产

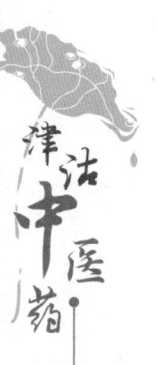

药之大者 为国为民

作为国家级非物质文化遗产代表性项目,京万红软膏有着悠久的历史。相传,京万红软膏源自古方黄连解毒膏,由东汉名医华佗的弟子吴普所创立。它以黄连解毒汤、华佗神膏、华佗救汤火伤神方为组方基础,因其卓越的疗效而代代相续,流传至今。1898年,黄连解毒膏的古方传至安徽省著名老中医吴香山手中。吴香山继承了家传的秘方和医术,20岁即开始挂牌行医。他在医学上造诣颇为精深,临床经验亦极为丰富,尤长于中医外科领域。他运用家传秘方施惠乡里,在当地颇有名气,深受百姓爱戴。

20世纪60年代,天津市工农兵中药厂因久仰吴香山在中医外科方面的卓著成就和黄连解毒膏的显著疗效,委派技术人员赴安徽寻访吴香山,以求得黄连解毒膏的秘方。为了使这一处方能传于后代、造福国人,吴香山于1969年将家传的黄连解毒膏秘方无偿捐献给了天津工农兵中药厂。中药厂在获得药方后,立即将其交由西横堤玉门路厂区,即现在的津药达仁堂京万红(天

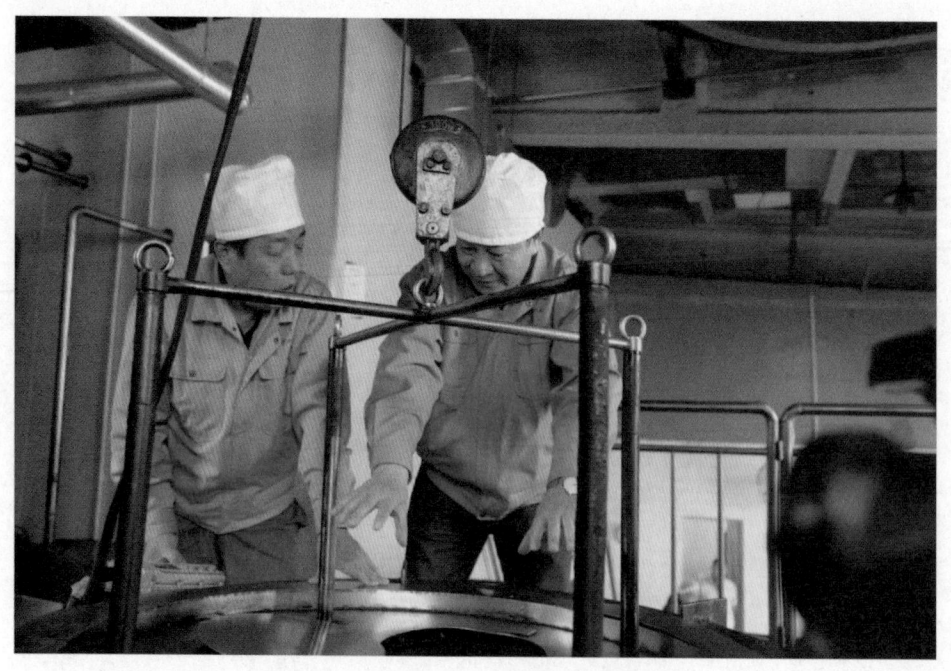

刘文伟在指导生产

津)药业有限公司展开研究。玉门路厂区以生产膏剂见长,具备研制油膏技术的深厚基础和能力,当时就以生产"獾油""烫火药膏"等油膏剂而闻名。在吴香山的亲自指导下,厂里的科研人员进行了深入的拆方组方研究,对样品反复进行药理、不良反应、动物试验及小型试生产,最终,在黄连解毒膏的基础上成功研制出可以大规模生产的油膏,对外称之为"5470"。

据京万红药业质量技术部部长赵宇介绍,"5470"试制成功后,在天津市各医院得到了广泛应用。临床医生和患者普遍反映其止痛效果好,能够加速外伤伤口的愈合,且愈合后无瘢痕或瘢痕很小,新生皮肤生长平整、柔软。

1970 年,"5470"软膏被正式命名为"京万红",并开始投产。在获得正式批准生产后,京万红软膏迅速发展。在 1970 年的秋季广州交易会上,京万红软膏隆重展出并一举成名,作为发掘中医药学宝库的中草药制剂的典型代表,它得到了国内外患者的广泛好评。1984 年,京万红软膏荣获国家银质奖。2014 年,京万红软膏的组方与制作技艺被认定为国家级非物质文化遗产代表性项目。

近年来,随着时代的发展,"京万红"这一品牌也被赋予了新的时代意义。赵宇感慨地说:"如今,企业更名后,赋予了'京万红'品牌新的时代寓意。'京万红'象征着中国的京万红品牌亘古绵长、传承永远、唱响神州,成为享誉全球的国药经典。"

传承不守旧 创新不忘本

"不欺祖,谨遵遗训,以德立业;不欺人,以诚以敬,如事父母;不欺心,襟怀磊落,日月光明。"这是京万红药业在制药工艺上所恪守的信条。京万红药业所需的中药材原料讲究真实地道,制药工艺独特。京万红软膏的组方由黄芩、黄连、紫草、当归、金银花、地榆等 30 多种中药组成,以蜂蜡、麻油为基质,经过传统特殊的配伍制成,能起到很好的生血止血、活血解毒作用。其中还含有一些进口的细料药材,如乳香、冰片等,能够促进伤口愈合,达到止痛快、疗效好、愈后不留疤的效果。

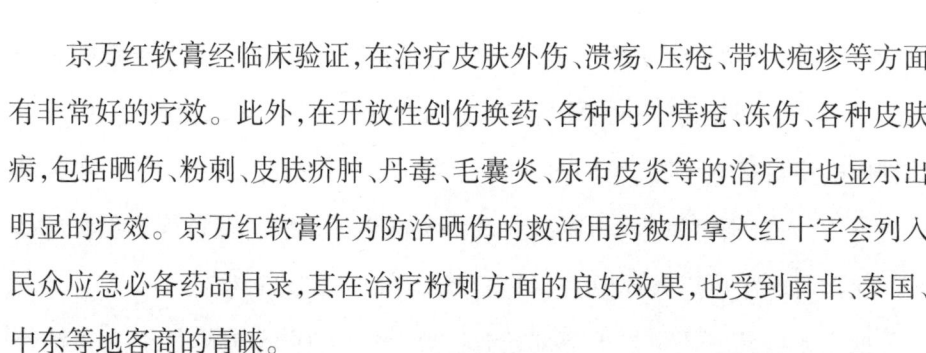

京万红软膏经临床验证,在治疗皮肤外伤、溃疡、压疮、带状疱疹等方面有非常好的疗效。此外,在开放性创伤换药、各种内外痔疮、冻伤、各种皮肤病,包括晒伤、粉刺、皮肤疖肿、丹毒、毛囊炎、尿布皮炎等的治疗中也显示出明显的疗效。京万红软膏作为防治晒伤的救治用药被加拿大红十字会列入民众应急必备药品目录,其在治疗粉刺方面的良好效果,也受到南非、泰国、中东等地客商的青睐。

近50年来,京万红软膏畅销全国各地,并行销至中国香港、东南亚、美国、英国、瑞典、尼日利亚等30多个国家和地区,享有较高的知名度和美誉度。在多年的发展中,京万红秉持传承与创新并重的精神,不断探索提升疗效、扩大治疗范围的可能。京万红软膏在治疗伤口久不愈合方面的高效功能,已经从医治烫伤、烧伤延伸到了外科等领域。

谈到京万红软膏的制作程序时,赵宇说:"京万红药业多年来始终高度重视传统中药炮制技术和制药特色的保护和传承发展。在京万红软膏的制作中,我们注重古法与技艺的传承,坚持好料、好手、好药。京万红软膏的制备过程从原料的净制、检验、炮制、配料、调制,都严格遵循吴香山承袭祖上秘藏的独特工艺,其制作技艺的关键点在于提取和混配工序。"第一步是提取,提取对温度和时间有特定的要求,温度不宜过高,时间也不宜过长。第二步是研兑,必须掌握速度,使研磨颗粒的细度达到100目。第三步是化蜡,将蜂蜡融入粗提后的药油。第四步是混配,即化蜡后的混合油与紫草油的混配。混配的关键点是降温速度不能太快,要控制好速度。最后进行灌装和包装完成成品制作。

在严把工艺关的同时,京万红药业还注重寻求传统技法与现代科技的结合。2009年,在中国工程院院士张伯礼的指导下,京万红药业的科研人员依托天津市中药外用药技术工程中心,迅速开展了京万红软膏治疗糖尿病足的药效学及循证医学研究。研究结果显示,京万红软膏给药14天后,糖尿病足大鼠模型病灶基本愈合,从基础研究上初步证实了京万红软膏治疗糖尿病足的有效性。

自 2012 年开始,由中华医学会创伤学分会等单位支持,中国工程院付小兵院士领衔,由 11 家医院共同参与临床研究,开展了京万红软膏治疗糖尿病足的临床验证研究,并于 2014 年 2 月结题。项目总执行人姜玉峰博士做了题为《随机、多中心、标准治疗平行对照评价京万红软膏治疗慢性糖尿病足溃疡临床研究》的结题报告。报告指出,京万红软膏对慢性创面治疗修复的过程,诠释了中医外科用药"煨脓生肌"的作用机制,并且用现代医学理论和方法对古老医学进行了最佳注解。项目研究在传统中药治疗慢性难愈性创面方面取得了突破性进展,证实了京万红软膏在提高糖尿病足创面愈合速度和愈合质量方面有明显的促进作用,为京万红软膏在治疗慢性糖尿病足溃疡的应用方面提供了数据支持。

京万红药业通过对膏体流动性的研究,实现了从提取到制膏等全过程的连续密闭制作,基本实现了无菌化生产,并创建了突出传统中医药特色的中药外用药研发转化基地——天津中药外用药技术工程中心,以京万红软膏深度开发为核心,进行功能拓展。赵宇自信地说:"'永远不埋怨、永远找差距、永远有机会'是我们的企业精神。京万红软膏的制药工艺精益求精,在继承传统制剂工艺的同时,也竭力追求技术、设备、管理的现代化。"

肩负社会责任 促进文化传承

谈到企业肩负的社会责任,刘文伟深有感触。作为全国政协委员,刘文伟一直致力于中医药文化的传承与推广。他曾明确表示,对于一个企业,挣钱的确很重要,但是在挣钱之外,还应当"留下点儿什么",而如果想要做到这一点,就必须承担社会责任,发扬中医药的精神与文化。

在这一指导思想的引领下,京万红药业一直致力于打造优秀的企业文化。2007 年,企业更名为"天津达仁堂京万红药业有限公司",正式启用"京万红"商标,迈出了品牌建设关键的一步,使"京万红"从单一的产品品牌升级为企业品牌,实现了企业名称、产品和商标的统一。京万红药业还在国内外注册了 50 多个不同类别的商标,获得了多项发明专利和外观设计专利授

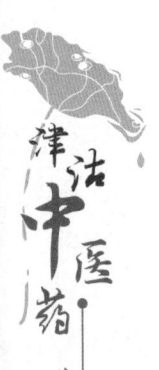

权,实施了品牌化运作和商标专利保护。这些品牌文化建设不仅有利于京万红古方的进一步传承与保护,还在此基础上拓展了京万红的文化价值,促进了京万红成为集历史价值、文化价值、科学价值和品牌价值于一体的中医药文化符号。

在加强品牌建设的同时,京万红药业还时刻重视履行社会责任。2008年2月,我国南方14个省遭受了50年一遇的雨雪冰冻灾害,京万红药业捐赠了一批京万红软膏,其治疗冻疮效果十分明显;在2008年的"5·12"汶川大地震中,京万红又被国家卫生部、国家中医药管理局指派的中医药专家指导组选定为治疗药物,为解决伤员伤口后期感染、创面不愈等一系列难题做出了贡献,受到了医生和患者的广泛好评和关注。天津中医药大学第二附属医院中医外科张朝晖主任作为专家指导组成员之一,对震伤中伤口感染、创面不愈的患者实施了紧急救治,并对医护人员进行了现场培训和指导。此外,在支援湖南冰灾、"4·14"玉树地震等救灾工作中,京万红药业都积极参与,其产品的品质和疗效获得了更广泛的认可,企业的力量也更为世人所知。

刘文伟还一直注重中医药的国际化发展,希望将京万红作为中医药走向国际的一把钥匙。2014年,刘文伟向时任国务院副总理刘延东汇报了以京万红为主导的"中药国际化"的想法和思路。此后,作为全国政协委员,刘文伟在历年的提案中都强调了中医药文化传承和"走出去"的重要意义。他提出,推进中药国际化应从具有明显比较优势的中药外用药入手。中药外用药与针灸疗法相似,具有疗效突出、使用简便、安全性高、价格低廉等优势,已经具备了实现国际化的先决条件。这些特性使得中药外用药能够更好地进入国外市场,帮助外国人建立对中医药的良好印象,进而推动中医药的国际化发展。刘文伟表示,尽管已经取得了一定的进展,中药国际化这一系统工程绝非一蹴而就,还需要几代中药人的不懈努力。

"中药制作技艺不仅是一种技术,更是中医药文化的传承,有其独特的优势及存在价值,需要精心传承和保护。京万红药业作为中华老字号企业,甘当中医药文化的承袭者和传播者，将京万红软膏组方与制作技艺妥善保护起来，不断挖掘和创新，让这项非遗'瑰宝'不断焕发出新的活力！京万红人对未来充满了希望。"刘文伟说。这是京万红药业对未来充满积极与乐观主义精神的展望，也是中医药老字号、中医药非遗传承的应有之义。

（孙桂龙　段煜　赵麟萱　朱欣平）

第二十二篇

益德成闻药制作技艺

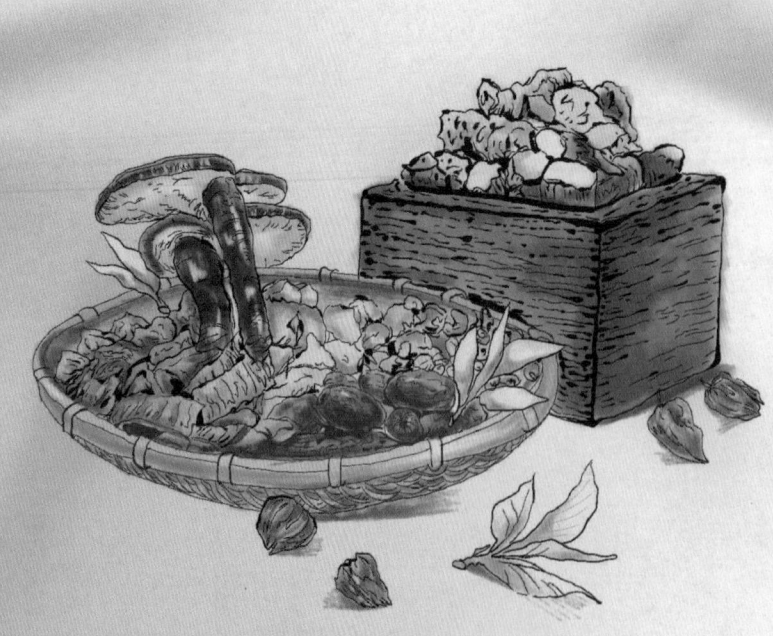

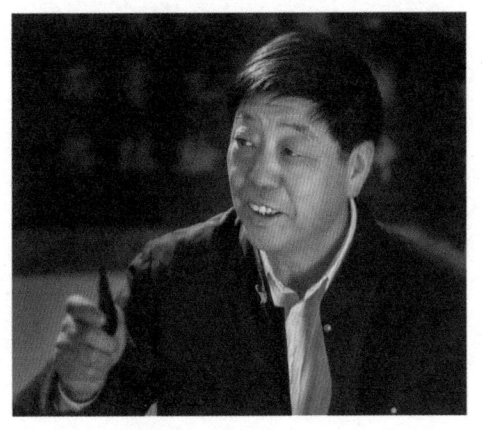

人物小传

马卫东

　　马卫东,男,汉族,1955年生于天津市,本科学历,学士学位,高级讲师。他是农工党党员,也是益德成闻药制作技艺的第六代传承人,并且是国家级非物质文化遗产代表性项目的传承人。他从事传统医药工作已40多年,曾任天津市多家中药国有企业的高级管理人员、农工党天津市委会常委、政协天津市第十三届委员会委员、红桥区第十七届人大代表,以及区政府顾问,现任益德成(天津)闻药文化发展有限公司董事长,中国非物质文化遗产保护协会中医药委员会副会长,世界中医药学会联合会传统医药非物质文化遗产分会常务副会长,中华中医药学会中医药非遗传承推广平台副主任,天津市非物质文化遗产保护协会副会长,天津市商业联合会副会长,以及天津市老字号协会副会长。

　　马卫东于2005年拜张园麟为师,在师父的口传心授下,对益德成闻药(鼻烟)的制作技艺进行了系统的整理,并按照传统的工艺方法进行实际操作。他对益德成闻药未来的发展做出了长远规划,最早在天津古文化街创办了益德成鼻烟展览馆,随后成立了益德成(天津)闻药文化发展有限公司,使其生产条件得到了大大的改善,从前店后厂的小作坊经营模式转变为工业化生产。同年,该公司被评为国家级非物质文化遗产保护研究基地。

传承谱系

 据天津档案馆和家族记载,益德成闻药始于清康熙四十九年(公元1710年)

 第一代学术传承人
张国成

 第二代学术传承人
张云锦

 第三代学术传承人
张仲达

 第四代学术传承人
张学良

 第五代学术传承人
张园麟

 第六代学术传承人
马卫东

 第七代学术传承人
马一童

将闻药传承之事办得细致入微

——记国家级非物质文化遗产代表性项目
传承人马卫东

"'不欺人、不欺心、做善事'是我毕生坚守的家训;人活一辈子,就要将惠民利国的好事办得中规中矩,能够造福同胞、强大祖国,这是我笃定不移的信念;传承和保护国家非物质文化遗产,是我今生要做到极致的唯一一件事!"国家级非物质文化遗产代表性项目"中医传统制剂方法(益德成闻药制作技艺)"的传承人马卫东,在红桥区西沽公园内的益德成闻药文化博物馆接受记者采访时,倾情表达了他内心的愿望。

接棒鼻烟 漫漫传承路上下求索

马卫东的人生经历颇具传奇色彩:他曾是一名优秀的运动员,在天津体育学院学习期间,就屡得全市速度滑冰和田径比赛的金牌,排球场和篮球场上经常闪现着他矫健的身影,他还是冬泳运动的佼佼者。1978 年,他大学毕业后到天津制药学校任教,10 年后,在药科中等专业学校任教期间与传统中医药结缘。后来,已任职副校长的他,毅然告别了相伴 20 年的讲台,进入企业,将全部的情愫与中医药融合在一起,深耕药学领域,自此当上了一名"药人"。体育生涯使马卫东深谙健康的重要性,祖国传统药学则使他树立了以好药为民治顽疾的信念。

"一个偶然的机会,我了解到始于清初、流行数个时代的中国鼻烟制造业濒临消失,就开始专注研究和考察这一领域。"马卫东回忆道,经过多方查找资料和实地走访,他了解到鼻烟最早起源于我国的游牧民族,是游牧民族随身携带、用于驱虫治病的日用品,后来流传到海外。天津益德成闻药始于清康熙四十九年(公元 1710 年),流传至今已有 312 年的历史。其中,南京张氏家族当年在天津估衣街东头锅店街 1 号开设"益德成闻药庄",连续经营256 年,有记载的传承共 5 代,1966—2007 年共停产 42 年。

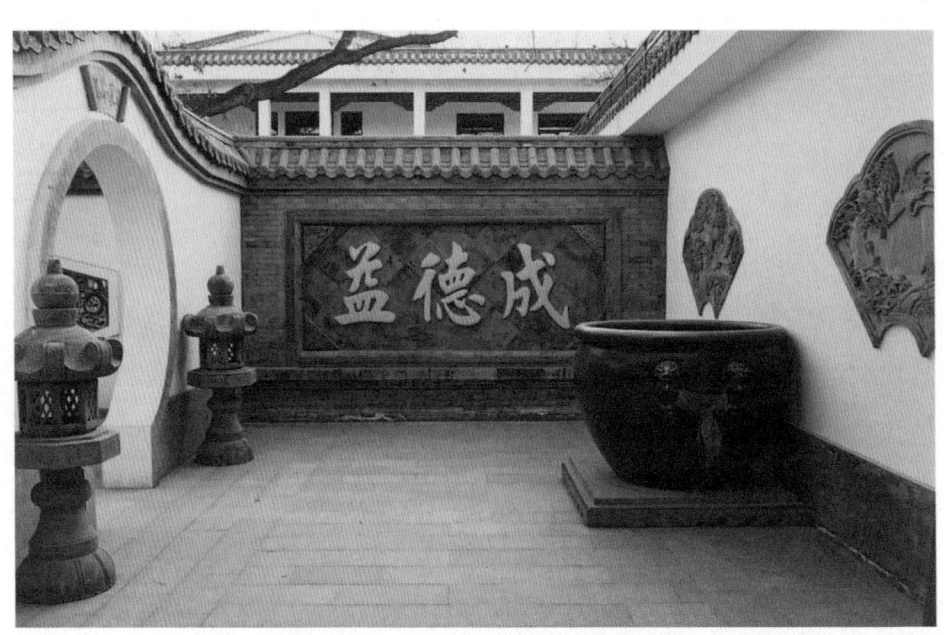

益德成闻药博物馆内景

　　什么是闻药？马卫东介绍，闻药也称为嗅药，是一类按照特定方式配制的药物，通过鼻腔吸闻，将配伍制备好的药物送入体内，从而发挥防病、治病的功效。闻药的组成以芳香类药物为主，剂型以散剂最为多见。除了鼻腔吸闻，闻药的方式还包括耳闻、脐闻、阴闻，这些都是我国传统医学的治病方法。

　　"鼻烟本是烟草制品，烟草经过研磨，渗入不同的名贵药品，封贮陈化一至数年，再窨以玫瑰花或茉莉花增加香气，用手指蘸上烟粉送到鼻孔，通过鼻腔吸闻，达到提神、醒脑、清心和开窍的作用。"马卫东说。

　　马卫东根据搜集到的资料，开始了对闻药的研究。他开始对万应膏进行改剂型，尝试以植物精油替代粉末喷到鼻腔中。他悟出，鼻腔吸闻法是中医学中的通嚏疗法，肺朝百脉，开窍以鼻，一嚏九窍通。为了实现这一药理作用并达到疗效，马卫东开启了他的探索之旅。他走访了全国多个省市的古玩市场、旧货市场、古街、古镇，搜集到百余种国内外老鼻烟。随后，马卫东在沈阳道古玩市场发现了一个清代的鼻烟壶，经过一番周折，于 2005 年在锅店街找到了益德成的第五代传承人张园麟。

　　马卫东的执著和诚意打动了张园麟，他决定收马卫东为徒，携手将鼻烟从濒临灭绝的境地中拯救出来。在张园麟的亲授下，结合老鼻烟的原配方，马卫东"接棒"并启动了益德成闻药文化的研发创新项目，开创了鼻烟闻药治病的新路。益德成闻药的传承方式也自此由家族式转变为师徒式，马卫东成为益德成鼻烟的第六代传承人。尘封了40多年的鼻烟宝藏有了继承人，重新绽放出光芒。

拯救祖方 拳拳工匠心倾情传承

"接过益德成鼻烟闻药文化传承这个担子，我深感责任重大！"马卫东坚定地表示，"我要用研发成果体现益德成闻药文化的价值，对前人做出的承诺要兑现，为国人的防病治病保健康要出成果，要为后人留下财富，不能愧对'中医药人'的名誉！"

马卫东横下一条心，将全部精力倾注到益德成鼻烟闻药文化的继承和创新发展事业上。经过深入考察，他先是对益德成闻药的制作技艺进行了认真的梳理，初步掌握了选材标准和基本工艺，并逐步将其应用于实践。鼻烟的制作包括在研磨得极细的烟草中掺入麝香、檀香、沉香等名贵药材，用各种鲜花熏制后，放至密封的陶缸中陈化数年乃至数十年。鼻烟的主要原料包括烟草、香药和鲜花，通过鼻腔吸闻起到提神、醒脑、清心、开窍、解除烦闷和缓解烟瘾的作用。在中国流传过的鼻烟分为洋烟、闻药和中国鼻烟3种。

马卫东发现，以前生产的烟草型鼻烟不适用于过敏人群。他紧紧抓住这个关键点，将中药精华有机地融入鼻烟闻药制作工艺，终于研制出适合任何人吸闻的纯中药保健型鼻烟，进而推出了系列产品。

马卫东介绍，益德成闻药（鼻烟）制作技艺靠口传心授，一个制作周期需要90天以上，陈化期至少4年。烟叶主要选自山东，其特点为叶脉细、无粗梗、烟味浓、油性大、味道柔。种植过程中需要专人监管。一棵烟株有8片叶子，只取中间4片，去梗去筋，经过精挑细选，1斤毛烟所剩不足3两。挑选出的烟叶晾干后制成坯运至天津，再用石磨碾压成80目细粉。一套完整的熏制周期需用3个月时间，每逢产花季节，要将陈化后的烟粉运到南方进行熏制。鲜花与烟

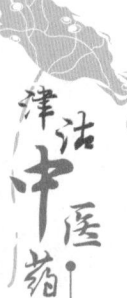

粉要保持一定的比例,根据温度定时翻拌,保持空气畅通,每次熏制约10个小时,晾晒一次需要5个小时。

"完整的熏制过程要反复9次。因此,益德成闻药的商标为'九笑'牌。将熏好的烟粉放在陶缸中陈化。出售前再用鲜茉莉花熏制一次。益德成'本草馨'产品选择通嚏、开窍、活血、醒脑的药材为原料,按君、臣、佐、使配伍成方,依药物的特性进行炮制,是一款不含烟叶的纯中药素鼻烟。"马卫东说。

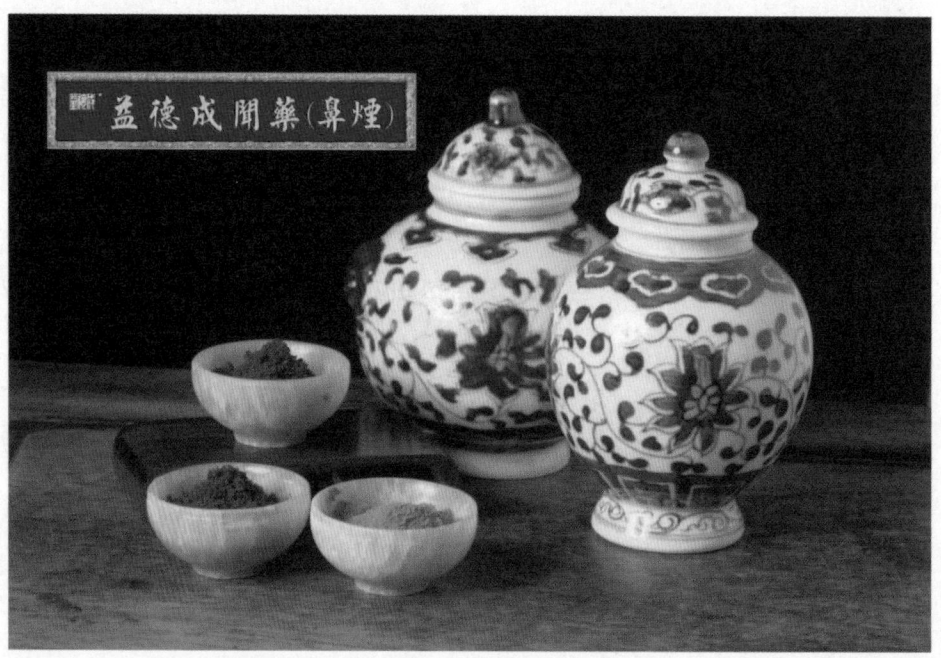

益德成部分产品

马卫东还开创了"闻药香贴",这款产品遵循传统医药的古方、古法,以陈化5年以上的"本草馨"闻药为基药,增加广藿香、苍术两味药材,采用两步超临界萃取技术,分离出大分子精油和药物中脂溶性成分调配而成。药物提取充分、香气浓、无残留、易渗透、易挥发,作用直接,使用方便。藿香的禀清和芬烈之气,有和中、辟秽、祛湿之功效;苍术性温燥,味苦辛,《本草纲目》记载,燃烧苍术可以辟邪气。闻药香贴又称为"口罩香囊",它通过中药精油的挥发作用被吸入人体,从而达到防病的效果。浓缩的植物香气弥漫在面部周围,形成一个天然的保护屏障,可驱赶病毒,防止其从口鼻而入,畅通呼吸。此外,它还能缓解因长时间戴口罩而出现的憋闷感,消除戴口罩后产生的异味。

这些创新成果投入市场后,博得了用户的一片赞扬声,并先后荣获了15项发明专利和实用新型专利。马卫东带领他的团队不懈努力,2012 年,益德成闻药文化发展有限公司荣获"中华老字号传承创新先进单位"称号,于同年被认定为津门老字号企业,获得了天津市著名商标的荣誉;转年,鼻烟被列入天津市级非遗目录,随后,益德成被列为天津市非物质文化遗产保护示范基地;2014 年底,"益德成闻药制作技艺"被国务院列入第四批全国非物质文化遗产代表项目,同时,益德成被国家文化主管部门列为国家级非物质文化遗产保护研究基地,并与中国艺术研究院合作,明确了传承保护的责任,确认了闻药的历史价值和医学价值,为民众健康服务。

造福世代 殷殷赤诚守望民族魂

在红桥区西沽公园一隅,有一个幽静的小院,这里是国家级非物质文化遗产保护研究基地。该基地于 2017 年 12 月 26 日正式开放,设有"三馆一院"(中国传统医药益德成闻药文化博物馆、天津市红桥区非物质文化遗产博物馆、中国传统医药非遗古方拔萃馆、中国传统医药"扁仓书院"),免费对民众开放。

中国传统医药益德成闻药文化博物馆从多角度介绍了闻药、鼻烟文化的起源、发展及治病防病机制,展现了国家级非物质文化遗产益德成闻药的传统制作工艺、百年老字号的传承与发展,展示了全球鼻烟发展的历史和现状。

天津市红桥区非物质文化展览馆共收入红桥区八大类 28 个国家级、市级、区级非物质文化遗产项目,通过文字、图片、声音和实物展示的方式详细介绍了红桥区传统技艺、民间舞蹈、传统体育与竞技、传统美术、民间音乐、民俗、传统医药、曲艺等项目的基本情况。

中国传统医药非遗古方拔萃馆则是在非遗产业联盟理事会的倡导下,由益德成(天津)闻药文化发展有限公司在津筹办的。该馆共收录 30 余个国

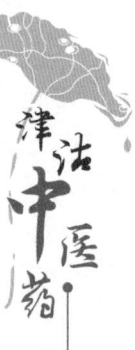

家级中医药非遗古方项目,对其进行展示和宣传。扁仓书院是中国传统医药非物质文化遗产产业联盟在各省、直辖市开设的中医药文化书院,"扁仓"取扁鹊、仓公之意,定期开设中医药文化知识讲座,免费向公众开放,旨在传播中医药文化,让人们了解中医药的生命观、疾病观、诊疗观和药物观。

截至目前,益德成已在全国 26 个省市建立闻药(鼻烟)传习所 120 家,市场占有率在 95% 以上。作为天津的文化代表,益德成入选了"一带一路"项目,其产品作为礼品被送往欧洲、美洲、亚洲等的许多国家,益德成现已成为继杨柳青年画、泥人张之后又一项具有浓厚天津文化特色的产品。

多年来,马卫东对益德成鼻烟闻药文化传承所倾注的心血终于得到了回报。尽管已经 69 岁,马卫东依然坚守着传承保护益德成鼻烟闻药文化的职责。他结合这一非遗项目的文献资料和自身的实践经验,编著了《益德成闻药与传统医学经典研究》一书。同时,他在全国多地开设了非遗传承所 40 余家,在全国著名的 4A 级以上景区、古镇、古街、古玩市场和机场、高铁站都布置了益德成闻药专售店,多次代表天津参加中国国际文化博览会、中国非物质文化遗产保护年会、老字号巡展、民族文化博览会、国际旅游产品博览会、广州交易会、天津投资贸易洽谈会等展会,参加了在英国、瑞士、毛里求斯、俄罗斯、韩国、南非,以及中国台湾、澳门等地举办的中国产品展。

在联合国教科文组织非物质文化遗产政府间第十三次会议上,马卫东首次发表了关于提神、醒脑、清心、开窍的闻药功效的主旨演讲。世界中医药学会联合会牵头与德国普世鼻烟生产企业合作,对欧洲鼻烟生产工艺及市场开发进行对接,拟委托英国剑桥大学李约瑟研究所开展对益德成闻药的医学价值、医用原理、国际标准的研究项目,并以此打开中国传统医药闻药(鼻烟)的国际市场,使其行销至多个国家和地区。

"未来 3 年,我们规划将以'一体两翼三法'为发展方向,以闻药为主体,线下、线上销售为两翼,以'三法'——鼻闻治疗变应性鼻炎、失眠,耳闻治疗神经性耳鸣、耳聋,脐闻治疗下焦虚寒证、胃寒脾湿、腹泻、痛经等症——为特色,开展互联网业务,成功打造天猫、京东旗舰店,形成一个集研发、生产、销售于一体的产业链。我们的目标是让更多的民众能够享用廉价的好药,解除更多的疾病痛苦,让世世代代都能分享到闻药的文化魅力,坚定不移地履行这一非物质文化遗产的传承保护责任,共筑华夏宝藏的民族魂。"马卫东对闻药的未来充满了信心。

（孙桂龙　孔令彬　侯维然　林其乐）

第二十三篇

宏仁堂紫雪散传统制作技艺

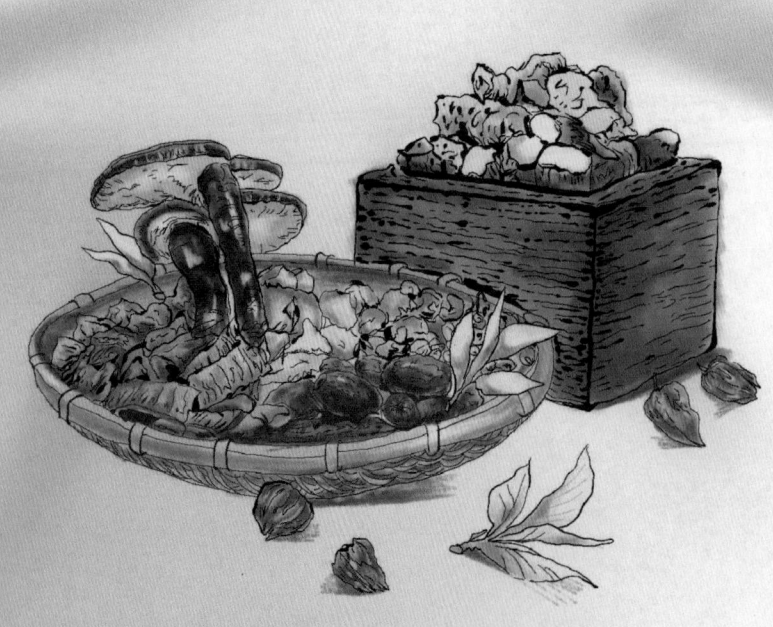

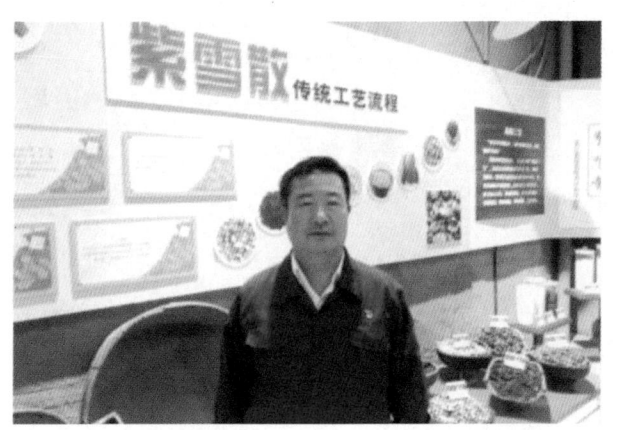

人物小传

马祥海

马祥海,男,出生于1958年,1979年进入宏仁堂,任副主任中药师,是国家级非遗项目"中医传统制剂方法(宏仁堂紫雪散传统制作技艺)"的第十六代传承人。

马祥海严格遵守"炮制虽繁必不敢省人工,品味虽贵必不敢减物力"的祖训,长期工作在紫雪散生产一线,专门负责该项目相关中药材的鉴定、前处理、工艺监督、生产管理等关键环节,并致力于中药材基源的透彻研究。熟练掌握紫雪散制作技艺全过程,对处方中药材的鉴定、拣选、炮制、保管养护、配料、煎煮浓缩、收膏下硝、阴干闷圈、火候把控等环节皆通其要领。

除了积累丰富的管理经验和解决工艺质量生产问题的能力,马祥海还大力培养技艺传人,将传统手工制作技艺发扬光大。他主持和承担了公司中药材前处理车间的工艺监督、生产管理和中药材标准升级(国家/部颁),中药材炮制生产工艺修订并纳入天津市药材集团公司质量标准,研磨朱砂、珍珠工艺改进工作,承担并实施了紫雪散创优基础工作的实施,产品简介的编写(被编入《中国药厂大全》),中药前处理工序、厂区设计,以及岗位设备清洁SOP的制定等。此外,马祥海还撰写了《谈中药炮制研究及发展》等多篇论文。他先后荣获天津市职工第三届"学绝技、创绝招、争做技术明星"活动"班组技术明星"荣誉称号,天津市优秀质量攻关三等奖,天津市医药QC小组活动成果优秀奖,以及全国医药行业优秀质量管理小组优秀奖。其论文《CY型炒药机没药炮制效果研究》荣获首届医圣杯全国优秀医学论文大赛科研成果奖一等奖,本人同时被授予"2011年度医圣杯全国优秀医务工作者"荣誉称号。

传承谱系

 创始人
葛 洪

 第一代学术传承人
乐良才

 第二代学术传承人
乐廷松

 第三代学术传承人
乐怀育

 第四代学术传承人
乐显扬

 第五代学术传承人
乐凤鸣

 第六代学术传承人
乐 礼

 第七代学术传承人
乐以正

 第八代学术传承人
乐 兴

第九代学术传承人
乐百龄

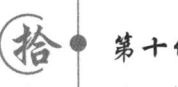 第十代学术传承人

乐平泉

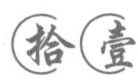 第十一代学术传承人

乐孟繁

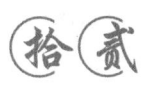 第十二代学术传承人

乐达亨

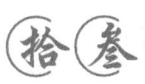 第十三代学术传承人

乐笃周

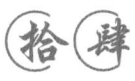 第十四代学术传承人

李润之

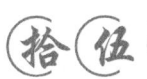 第十五代学术传承人

王桂英

第十六代学术传承人

李凤阁　马祥海

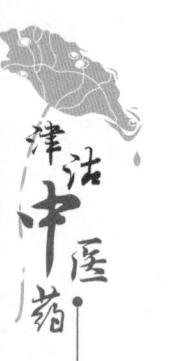

遵古方秉古法 传承名药技艺

——记国家级非物质文化遗产代表性项目传承人马祥海

"宁可架上药生尘，唯愿世上人无病。"马祥海始终保持着最初的信念，不辜负先辈们在传承中医药这一国粹中的艰辛和希望，接过先辈的使命，传承中医药这一珍贵的宝藏，让华夏本草的品质发扬光大。他全力以赴，秉承祖国中医药事业的古老智慧，以深厚的民族情怀不断追求创新，力争通过高质量的成药制造技艺造福人民，为人民消除疾病，共同创造健康美好的生活。

精湛技艺 百年传承

紫雪散药方享有"温病三宝"之首的美誉。其方名的历史可追溯至东晋时期，由著名医药学家葛洪在其著作《肘后备急方》中首次提及，后被唐代孙思邈收录于《千金翼方》，传至宋代时，被收录于《太平惠民和剂局方》中并得到了完善。乐家老铺将紫雪散列为自家传承药品，已传承了17代，延续至今。

紫雪散被历代医家用于治疗热入心包、热动肝风、瘟疫疟疠、高热惊风、拘挛抽搐等症状，具有清热开窍、止痉安神的特效。在现代医学中用于救治由细菌和病毒引起的高热烦躁、神志不清、惊风抽搐、皮肤出现斑疹、呕血、尿呈红色、便秘、流行性乙型脑炎等危重病情，显示出卓越的疗效。天津宏仁堂药业有限公司制备的紫雪散，遵循《太平惠民和剂局方》的方剂，并继承了乐家老铺祖传的350年技艺。他们精选原材料、精细加工，采用金煎煮法、控制炮制火候、适时加入硝石、自然阴干，以及研磨调配等步骤，这些独特的技法被誉为"技法七绝"。

紫雪散自明朝永乐年间开始传承，经历了许多坎坷。据记载，明朝永乐年间，乐家老铺的创始人乐良才在进京行医期间学习到了这个方剂，从而使得紫雪散成为乐家世代传承的配方。经过第二代乐廷松、第三代乐怀育的努力，传至第四代乐显扬。乐显扬在太医院供职期间，参与了药物制备方法的研究和完善,发扬了紫雪散的制作技艺,并创办了乐家老铺,获得了制作御药的特权,为紫雪散的传承打下了坚实的基础。第五代乐凤鸣提出"炮制虽繁必不敢省人工,品味虽贵必不敢减物力"的原则,收集了宫廷秘方、古方、家传方、验方共计362个,编纂了《乐氏世代祖传丸散膏丹下料配方》,使乐家老铺声誉大增,促进了紫雪散的发扬光大。第六代乐礼采取退让策略,得到了乾隆皇帝的支持,改善了债务状况。然而,从第七代乐以正开始,到第八代乐兴和第九代乐百龄,经营状况逐渐下滑,股权大部分旁落外姓,紫雪散直面失传之危。第十代乐平泉经历了长达6年的韬光养晦、卧薪尝胆,最终将老铺重新收回乐家,复兴祖业。在八国联军攻占北京期间,乐家老铺被抢被烧,紫雪散的炮制技艺几乎中断。然而,在巨大的困难面前,他们始终坚定不移,使得紫雪散得以传承,乐家老铺也得以复兴。随后,经过第十一代乐孟繁、第十二代乐达亨,传至第十三代乐笃周。1923年,第十三代传承人乐笃周创建了宏仁堂,使紫雪散的古方秘法得以继续传承。他严守祖训,不仅亲自挑选原材料,还重用了乐家老铺的6位技艺高手,共同把关紫雪散的制备过程。从第十四代传承人开始,紫雪散的传承由家族传承转变为师徒传承。经过第十四代传承人李润之、第十五代传承人王桂英,以及第十六代传承人李凤阁和马祥海,如今,乐家老铺的紫雪散传承已经到了第十七代,仍然保持着御药的传统风貌。

据记载,天津宏仁堂最初成立于"小白楼",后在日租界旭街47号(今和平路裕德里口)、官银号六吉里口(今东北角)、法租界梨栈大街(今劝业场)等地开设了4家药店。1953年,随着生产规模的扩大,制药厂从北门里户部街迁至乐家公馆(河北路马场道口)。1956年1月18日,宏仁堂经历了一系列的名称变更,包括"天津市公私合营第四中药总店宏仁堂加工厂"、1957年改名为"天津市公私合营第四中药总店宏仁堂丸散加工厂"、1958年改称"天津市公私合营宏仁堂制药厂"、1959年更名为"天津市公私合营乐仁堂制药二厂"、1966年12月更名为"井冈山中药厂"、1973年6月24日揭牌为"天津市第五中药厂"。最终,在2003年12月29日"宏仁堂"老字号恢复,并正式定名为"天津宏仁堂药业有限公司"。

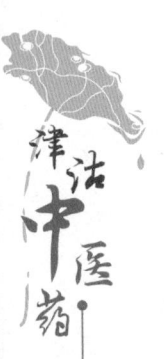
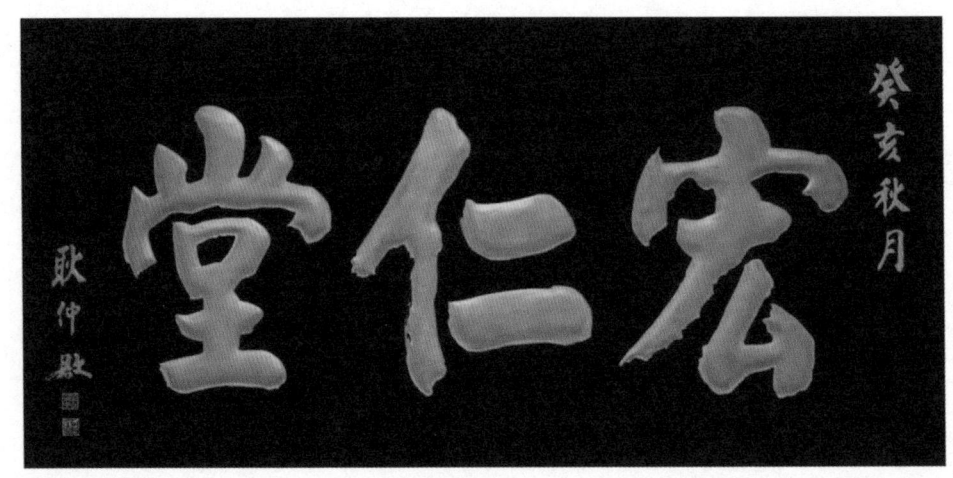

宏仁堂牌匾

匠心凝聚　匠魂不散

在宏仁堂紫雪散传统制作技艺展馆中，"乐家老铺""灵兰秘授""琼藻新栽"三块牌匾赫然悬于正堂，展馆内有序地展示了紫雪散制作技艺从创立后几代人使用的研制机器、工具和工艺器具。而马祥海的故事也蕴藏其中，等待我们揭开面纱。

第十六代传承人马祥海今年已 65 岁，自 1979 年进入宏仁堂以来，一直致力于紫雪散的制作和传承，他的人生早已与紫雪散的传承密不可分。在他的年轻时期，家庭条件并不好，但他仍然坚持在师傅身边学习操作技巧，即使其他人在休息，他也乐此不疲，因此在学徒期间就能获得一些实践的机会。这样的实践机会对他来说非常珍贵。尽管他记不住药材，遇到了很多问题，受到了很多批评，但他不气馁，坚持学习，并卓有收获。强者从不抱怨环境，而是去改造环境。他的妻子从事饮食行业，每天凌晨两点就要上班，而他在送妻子上班回家后，则定坐在书桌前开始学习。这 11 年的 4000 多个日日夜夜，从深夜到清晨，他一刻都没有浪费，专读医书，只为夯实自己的专业基础和拓宽专业视野。

制药是一项要求严谨和精确的工作，不容许半点的浮躁和投机取巧。他曾经被师傅要求在三伏天守着大柴灶熬药，半天下来，鞋坑里都能倒出水来。除了迎接高温的挑战，他还需要不停地用棍子搅拌药液，虽然搅药的柳木棍不重，但金石水的煎煮需要持续三天三夜，既不能停火，也不能离开。第一次熬完药，他的胳膊肿了好几天，可见这是一个苦差事，尤其考验耐力和毅力。那根从熬药开始就一直陪伴他的柳木棍，在他几十年的努力下，变得紫红发亮，而他也从配料工做起，逐步成长为粉碎操作工、提取工、制粒工、工艺员、检验员、车间主任。这一路不管遇到多少艰难险阻，他的初心都没有过丝毫的动摇，只因他的精神信仰与人生价值早就深深地融入了紫雪散制作技艺的传承，难以割舍。

马祥海老先生虽然年事已高，但他依然坚守着紫雪散最初的制作方式，并带领徒弟延续着这一古老技艺。他致力于深入研究中药材的基源，严格控制紫雪散产品的质量。方中选用的矿物类、植物类、动物类三类道地中药材的 16 味中药，他都亲自精选，确保药材的质量。在熬制过程中，他严格遵循紫雪散原始配方的药材搭配和精准用药，采用四石煎煮的传统方法，即北寒水石、磁石、石膏、滑石，配以定量的金条煮制。他掌握了下硝的时机，使紫雪药汁细腻浓稠，充分溶出有效成分。在四石水煎炙群药的提取、浓缩方法、兑芒硝、硝石等制作过程中，他也积累了丰富的经验。尤其是他对紫雪散制作工艺中独特的圈放方法进行了细致的改良，并系统规范和创新了相关的制药工具。这些努力使得紫雪药粉即使在密封保存半年后，依然保持着如霜雪般上乘的品质。

马祥海老先生一心一意地坚守着紫雪散制作技艺的全过程。他在朱砂水飞炮制、金石水煎煮群药、下硝、闷圈等独家技艺方面积累了丰富的经验，并不断完善紫雪散的圈放方法，独创并系统地规范了相关的制药工具。此外，他通过细致的研究和实践经验，总结出一整套技艺要诀，并研制了一系列制药工具，以帮助紫雪散未来的发展，致力于传承紫雪散的事业。

他积极参与各种活动，如"传世共珍——天津非物质文化遗产特展"和"天津非物质文化遗产紫雪散暨血瘀证研究进展学术交流会"，经常进行实

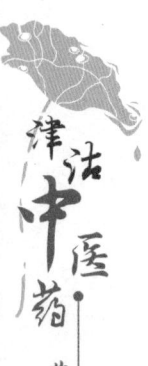

地演说,并向在场的同仁进行示范,宣传和推广紫雪散传统制作技艺的精髓,以及其临床用药价值和实际用药方法的重要性。他还撰写了《谈中药炮制研究及发展》《炒没药炮制工艺》等论文,其中,他于1989—1993年编写的《紫雪散创优基础工作产品简介》被收录在《中国药厂大全》一书中。他还不断培养技艺传人,只因制药是个良心活,所以在弟子的挑选上,他投注了很大的精力——人品是第一要素,其次才是能够吃苦耐劳,只有这样,弟子才有可能深谙古法精要,尽数掌握古法精髓,独立完成全部的炮制工艺。而这种真经相传、心口相授的方式,不仅是对弟子的要求,更是要求马老先生自己在传承紫雪散制作技法方面毫无保留。经过他数十年的努力和传承,成功培养出了一支年轻的工匠团队。这个团队掌握着紫雪散传统制作技艺,他们团结一心,在传统国药技艺传承和发展的道路上不断前进,将宏仁堂打造成以经典古方结合现代科技开发为特色的国家高新技术企业。

这支充满活力和追求的技艺传承团队秉承着宏仁堂的祖训:"炮制虽繁必不敢省人工,品味虽贵必不敢减物力。"他们不断发展壮大,拓展惠民版图,多年来产品行销全国各地及东南亚等国际市场,其疗效备受赞誉。

凭借几代药人工匠的不懈努力,天津宏仁堂荣获国家认定的首批"中华老字号"企业称号。2021年,宏仁堂紫雪散传统制作技艺也被列入国家级非物质文化遗产名录,成为宏仁堂国药匠人不断前行的动力。这些成就的取得离不开药人工匠们的辛勤付出和奉献精神。这一切的付出与收获,只因紫雪散的传承人们心中不仅秉持着宏仁堂历代先辈深埋于心的"匠人精神",更怀揣着再现中医药文化瑰宝的使命感,将承续和绵延藏进心间,落入行间。

遵古驱疾 矢志惠民

宏仁堂紫雪散传统制造工艺的内涵丰富而复杂,需要专家和传承人的引领和传承,才能真正理解和欣赏其中的精髓。紫雪散的原料精选包括矿物类、植物类和动物类三类道地中药材。矿物类药材有寒水石、石膏、磁石和朱砂;植物类药材包括玄参、升麻、沉香、丁香等;动物类药材主要有羚羊角、麝香等共计16种药材。在紫雪散的制作过程中,这些药材的用量十分精准,不容有失。

紫雪散制作过程中的炮制工艺遵循了宏仁堂的乐家老铺炮制秘法。每一批紫雪散都需要经过数位技艺精湛的老药师精心甄选道地药材。例如,滑石选用赭阳滑石,磁石经过磁性鉴定,选择磁力强、磁性均匀的石块。其他药材,如沉香,选用安南沉香,木香选用云木香,甘草选用梁外甘草,朱砂选用辰州丹砂。在选料过程中,无论药材量有多少,都需要一块一块地仔细挑选,丝毫不能马虎。炮制过程需要经过42小时的古法煎汤,然后再用9小时收膏下硝,自然阴干50天后,进行180天的秘法闷圈。最后,药料与朱砂及其他细料经过多次研兑,直至混合均匀。整个炮制过程历时240余天,每一步都需要精心细致地操作。

在制作技艺方面,紫雪散遵循"佐金煎煮"的原则,即在煎煮过程中使用金条,以发挥其定惊安神的功效。寒水石、磁石、石膏、滑石在熬制时伴以金条煮制。同时,采用金石水煎煮群药的方法,能够清热解毒、保护心脑功能。下硝的火候需要人工不断均匀搅拌,以确保膏状物的硝分布均匀。闷圈的秘法是将药料置于缸中,覆以柳木盖,用宣纸封缸,埋于地下数月。这样既能平和燥性,又能增强药效,是关键的炮制步骤。

紫雪散传统制作技艺的传承和发展并非易事。在科技进步和时代发展的背景下,曾经尝试过改进某些生产环节,但经过多次试验,发现新工艺不仅药效不佳,而且药物性状不符合要求。他们意识到,只有真正理解祖先的智慧,才能真正坚持传统的制作方法。因此,马祥海要求他的弟子们坚持古法,首先做好药物,做好人。

在宏仁堂的努力下,紫雪散传统制作技艺得以原汁原味地传承下来,并与时俱进。这项独创的传统技艺的传承离不开马祥海及其弟子们的不懈钻研和刻苦努力。虽然紫雪散制作技艺的传承是一项艰巨的任务,但它在宏仁堂一代又一代中医匠人们的潜心研究下,一定能够得到更好的传承和发展。

值得一提的是,天津宏仁堂药业有限公司综合办公室主任兼非遗保护

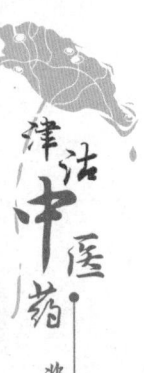

负责人潘辰介绍,宏仁堂紫雪散传统制作技艺的传承任务重大且道路漫长。他们面临着药材市场混杂和手工炮制传承药师的培养等挑战。尽管如此,宏仁堂积极制订了为期5年的传承和保护规划,并创建了宏仁堂紫雪散传统制作技艺保障体制。他们致力于整理老艺人手工制作紫雪散技艺的文献,并成立由掌握绝技的老工匠组成的顾问小组。通过梳理相关文献和法典,他们致力于将紫雪散制作技艺推向极致,为服务国民的健康不断努力。

(孙桂龙　白迪迪　王慧敏　赵诗涵　王乐悦)

第二十四篇

厚德门祛腐生肌膏传统熬制法

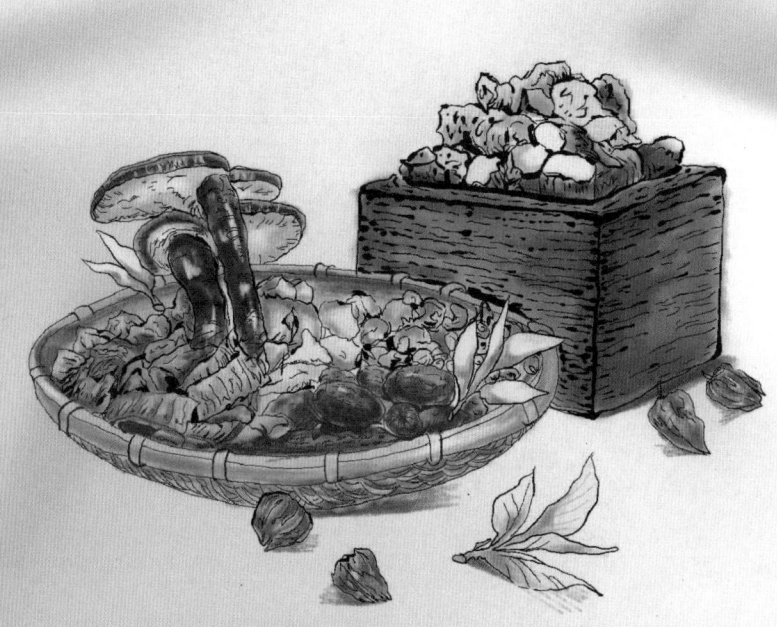

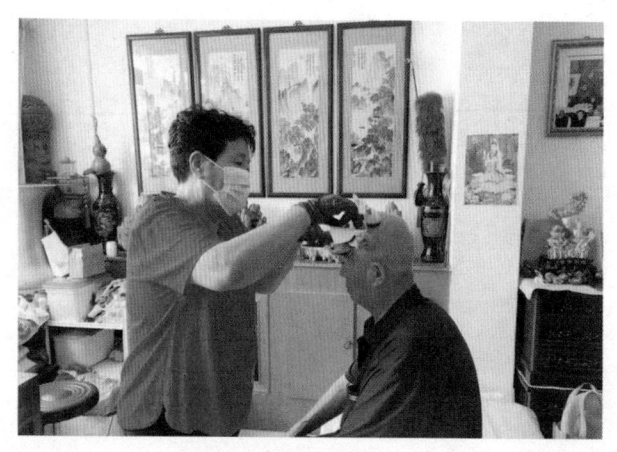

徐秀芳在为老人拔罐

人物小传

徐秀芳

徐秀芳,女,天津市非物质文化遗产厚德门祛腐生肌膏代表性项目第五代传承人。秉承"采药赠乡邻、赊欠不记账"的祖训,积极回报社会,几近倾尽全部积蓄坚持为困难患者免费提供祖传烧烫伤药膏,先后挽救20多例严重烧烫伤患者生命,治愈困难伤患近千人,用坚定无私的信念谱写着一位民间医者的仁心大爱。

中共天津市委宣传部、天津市总工会,中共南开区委、区人民政府先后授予徐秀芳天津好人、第五届天津市道德模范提名奖、最美家庭、南开区道德模范、南开区"创文"形象大使等荣誉称号。

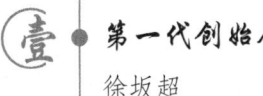

传承谱系

壹 ● **第一代创始人**
徐坂超

贰 ● **第二代学术传承人**
徐文达,徐坂超四子

叁 ● **第三代学术传承人**
徐殿有,徐文达次子

肆 ● **第四代学术传承人**
徐茂春,徐殿有长子

伍 ● **第五代学术传承人**
徐秀芳,徐茂春次女

陆 ● **第六代学术传承人**
黄凤喜,徐秀芳之女
徐月利,徐秀芳之侄

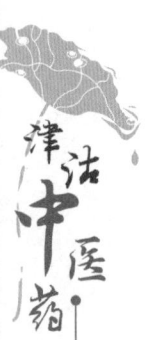

传承寻突破 仁心展厚德

——记天津市级非物质文化遗产代表性项目
代表性传承人徐秀芳

"没饭吃？上厚德门！"祖上留下的一句话，她记忆犹新并身体力行。

"你看这些求助者，都用过我们家的膏药。"自豪之情的背后，有对药方、药效的不断创新追求，更有不为人知的坚持。

"我立了好几个传承人，但不会指定某一个传承药方。要想得到药方，最重要的是人品。"对非遗传承，她有自己的独特理解。

她叫徐秀芳，69岁，天津市南开区非物质文化遗产厚德门祛腐生肌膏代表性项目第五代传承人。近日，在采访中，这个家称"二姐"，自谓"有点男孩脾气""喜欢多管闲事"的热心大姐形象慢慢展现在我们眼前。

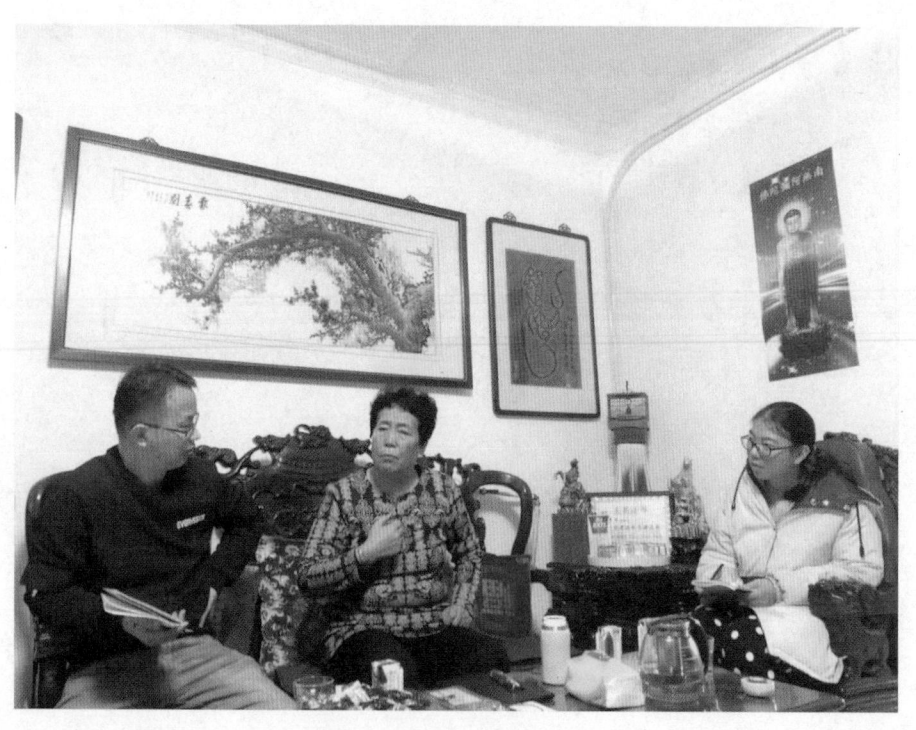

徐秀芳（中）接受访谈

一两纹银一两膏 一药一方总关情

资料显示,厚德门发源于清朝康熙四十三年(公元 1704 年)。数位宫廷御医经过多年研究,耗尽心力,提取多味中药植物精华,终于研制出这款可以针对各类皮肤顽疾的外用膏剂药方,先供苏拉房和御膳房使用,因其疗效显著,后专属"包衣三旗"之用。敷用此膏剂后,须臾即消除了患处灼热刺痛和无法忍受的疼痛感,转而生出一种清凉舒爽之感,痊愈后甚至都不会留下瘢痕。由于膏剂具有愈合快、不留疤、无感染等细数不尽的益处,但凡使用过的患者,无不将其奉为圣品,久而久之,一传十,十传百,有口皆碑。不仅宫廷内的苏拉、御厨等人将其奉为珍品,就连当时的王公大臣也交口称赞。在当时被人冠以"一两纹银一两膏"的美誉,彰显了这款膏剂的珍贵与地位。后来,随着宫廷管理的日渐松懈,该膏剂配方逐渐被六部九卿竞相抄录。

清朝咸丰二年(公元 1852 年)仲秋,徐坂超出生在江西南昌。成年后,自幼酷爱医学的徐坂超经人举荐,在时任内阁大学士、礼部侍郎徐致靖府邸任医官之职,并在与宫廷御医交流中获得太医院专供"包衣三旗"使用、治疗各类皮肤顽疾的外用膏剂药方。徐坂超获取膏剂药方后长期研制,取精华去糟粕,终使该药膏对刀伤,烧、烫、灼伤和痔疮、褥疮、冻疮、疥疮,以及溃破糜烂,或继发感染及创面久不愈合有独特疗效。

1900 年,徐坂超在天津老城厢运署西街创办了厚德门药房,并成为厚德门创始人。因用药地道、炮制有法,祛腐生肌膏凭借着"患处血液循环改善快、坏死组织部分溶脱快、新生肉芽生长快、溃疡创面愈合快"的特点,在当时被人冠以"一两纹银一两膏"的美誉。

史料记载,1926 年,天津名流、《中华报》主笔杜宝桢乔装暗访厚德门药房,被徐坂超和徐文达父子"采药赠乡邻、赊欠不记账"的谦和善良所折服,亲书"厚德门"三个大字派人送交徐坂超。从此,徐府便以"厚德门"为自家堂号,亦将膏剂更名为"厚德门·祛腐生肌膏",延续至今。

1937 年,日本侵华战争爆发。厚德门药房熬制出的药膏可不受医疗条件

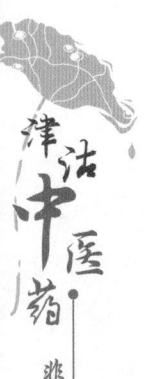
限制,方法简单易制;在不服用抗生素的情况下,可有效达到避免感染的目的;敷用、治疗中,可保持患处及创面的湿润,减轻患者在换药时的痛苦,颇受患者欢迎。窥探已久的日伪政府,多次登门软磨硬泡索取药膏,遭到徐氏父子的断然拒绝。

为避免此药方落入日寇手中,徐家被迫携带家眷在津沽近郊隐姓埋名。此间,曾数十次利用祛腐生肌膏为津郊武工队战士们无偿疗治刀伤、枪伤。徐家的义举多次得到津郊武工队大队长冯景泉的表扬与嘉奖。

悠悠百年。厚德门从徐坂超历经五代,传至徐秀芳名下。祖上药房盛景虽未曾亲见,但祖父在她小时候讲过的话让她记忆犹新:老年间方言之"行水",指水路口的过路费、买路钱。百年前,天津到山东的路途间流传着一句话"要行水,找徐家"。不仅是因为徐家祖辈总是会在家门口放上干净的水供来往口渴的赶路人饮用,更会无私地让没有路费盘缠,从山东来天津的穷苦百姓暂住在自己家中,并给他们备上钱财继续出发。

现今的"厚德门"依然传承着祖辈"行水"的情意与善心。2003年,徐秀芳刚搬入目前居住的小区,就先来到居委会询问谁家有困难,结识了非常困难的一户人家并帮扶至今;全国各地的求助者慕名而来,遇到困难家庭,她不收分文;几年前,她在临街租了一个店面售卖膏药,谁知"卖的不如捐的多",几年下来赔了好几十万,只好关门歇业……天津市文明办、南开区妇联等单位先后授予徐秀芳"天津好人""最美家庭"等荣誉称号。

正如徐秀芳所说,中国传统文化传承的核心是什么? 是一种精神,一种互帮互助的博爱之心。

以身试药献本草 古方仁心泽百姓

走进徐秀芳家门,就闻到了十分浓郁的香油味。"都是咱们国家的纯中药,没有一点掺假。"她说。厚德门方剂为深度改善生肌问题,提高治疗效果,选材道地,每一份膏方都是精选上好药材,用心熬制而成。在经过"48小时浸泡,24小时化痰,12道用心提取的工艺,6次积淀浓缩,3次文火煎煮,武火快速收膏"等一系列复杂的秘法炮制工艺制作后，每 100kg 一品药材，仅能蜜炼出 20kg 膏滋。

"我曾得过两场奇怪的大病，而这两场病，都是中医给我治好的。"徐秀芳说。一次是怀孕期间大出血，父亲用祖传药方治好了病；第二次是 1989 年，她得了民间俗称的"老黄病"，被怀疑成肝炎而被隔离治疗无效后，被一位民间宗姓老人用祖传药方治好。为了报答救命之恩，徐秀芳拜老人为义父，因其至孝之举，老人临终前将药方传给了徐秀芳。

徐秀芳的父亲徐茂春曾是一位有点传统、保守、封建的人，信奉着"传儿不传女"的传统信条。然而，在他去世前，还是选择了将药方传给女儿，事实也证明了这是一个正确的选择。

得到父亲传承和义父药方的徐秀芳并没有让他们失望，为提高方剂治疗效果，解救更多人的痛苦，她不断钻研，总结改进，寻求突破，甚至不惜以身试药，让身边的朋友签署证明，如果哪一天自己因为试药而出现意外，自己承担全部责任……

徐秀芳家里，挂满了锦旗。其中有一面写着"医德高尚、医术精湛"八个大字。她向我们讲述了背后的故事。

在天津打工的甘肃省女孩小婷因为意外，其脸部、颈部、胸部、臂部及腹部被酒精大面积烧伤，因为无法筹措医药费，一家人经过商量计划返回甘肃老家。在好心人的告知下，女孩在父母的陪伴下，抱着试试看的心态来到了徐秀芳家。

"当时小婷的上半身几乎缠满了纱布，差不多百分之八十的皮肤都被烧坏了。看上去真的让人心疼啊！"提起刚与小婷见面时的情景，徐秀芳记忆犹新。

徐秀芳回忆说，为了保险起见，她没有像医治其他人那样将药膏直接进行敷用，而是选了小婷手臂的一小部分进行试验，观察一下皮肤的反应，然后根据效果再确定下一步的措施。10 多天后，女孩的伤口有好转迹象。无比悲观、意志消沉的女孩也在徐秀芳的精心照顾下慢慢重拾自信，活泼开朗起来。

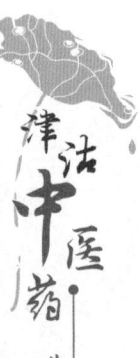

终于，小婷的伤口慢慢好转，收到了意想不到的效果。临走时，女孩的父母非要给老人留钱，但被徐秀芳谢绝了。她说："你们为了给孩子治病已经花了很多钱了，经济上也不富裕，我怎么还能收你们的钱呢？"

于是，他们制作了一面锦旗，上书"医德高尚、医术精湛"八个金字，凝聚了他们对这位爱心老人的感激之情。

楼下早点店被滚烫油锅烫伤的小伙子，远在内蒙古被烫伤后几乎放弃治疗的小男孩……徐秀芳家客厅里一整面墙的锦旗，每面锦旗背后都有一个故事，更有大家对厚德门祛腐生肌膏的肯定。如今，徐秀芳只需要看患者的一张创伤图，就可以诊出是什么病。每一种治疗方法的发现与突破的背后，都会有许多不为人知的坎坷与痛苦辛酸，但只要帮助到更多人，徐秀芬认为就是值得的。

除了用药方助人，徐秀芳还是大家公认的热心人。新型冠状病毒感染暴发以后，徐秀芳的身影一直活跃在社区抗疫一线。疫情发生之初，徐秀芳针对社区防护物资紧缺的情况，通过各种渠道筹集了口罩、暖贴和消毒液，捐赠给值守社区卡口的社区网格员、党员和志愿者们。

在她所居住社区的入门处，张贴着一张爱心卡，上面写着可以为值守人员提供如厕、供应开水等服务；疫情刚发生时，针对个别居民的不理解、不配合，甚至无理取闹的现象，徐秀芳充分发挥其在社区人缘好、邻里熟等优势，闻讯后总是第一时间采取不同方式进行引导和规劝。冬天天寒地冻，她为值守社区卡口的志愿者们送去熬制的姜糖水；到了溽热的夏天，她又自掏腰包购置了花露水、清凉油、西瓜和饮料送到社区工作者和志愿者们的手中……

药方有药品 传承看人品

徐秀芳非常感谢当今的形势和政策，特别是祛腐生肌膏被列入区级非物质文化遗产保护代表性项目后，其受到的关注多了，迎来了发展的新机遇。"没有好的政策，就没有我们今天，药方就不能造福那么多人。"她说。

尽管祛腐生肌膏不能作为药品出售，但这并不能抹杀该膏药在治疗烧伤、烫伤、冻伤等方面的独特疗效。她也觉得，厚德门发展遇到了好时候。如今，借助网络，慕名求方的求助者遍布全国各地，徐秀芳经常通过微信视频教给他们使用方法，让更多人得到帮助。

目前，徐秀芳和山东一家企业合作，使"厚德门祛腐生肌膏"实现了规范化生产。

谈及传承，徐秀芳有自己独特的理解。徐秀芳收其女黄凤喜、侄子徐月利为徒，共同对祖传熬制法技艺继续挖掘整理。在传统方剂的基础上，精心研制、大胆创新、去陈推新，使传统熬制法手工技艺薪火相传，永续传承。

因为慕名者众多，许多人前来拜师，所以，她不愁"找不到传承人"。在第六代传承人中，她选定了女儿和侄子作为重点"考察对象"，而那些拜她为师的"外姓人"她也不会拒绝。

"药有药品，人有人品。我不会随意就把药方传给弟子，因为我要确定他的人品，即使他已经磕了拜师礼，如果人品不过关，我也不会传给他。"言语间，徐秀芳践行中医药非物质文化遗产传承人的责任与担当，把祖先留下的宝贵财富继承好，发展好，利用好。

2022年6月，经天津市人民政府批准，厚德门祛腐生肌膏传统熬制法成功晋级，入选第五批市级非物质文化遗产代表性和扩展项目名录。至此，有122年历史的"厚德门"传统膏剂熬制法跻身省部级非遗行列，为今后申报国家级非遗奠定了坚实基础。

一张从康熙年间就一直流传至今的膏方，一张在实践中不断得到检验的膏方，一张凝结了一个家族百年间六代的智慧与努力的膏方，在当今时代下，焕发出新的生机，帮助越来越多的人。

（孔令彬　刘友琴　李文贤）

第二十五篇

郝氏抚疤灵软膏制作技艺

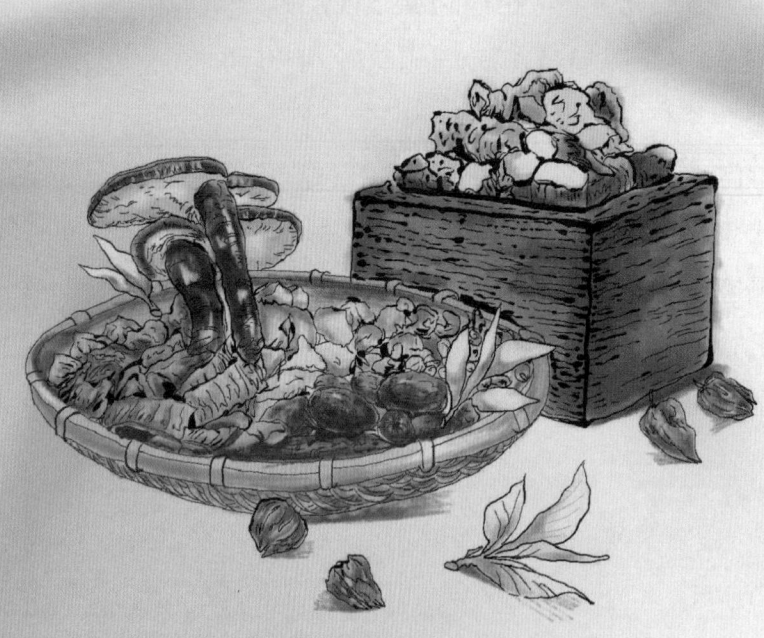

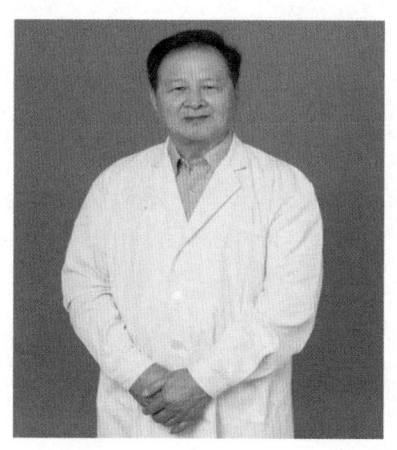

人物小传

郝贵

  郝贵,1958 年出生于天津市武清县(现武清区),天津市非物质文化遗产项目"郝氏抚疤灵软膏制作技艺"第十六代传人,郝氏干燥暴露法治烧伤专利证书获得者。毕业于天津医科大学分校,2005 年从医院派往马来西亚从事医疗及学术交流,在合作医院为许多国外患者诊脉疗疾,得到了国外友人的赞誉。

  有 30 多年的从医历程,从医于西医内科、西医外科、中医内科、中医外科、疮疡、肛肠等多学科,在天津南开医院进修一年,在山东省莱州市肛肠病医院学习一年,在社区医院打拼十五载。参加过许多国际、国内的学术交流,将多年临床实践与经典传承相结合、博采众长、潜心研究,成功研制纯中药制剂"郝氏抚疤灵膏",打破了传统的湿润疗法及西医的包扎烘烤法和数次植皮法的治疗壁垒,凭借精湛医术为许多烧伤患者抚平了伤疤。

传承谱系

壹 第一代学术传承人
王天祥

贰 第二代学术传承人
王栓柱

叁 第三代学术传承人
王孟瀚

肆 第四代学术传承人
王惪槲

伍 第五代学术传承人
王誓诚

陆 第六代学术传承人
王　剺

柒 第七代学术传承人
王璺瀺

捌 第八代学术传承人
王势嵘

玖 第九代学术传承人
王墨剡

拾 第十代学术传承人
王　武

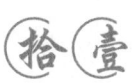 **第十一代学术传承人**
王子璐

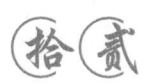 **第十二代学术传承人**
王明轩

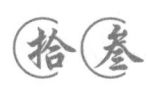 **第十三代学术传承人**
王毅涵

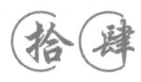 **第十四代学术传承人**
王　奎

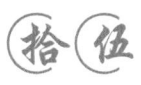 **第十五代学术传承人**
王树榕

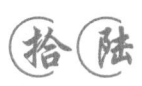 **第十六代学术传承人**
郝　贵

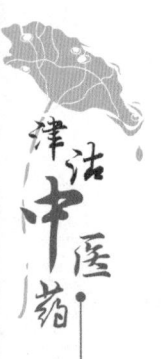

千年秘方 非遗承续

——记天津市级非物质文化遗产代表性项目
传承人郝贵

　　"三十多年的从医历程中,我曾求索于西医内科、西医外科、中医内科、中医外科、疮疡、肛肠等多个学科,直到有一天,才终于在烧烫伤领域找准了自己要走的路。为此,我将家传秘方与多年临床实践相结合,潜心研制出了纯中药制剂——郝氏抚疤灵软膏。"近日,天津市非物质文化遗产中医传统制剂方法——郝氏抚疤灵软膏制作技艺第十六代传承人郝贵在接受笔者采访时说道。

从宫廷秘方传向市井街坊

　　据郝贵介绍,这本是一张始于辽代的宫廷秘方。史载,当时武清区太子务村常有军队驻扎,随军之中亦有公娥台女、御医仆人。一日,太子务村王氏家中独子王大全不慎被开水烫伤。父母心急如焚,情急之下,想到了辽国驻兵中的随军御医。御医慷慨相助,治愈了幼子。父母千恩万谢,欲让爱子认太医为干爹。恰巧所求御医亦姓王,念同为王姓,且孩子聪明伶俐,御医当即将其收为义子,并将此方传给了王氏家人。后来,王氏将此方世代相传,直至第十五代王树榕,这便是郝贵的姑父。王树榕是当时当地有名的王四先生,在民间教授"四书""五经",也精通医学,为四乡八村的百姓看病疗疾,深得乡亲的赞许。年老多病之际,他发现热爱医学,潜心钻研的侄子是可托付之人,于是将世代祖传的秘方及医书悉数传给了郝贵。

　　郝贵家中兄弟姊妹众多,母亲积劳成疾,自他记事起母亲便常年抱着药罐喝着汤药。幼时的郝贵暗下决心,以后一定要学好医,为母亲乃至更多百姓解除病痛的折磨。中学毕业后,他如愿考取了天津医科大学武清分校,踏上了从医的漫漫征途。毕业后几经辗转、多处进修,先后从医于内科、外科、疮疡科、肛肠科等多个学科，最终下定决心，博采各家之长，在家传秘方的基础上结合多年临床经验，潜心研制出了纯中药制剂——郝氏抚疤灵软膏，独创郝氏干燥暴露疗法。

郝贵介绍，烧烫伤是一种突发性的伤病，医家对其发病原因的认识和救治水平的提高，具有十分重要的临床和社会意义。烧伤一般指因热力，如热液(热水、热油、热汤等)、火焰、炽热金属(熔化的液体或炽热的固体)、蒸汽、高温气体、电能、化学物质、放射线、微波、爆炸等所致的组织损伤，主要是皮肤损害。严重者可伤及皮下组织、肌肉、骨骼、关节、神经、血管，甚至内脏。在医学上分为热力烧伤、化学烧伤、电弧烧伤、放射线烧伤四大类别。以上诸因素中，热力烧伤或烫伤占 90%左右，小面积浅表烧烫伤除了局部有红肿痛外，全身没有多大变化。但是，大面积烧烫伤不仅是皮肤组织的破坏，而且会出现全身性多系统复杂的病理、生理性紊乱，故称其为烧伤病。

中西医结合的治疗方法，使我国在烧伤学领域一直领先于世界。但是，在多数治疗烧伤病的方向性问题上，在一定程度上走进了"西医化"的误区，这种误区主要表现在：一线临床医务工作者只把注意力放在药物治疗方法西医化上。例如，当烧伤患者入院，创面未处理好后就大量输液，只注重抗休克、抗感染治疗，而未通盘考虑治疗方案。这样会加重患者体内血管和微循环系统扩张，造成渗出量增加，分泌系统紊乱，微循环失调，使开放性创面或已损皮肤大量渗出液体而产生血溶性水肿，无法在短期内恢复微循环，而在用药方法上又忽略了三分内、七分表的治疗方案。

郝氏抚疤灵膏背后的原理迥异于烧烫伤领域传统的湿润疗法，与西医的包扎烘烤和数次植皮的做法也不同。所选用的药物中煅石膏、龙骨、儿茶、地榆具有清热收湿敛疮作用，为保持烧烫伤的创面干燥，防止大量体液渗出，保持患者水、电解质、蛋白质的平衡创造了有利的条件；紫草、金银花、青黛具有清热凉血生肌之功效，现代医学证实，紫草和金银花的有效成分能够抑制细菌的繁殖，有效地防止烧烫伤创面的感染；当归、苍术、白芷合用具有清热解毒、消痈散结之功效；白蔹、乳香、没药、血竭、冰片具有活血止痛、消肿生肌之

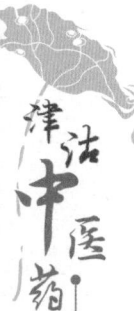

功,乳香、没药相须用之,止痛效果显著,并使创面快速修复。

据郝贵介绍,依托于中医中药,该药膏有五大特点:止疼快、不感染、不植皮、疗程短、费用低。对于秘方的传承来说,药膏的研制成功是重要的历史转折点。在第十六代传承人郝贵的手中,它得以与新的医疗技术和理念相融合,焕发出新的生机。

从周边百姓到国际友人

"我是农民出身,赶上好的政策考上了大学,才成了专家",郝贵深情地说道。

武清区上马镇贾林庄的高女士在一次意外中不幸受伤,煤气爆炸使她的整张脸面目全非,幸得郝贵救治。据高女士描述,"郝医生第一天给我涂药就止住了疼,大约一周消了肿,经过一个月的治疗,结的痂都掉光之后,我原来的脸又回来了。"

据郝贵介绍,西医采用伤口消毒、口服消炎药、静脉输液的方法进行抗菌、杀菌、消炎治疗;而他的治疗方法依托于中药,在药方中加入煅石膏、儿茶等清热解毒的药材来实现这一目的。他独创的干燥暴露疗法,一方面可以有效防止机体创面营养物质的流失,另一方面不做清创处理,让自身体液修补创面,防止了多次清创对伤口造成的二次伤害,有效预防感染的同时为恢复期间不留瘢痕打下了坚实基础。

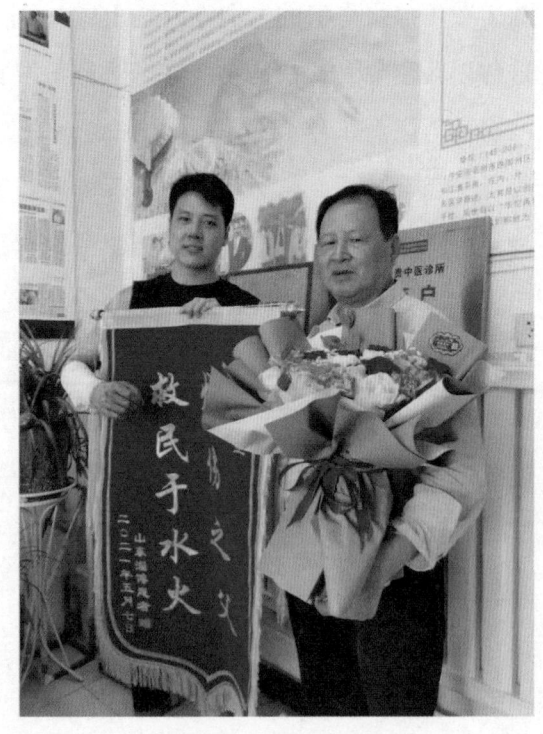

患者为郝贵送来锦旗

郝贵医学经验丰富,待人和蔼可亲,患者们都愿意找他治疗,还将其介绍给有需要的朋友。他接诊过各种类型、不同程度的烧烫伤患者,如因煤气罐爆炸受伤、汽油烧伤、开水烫伤等患者,治愈率、愈后无疤率均很高,他凭借精湛的医术妙手回春,为患者抚平了伤痛,得到了许多患者的好评。尤其对于面部烧伤的患者,除了常规的医学治疗外,郝贵十分关注患者的心理变化,给予患者细致周到的心理咨询与安慰,增强他们战胜突发伤病、早日痊愈的信心。

难得的是,他热心公益,在救治病患的同时还倾注爱心回馈社会。在休息时间,他亲自上门为行动不便的老年患者服务;对于经济困难的患者,他尽量少收费、有时甚至不收费;他还经常带着自己的侄子到敬老院,为老人们提供免费的咨询与治疗;他也是"寻医问药"网站邀请的专家,时常为患者答疑解惑、提供医疗咨询与心理疏导。前来求医问药的患者有天津本地人,也有慕名而来的北京、廊坊、唐山等周边地区的患者。

郝贵甚至治愈过不少国际友人。2019 年,经《河北经济日报》的记者白根海介绍,时任荷兰中国友好协会主席的顾坚明加上了郝贵的微信。他的姐姐顾女士因肺部结节进行了一次手术治疗,在手术过程中切口处被烫伤。术后,原发病已经恢复,但手术伤口烫伤处却迟迟不见好转,甚至在一个月后开始流脓出血。郝贵看过患者伤口的照片后,当即将自己配制好的药邮寄给了顾女士。顾女士用药不到半个月,创面便完全愈合。为此,顾坚明专程从荷兰飞来,在天津市侨联领导的陪同下到天津市武清区中医医院看望并感谢郝贵大夫。此外,赫贵还医治过父母不在身边的乌兹别克斯坦小朋友,以及来自澳大利亚、加拿大的患者,有的外国友人经朋友介绍联系到郝贵,郝贵均邮寄药物,治好了他们的病。

经由郝贵之手治好的患者都心存感激,对中医中药也有了新的认识,郝贵对此感到十分自豪。他相信,假以时日,用疗效说话的中医中药定能取得更多患者的信任,让更多的百姓从中受益。

第二十五篇　郝氏抚疤灵软膏制作技艺

233

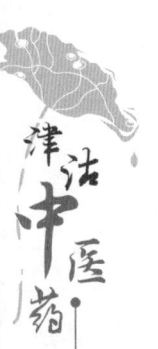

从家族内传转为广纳贤才

"很多老中医的方子都没能传下来。"谈起今后传承的问题,已过花甲之年的郝贵显得忧心忡忡。十六代以来,这方子一直传于家族内部。而到了他这一代,郝贵仅有一名女儿且对医学事业并无兴趣。更让他忧心的是,虽然经过他个人多年努力救治过很多烧烫伤患者,媒体也有过一些宣传报道,但传承千年的抚疤灵软膏的作用机理仍需进一步研究,"国药准字号"的申请依然在路上,专利保护仍未实现。说起这些,疾病缠身的郝贵很是无奈。

郝贵在2016年做过一个五年规划,计划五年内将秘方传承给第十七代甚至十八代传人,但是他表示,这个愿望并没有实现。不过,这两年,他开始转变思维,紧跟社会发展形势,尝试新的路径。他和山东一家企业合作,让软膏的制作无论从包装,还是从生产流程的量产方面,都有了大幅提高。并且,他尝试与天津之外的诊所合作,将软膏进行推广,让其走出天津,扩大影响力。

"过去中医有一个弱点就是故步自封,只在家族内部一代一代传,好多中医秘方都失传了。"郝贵惋惜地谈道,"今后咱就不限于家族传承了,我希望能从医学院校招收那些对此感兴趣的学生做徒弟,我手把手教他们,不能让咱们这优秀的中医技艺失去传承。"说到此处,郝贵有些哽咽……面对当前的家族实情与社会环境,郝贵做出了这样的决定。

通过这样的决定,我们看到了一名热爱中医并为此奔波了半辈子的老人内心的憧憬与大爱。一方面,郝贵不希望家族的秘方就这样失传;另一方面,促使他摒弃狭隘的家族传承观念做出如此决定的,正是当前中医药发展的大环境。国家秉持中西医并重的医疗政策,颁布实施了《中医药法》。在时代发展的潮流中,中医传统医疗技术得到千载难逢的振兴之机。正是这样的时代背景,让郝贵舍弃小我,成就大爱,愿将家族传承千年的秘方贡献于社会,培养更多的中医药人才,为更多的烧烫伤患者服务。

郝贵曾对医学院校的学生们说:"你们将来本科毕业也好,研究生毕业也好,一定要把个人的努力与智慧汇集到集体的洪流中。中医药的传承是厚重

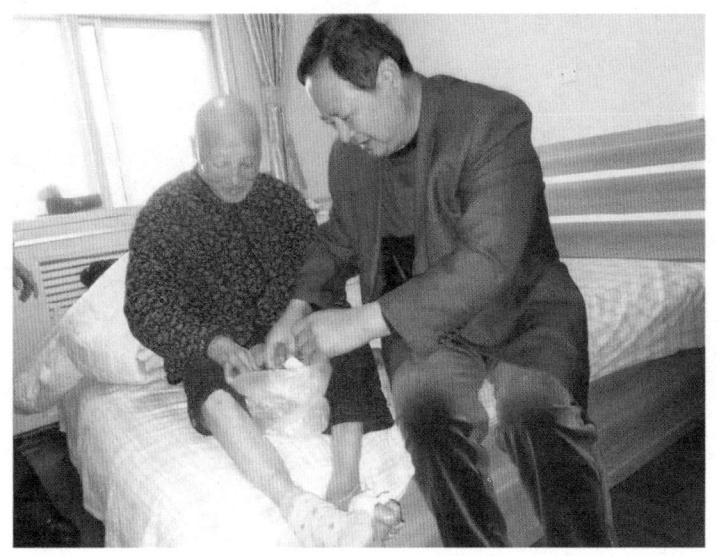

郝贵在工作中

的,个人的力量是渺小的。"郝贵坚信,在国家政策的支持下,在未来传承者的
努力中,这张秘方定能发扬光大,造福更多百姓,更好地服务社会。中医药文
化的传承定能星火燎原。

(陈红梅　孔令彬　曾敏)

第二十六篇　叶氏中医骨伤疗法

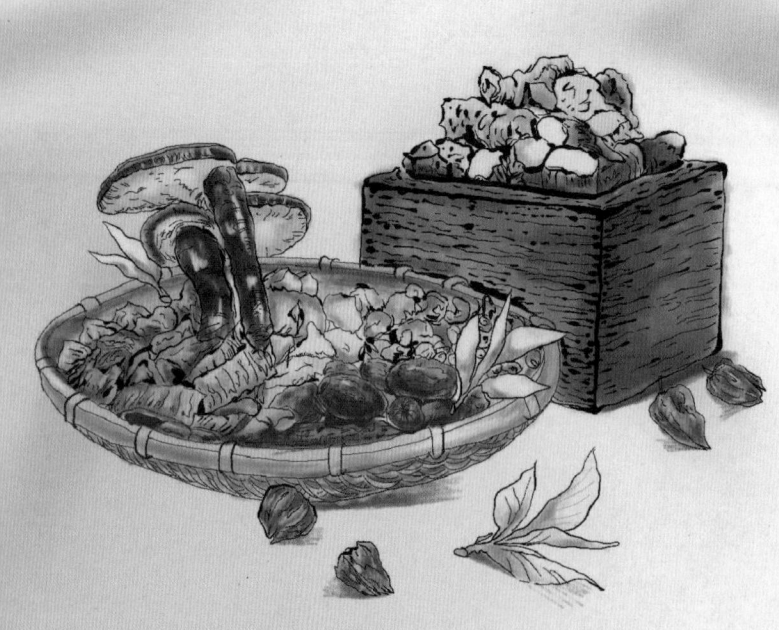

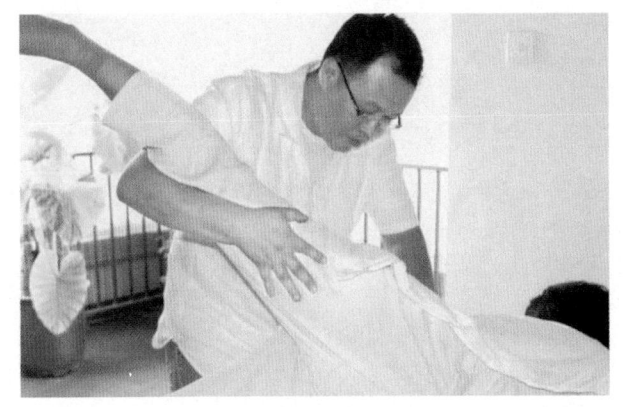

叶勇在为患者做治疗

人物小传

叶勇

叶勇,男,毕业于天津中医学院(现天津中医药大学)。幼承庭训,深得亲传秘授,喜学乐闻自慧心,勤学苦练学验俱进,14 岁即独立应诊,对骨伤疾患之诊治造诣颇深。主张治病求因,亦药亦法,药法独到,善用气药与循经取穴,尤擅长颈肩腰腿痛等骨伤疾患的治疗和辨证施药。并于 2012 年被列入天津市非物质文化遗产项目"叶氏中医骨伤科的代表性传承人",同年"叶氏中医骨伤科疗法"也被列为天津市河西区非物质文化遗产。2017 年,"叶氏中医骨伤疗法"入选天津市第四批市级非物质文化遗产代表性项目名录,"叶氏正骨黑膏药"也于 2018 年被评为天津市河西区非物质文化遗产。

传承谱系

 第一代创始人

叶希贤

 第二代学术传承人

叶振芳,叶希贤长子

 第三代学术传承人

叶　勇,叶希贤嫡孙

 第四代学术传承人

叶云天,叶希贤嫡重孙

一门两非遗 传承不泥古

——记天津市级/区级非物质文化遗产代表性项目
传承人叶勇

不动手术、不用药物,仅凭手法按摩和一方小小的黑膏药治疗脊柱疾患,这便是叶氏中医骨伤疗法的神奇之处。2017 年,"叶氏中医骨伤疗法"入选天津市第四批市级非物质文化遗产代表性项目名录,"叶氏正骨黑膏药"也于2018 年被评为天津市河西区非物质文化遗产。

以终为始 初心不变

"我从小学开始就跟父亲练习气功、站桩等武术基本功,上初中时每天比别的小孩多了一项作业——背医书。16 岁时在父亲的指导下,上手给患者做推拿,得到了患者这么一句评价:'叶大夫,儿子不比你差。'就这样,十几年中医世家的耳濡目染,我高中毕业时便沿着祖辈走过的路考入天津中医学院。"叶振芳的小儿子、叶氏正骨第三代传人叶勇说。

日复一日地背医书和练手法确实很辛苦,但是叶勇的医术也因此突飞猛进。大学毕业后,叶勇进入天津中医学院第一附属医院实习。在实习中,叶振芳总是把最难治的患者交给他,甚至不允许他写病例时出现一个错别字,否则就将整本撕掉让其重写。正是由于父亲的严格要求,叶勇从一名站在父亲背后的孩子,逐渐成长为一名可以独当一面的医生。

"跟祖辈不一样的是,我没有顺理成章地进医院当大夫,而是开办了自己的诊所,想把'叶氏正骨'发扬光大。"叶勇解释说,"其实这个决定也容易理解。首先,我希望把中医正骨手法带入民间,方便广大群众;其次,在 20 世纪90 年代,个体经营已成潮流,政策也允许医生自营诊所。"作为生活在那个年代的年轻人,叶勇自然会被这种理念所吸引。当然,最关键的是,叶勇有着硬实力——过硬的医术,还有扛起"叶氏正骨"这个名号的信念和勇气。

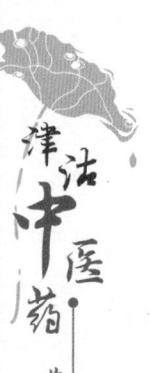

1997年底,叶勇的中医门诊部开诊。从当初迅速火爆,到如今在患者中拥有口碑,全凭叶勇对中医事业的坚定信念和对发展"叶氏正骨"的一腔执着。2017年,"叶氏中医骨伤疗法"被列入天津市非物质文化遗产项目,叶勇被评为叶氏中医骨伤科的代表性传承人。

近年来,叶勇将家中代代相传的几个古方重新改良配方,应用现代循证医学理论总结整理、重新挖掘中医药传统制作工艺,并将其成果化,恢复制作出传统黑膏药、养生药酒等,为骨伤科治疗又添新手段。他还独立研制出延桂酊、药茶等新产品,以及用于骨伤科辅助治疗的外用、内服药,为叶氏正骨注入了新鲜血液。

创新骨伤 治疗体系

叶勇幼时受业,一直致力于骨伤疗法的学习和传承。他介绍道:"我的祖父叶希贤开创的系统性治疗手法,在吸收现代医学科学的基础上丰富和发展了骨伤科临床医学的内容,具有独特的学术风格,并形成自身的正骨经验,也得到了西医的认可。"叶氏伤科治疗体系由叶希贤先生创立,至今已传承三代,在吸收现代医学科学的基础上丰富和发展了骨伤科临床医学的内容,形成了自身的学术理论和正骨经验。

叶勇谈起祖父叶希贤时满含着敬意,他说祖父13岁时便在北京师从京城名医屈连海,学成后来到天津法租界行医。中华人民共和国成立后,叶希贤协助创办了天津中医学院第一附属医院骨伤科,担任骨伤科主任和天津中医学院骨伤教研室主任,形成了系统治疗手段并编写了一系列教材,其治疗效果得到了西医的广泛认可。"祖父一直强调说,民间疗法只有形成系统进入医疗体系,才能更好地服务更多的人。"叶勇说道。

叶希贤还创立完善了中医伤科的"十问歌诀",即:一问损因二问便、三问饮食四问伤(受伤部位)、五问周身六问时(受伤时间)、七问医治(治疗过程和后果)八问病(肿胀疼痛功能情况)、九问寒热与轻重(受伤后周身有无发热恶寒)、十问家族全知情。这套歌诀即便在现代骨伤治疗中仍被广为应用。

而在治疗手法上,叶希贤开创了45个骨伤外固定的压板技术,既弥补了西医石膏固定的不足,也填补了中医四肢固定技术的空白。叶勇介绍道:"正骨其实分为两大类情况,一类是骨折骨裂等硬性损伤,另一类是错位和软组织损伤,叶氏正骨手法尤其擅长治疗软组织损伤。"

叶氏手法以轻巧见长,特别是根据伤情的不同手法灵活变通,达到开通气血、舒通经脉、顺理经筋的目的。早期治疗以疏导气血为主,手法轻松,多用揉、捏、拿、按摩等法以舒松筋络;中期存在功能障碍或畸形,多先用顺筋归位,辅以挤、按、端、提、搬等矫正手法。手法虚实轻重应根据患者体质、年龄、性别、受伤部位和病症辨证施治,不拘一格。

"我曾接诊过一位腰椎间盘突出症急性期的患者,使用叶氏正骨手法配合黑膏药敷治,患者水肿3天即消退,减轻了其临床症状。还有一位四十多岁的患者胸12椎体骨折,我用叶氏手法配合黑膏药,20天后便消除了患者的临床症状,患者恢复了正常的工作和生活,免去了手术治疗的痛苦。"叶勇介绍道。

走出国门 传播正骨

1941年出生的叶振芳,是叶希贤的长子。当时叶希贤凭借精湛的医术在家开了个诊所,虽说规模不大,但名气不小,这给叶振芳提供了一个很好的成长环境。叶振芳从小就向父亲学习少林形意拳和推拿技术,他在诊所里耳濡目染,初中毕业后便进入天津中医学院第一附属医院的药房做学徒,正式与中医结缘。在药房3年,叶振芳学会了包药、晒药、碾药、称药、制药,认识了百草,熟记了药性。

20世纪60年代,叶振芳进入天津中医学院第二期徒弟班,系统学习中医知识。大学毕业后他参加工作,在行医实践中不断精进医术。作为叶氏正骨第二代传人,叶振芳曾担任天津中医学院第一附属医院骨伤科主任、主任医师。经过多年的临床历练,叶振芳的推拿技艺可谓纯熟,再加上药房学徒的经历,让他在治疗中不拘泥于手法,用药也独具一格。

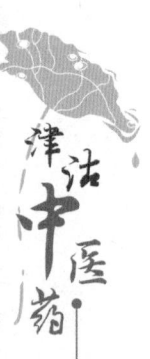

1998 年,柏林大学医学院邀请叶振芳前往授课,教授中医骨科。在德国期间,叶振芳一边给在校学生授课,一边给当地人治病,赞誉颇丰。之后他又前往瑞士、意大利等国的医疗机构巡诊,并在德国世界骨科研究大会上演示了叶氏正骨腰椎间盘复位十步手法。

叶振芳还曾向全国十几个省市、港澳台地区,以及十几个国家传播骨伤知识,为祖国的骨伤科事业培养人才,直到 2001 年退休。

独门秘方 献给国家

"叶氏治疗伤科,注重手法与药物并重。除手法治疗外,独门秘方叶氏正骨黑膏药的作用也十分神奇。"叶勇说,"叶氏正骨黑膏药配方出于清宫,为御用药膏。始传于北京御医屈连海,至今传承已逾百年。到 20 世纪 20 年代,屈家已行医六代,为北京中医骨伤科名家,善于治疗四肢骨折及各种软组织损伤。屈连海在 50 岁时收我的祖父为入室弟子,最终继承了其医术和药方。"叶希贤将屈家骨伤疗法传承至今,并将传世秘方叶氏延桂酊、腰痛合剂、中白散,以及荣筋片、活血片、接骨灵丹、补肾强身丸、红伤万应膏等药方均献给国家,在医院沿用至今,普惠于民。

提起"红伤万应膏",生活在 20 世纪 50 至 80 年代的人应该并不陌生,它在治疗骨伤疾病方面享有盛名。而"红伤万应膏"正源于屈家骨伤疗法,是治疗骨伤疾病的传世秘方"叶氏正骨黑膏药"的"母版"。

"1958 年,祖父响应国家号召,将他掌握的很多中医秘方无偿捐献给国家,其中最有名的便是红伤万应膏。"叶勇说道。"叶氏正骨黑膏药"由于原始配方讲究、熬制工艺繁复,叶希贤为将此方便于医院使用,用此配方的简方并简化其制作工艺,从而形成了红伤万应膏,提供给天津中医药大学第一附属医院使用。

传至叶勇时,为了弘扬民族传统文化,他下决心挖掘祖方,依古法炮制黑膏药,恢复了黑膏药的传统制作工艺,并将其重新命名为"叶氏正骨黑膏药"。其用药讲究,制作工艺繁复,"我每次熬制黑膏药都是一个极为辛苦的过程,因其需要纯手工制作，且每次制作长达 10 日之久。但是辛苦都是值得的，这样熬制出的膏药药力强大、渗透力强、致敏性低。"叶勇说："只要能够重现黑膏药的神奇疗效，再多的辛苦也是值得的。"

工艺繁复　制作精良

恢复传统制作工艺后的黑膏药重现了其真实功效，据叶勇介绍，黑膏药的制作要历经八道工序、耗时 10 余天才能完成。单单是第一步工序"泡药"就要耗时 3 天，将需要熬制的中药材置于麻油中反复浸泡，以刺激其中的有效成分充分发挥作用。"炒丹"和"熬枯"两个步骤最考验火候和制作者的功力。"炼丹"要将丹药放于干净铜锅中炒至干燥松散，药物呈深红色时立即停火，炒至太过或不及都会影响药效、导致制膏的失败。"熬枯"是将药材放入铜锅中熬炸，用 360℃高温热油催化药物中的有效成分，最后捞出药渣留下药油。这两步过程中稍有不熟练都会导致制作失败。"炼油"和"下丹成膏"两个步骤则是对制作者体力和耐心的双重考验，先将去掉药渣的药油以高温熬炼，直至呈现滴水成珠状时离火，这一过程中制作者不能有丝毫分心；随后将炒好的丹药倒入其中并不断搅拌，搅成黏稠的膏体，达到拉丝不断的效果。在中药制作技艺中，对高温处理过的药物进行"去火毒"也是制药的一步，也异常耗时耗力，需将熬好的膏体放入冷水中浸泡并每日换水，7 日后膏成。随后还要经过"摊涂"和"检查"步骤，才完成"叶氏正骨黑膏药"的制作。

叶勇说，这其中的每一步出现错漏都会导致制膏失败和所有原材料的浪费，而膏药生产对温度、湿度、季节都有要求，产量比较低。繁复的制作工艺和伴随而来的较高成本让叶氏黑膏药的发展一度陷入困境，他现在最大的心愿便是通过自己的努力让更多的人了解传统正骨手法和膏药的临床效果，帮助更多骨伤患者减轻痛苦，让更多人对中医药治疗骨伤树立信心。"我们应当对中医药的疗效有信心，我最大的心愿就是把老祖宗留下的好东西传承下去。"叶勇道。

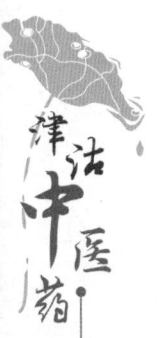

四代传承　医者仁心

如今,叶勇的正骨技艺已是炉火纯青,多年的行医历程,为无数患者解除了病痛。难能可贵的是,叶勇经常下基层、进学校、到群众中去,不遗余力地普及中医知识,传承中医文化。与此同时,他还亲自教授多名学生,其中包括自己的儿子、在天津中医药大学中医骨伤科学专业读硕士的叶云天。

叶云天十来岁时,叶勇就让他背一些中医基础的经典方剂并阅读一些经典书籍,如《濒湖脉学》《汤头歌》等。从十二三岁开始,每逢寒暑假,叶云天就在叶勇的诊所接受熏陶,在潜移默化中学习如何接待患者,如何诊断病情,以及一些基础的治疗手法。叶勇经常和儿子说的一句话是:"儿子,咱老叶家从你太爷爷那辈传承下来的这门医术,到你这一代已是第四代了。咱们家的家训是'勤勤恳恳、认认真真、仔仔细细地学中医长技艺,勤勤恳恳、认认真真、仔仔细细地对待每一个患者'。咱不管是做人也好,还是治病、用药,一定得对得起'叶氏正骨'这个牌子!"

一次,叶勇见儿子的手法受到患者的称赞,感到十分欣慰。那一刻,他想起父亲当年对自己的教导:"对待患者,不管患者身份高低贵贱,一定要做到不卑不亢,有礼有节。最忌讳的就是骄傲,绝不能恃技凌人。尤其是有一点儿小成绩或有一些小的心得,就骄傲自满,这种情绪很容易在临床中导致医疗事故。"于是,叶勇严肃而郑重地对叶云天说:"咱们行医关系到人的生命和健康,你即使没给人家治好、没造成伤害,也有可能耽误了人家最佳的治疗时机,这也是一个很大的罪孽。咱能治,就尽自己最大的努力把病治好;假如没有百分之百的把握,也要跟患者讲清楚,让患者做选择。"叶云天听了连连点头。

功夫不负有心人。如今,叶云天已逐渐熟悉了叶氏中医骨伤诊疗手法,学到了中药制作流程和方法,并初步掌握了制作传统黑膏药的技艺。相信"叶氏中医骨伤疗法"一定会在叶勇父子的手中传承下去并发扬光大。

（杨一丹）

第二十七篇

孙氏骨科醋膏药制作技艺

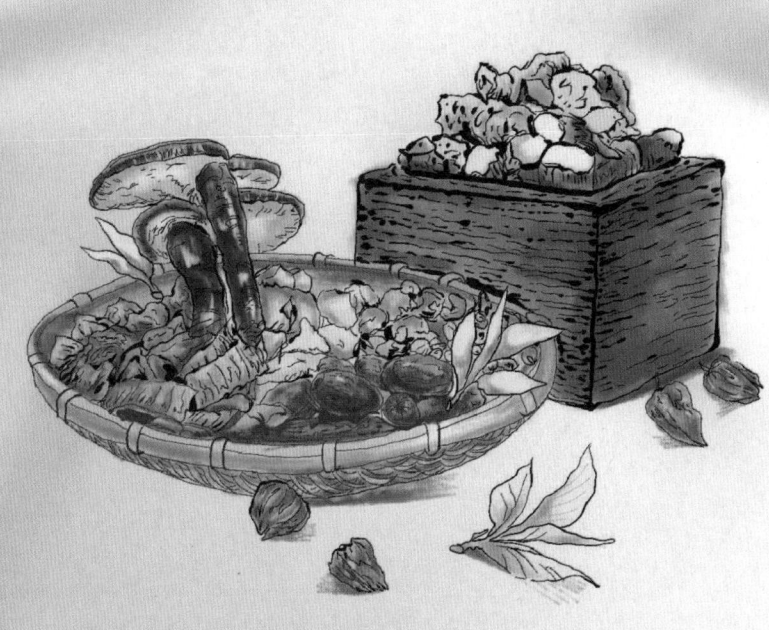

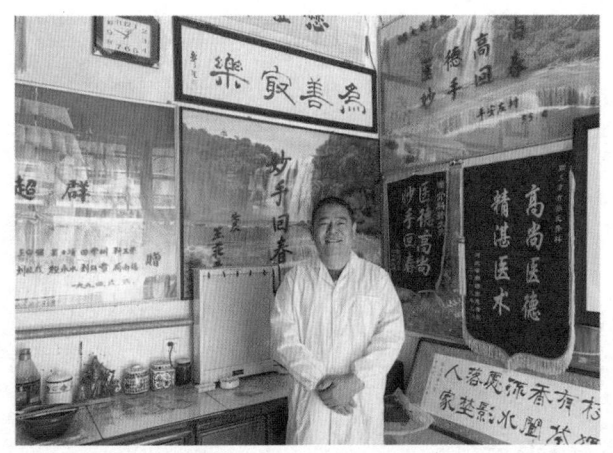

人物小传

孙玉和

　　孙玉和,生于1968年,天津市北辰区韩家墅村人,秉承父业,受父亲孙宝田看病和熬制醋膏药的影响,自幼酷爱医学,勤奋好学,刻苦钻研,向父亲学习药膏配制秘方与炮制技巧,19岁时就已熟练掌握骨科诊治和醋膏药配制方法及制作技艺,并不断创新钻研更有效地治疗骨病患者的方法。孙玉和继承了父辈流传下来的骨病医治和醋膏药制剂制作的全部技艺,对待醋膏药制作一丝不苟,选料精当,如今又引入电磨等工具,让制药技艺传承更加现代化。积极参加各种非物质文化遗产宣传活动,曾参加天津广播电台、电视台的《潮天津》《美丽乡村说》等节目,参加市、区级非物质文化项目活动展览等,进一步扩大了醋膏药的宣传,很多骨病患者慕名前来治疗。

传承谱系

 ● **第一代学术传承人**
马 灿

 ● **第二代学术传承人**
孙宝田

 ● **第三代学术传承人**
孙玉和

 ● **第四代学术传承人**
孙康贺

第二十七篇　孙氏骨科醋膏药制作技艺

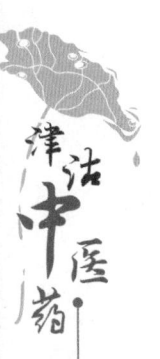

非遗醋膏药 百年惠乡里

——记天津市级非物质文化遗产代表性项目传承人孙玉和

在天津市北辰区韩家墅孙家老宅,几十年前孙玉和的父亲孙宝田给乡亲们看病时获赠的"悬壶济世"牌匾至今仍悬挂在诊室正墙上,牌匾旁边摆放着北辰区辰文故里非遗传承文化促进中心赠送的"孙氏骨科醋膏药制作技艺"绘画作品,作品栩栩如生地再现了孙氏骨科醋膏药制作、炮炼,以及给患者诊治、贴敷的情景。在这间诊室里,天津市非物质文化遗产项目"醋膏药"第三代传承人孙玉和接受了笔者的采访。

百年传承 四代接力

孙氏骨科醋膏药起源于清朝末年,距今已有 120 余年历史,现已传承到第四代。其继承了古法膏药的独家制作技艺,对于骨病治疗具有显著疗效,2016 年 5 月被天津市北辰区政府批准为区级第四批非物质文化遗产项目,2022 年 6 月入选天津市级非物质文化遗产代表性项目名录扩展项目名录。

醋膏药创始人马灿(1877—1962 年),韩家墅村人,6 岁入私塾,天资聪颖,博闻强记。说起马灿,孙玉和说:"听我父亲说,马灿学医时特别爱看书,好学习好钻研,打听到有啥偏方,他就跟人请教,特别好学。"

马灿 12 岁时,其父染病,多方求医但终未根治,于是马灿立志学医,认真研读《内经》《难经》《伤寒论》《神农本草经》《医宗金鉴》等医学典籍,遇到疑难病症便四方求教。为了掌握方剂配制方法,马灿还曾到天津"天德堂"药铺司药两年。

马灿最擅长中医正骨,他精心配制的接骨丹(内服)和醋膏药(外敷)选料精良,配方独特,制药工艺严谨,疗程短,疗效佳。民国时期一村民盖房拉土时腿不慎被轧折,至京城请骨科名医医治数月无明显疗效,得知韩家墅马灿治骨伤独特,前来求诊,几次后便痊愈,从此马灿和他的醋膏药便声名在外,前来求医治疗者络绎不绝。据记载,马灿开创了津门手足创伤科治愈病例之先河,其骨科验方已被编入《津门医粹》一书。

孙氏醋膏药的第二代传承人孙宝田是马灿的内弟,他受马灿熬药治病、服务乡里的影响,12岁时就立志学医,并拜马灿为师,马灿毫无保留,倾囊相授。教授中医治病的理论知识后,马灿又带着孙宝田一起为患者看病,孙宝田的诊治水平不断提高,习得了马灿骨科医治和膏药制作的全部技艺。

孙宝田先后在河北省唐山第二医院、天津中医学院附属医院(现天津中医药大学第一附属医院)任骨科大夫。1970年回到天津市北辰区韩家墅村,开设门诊服务乡里。俗话说"伤筋动骨一百天",但是经孙宝田正骨治疗、内服外敷的患者往往30天左右就能痊愈,在十里八村传为佳话。孙玉和说:"我父亲在世时,很多患者慕名前来。"

孙宝田后将骨科医治和制药配方传授给四子孙玉和。孙玉和从十几岁就开始跟父亲学习膏药制作技艺,膏药的制作过程又苦又累,年少贪玩的他一开始并不乐意学,但是父亲仍然耐心地手把手教他如何配药、如何炮制,把技艺传承的厚望寄托在他身上。日积月累,孙玉和终于明白父亲的苦心,"我父亲告诉我,一定把看病的这个方子保管好,不能弄丢。"2016年5月,孙氏骨科醋膏药被天津市北辰区政府批准为区级第四批非物质文化遗产项目。

"未来我要把这项技艺好好传承下去",孙玉和说,他的儿子孙康贺十五六岁时就跟着他学习膏药制作,未来希望儿子学习更多中药知识,将现代化制药理念引入醋膏药的制作与传承中。

配方独特 工艺严谨

孙玉和介绍,孙氏骨科醋膏药的配方独特,主要原料是红谷子、生蚕丝、男性黑头发、西瓜仁、葱胡子、食用醋,每一样原料都有讲究。

比如红谷子,必须是山西吕梁和辽宁抚顺产的。生蚕丝选浙江上等的。黑头发一般选13~35岁男性头发,孙玉和介绍:"跟固定的几家理发店联系,让他们把合适的头发给我攒着。"西瓜仁选大片的。葱要选用本地秋后的鸡腿

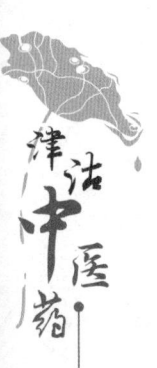

葱，"菜葱不行，没有劲儿。鸡腿葱少，不好买。十月中旬，我就去附近的市场转悠，碰上好的大葱，这一车全给它包了，一下得买好几千斤。"孙玉和展示手机里的照片，"你看，这葱胡子有30多厘米长"。醋选用壶装的独流老陈醋。在采访中，孙玉和一直强调"必须得真材实料，要不没有这个药效"。

孙氏骨科除了醋膏药，还有油膏药、洗药、秘药及内服药，这些药无一例外全部精选原料，有些药材甚至是海外进口的。孙玉和坚信"药材好，药才好"，每次配药前都精心对比、挑选，一定要找到质量最好的药材。时间一长，药材供货商都知道老孙头选材极为严苛。这几年，有些药材价钱涨了又涨，有些甚至价钱翻番。孙玉和有些发愁，"原材料全都涨钱，我的药也没法涨，这治病救人的东西涨得太贵，老百姓受不了，救人最要紧。"

不仅选料有讲究，炮制的时间也有说法儿。孙氏醋膏药只在春秋两季配伍炮制，"这个药本身的性能要求春秋配最好，因为夏天闷热潮湿，春秋气候干爽，做出来的药也好"。另外，配这药的时候还得按患者年龄有所区分，岁数不同，用到的药引子也不同。18~35岁、35~50岁、50~80岁，这三类人群的膏药所用的药引子不同，每年炮制膏药的时候都得提前按年龄段配好。

孙氏骨科醋膏药选料上乘，制作工艺更见功夫。醋膏药的制作对体能的要求极高，常人根本无法坚持。孙玉和说，以前没有电磨的时候，用水磨磨红谷子最累人了，"每天早晨三点钟就得起来制药，等天不亮就差不多弄完了，有时候累得直不起腰来"，蹬药碾子也不是轻松活儿，"一般人不会蹬，蹬歪了药碾子就掉下去了，蹬得直来直去又不出活儿，你必须得戗，得斜。这不光是个技术活儿，还是个力气活儿，一蹬蹬半个月，特别累。"

膏药炮炼还得掌握一定的技巧，孙玉和介绍，经父亲传授秘方的人不在少数，但是懂得膏药制作技艺的人寥寥无几。三分药，七分熬，熬制膏药的炉子和锅都是特制的，熬制过程中掌握火候最为关键，"必须用高粱的老秫秸烧，这火烧出来的是文火，不像木头烧的火那么旺，这也是从姑父马灿先生那里传下来的"。如今有了电磨，也不用再蹬药碾子，一部分制作环节可以交给机器了，但是最为核心的炒、熬等工艺还要靠孙玉和自己完成。到了熬制醋膏药的时节，孙玉和还是每天天不亮就起来忙碌。

医者仁心　惠泽乡里

韩家墅孙氏骨科医治骨病不仅闻名于北辰区、天津市市内六区，更有北京、上海、河北、河南，以及香港和台湾地区的患者慕名而来。谈及这么多年治病救人的初衷，孙玉和说："让患者少受罪，一切为了解除患者病痛。"

早年间韩家墅的高跷会发展得红红火火，但免不了有人磕着碰着，孙氏骨科免费为高跷会成员医治。孙玉和回忆道，高跷会每年过年踩高跷，头一个就上孙氏老宅来，给孙家拜年表示感谢。经济困难的人来看病，孙氏骨科也不收钱。曾经有一个李房子村的"光棍儿"被自行车砸得胫骨、腓骨骨折，爬着进来看病，父亲一分钱没要，给他治好了。"我父亲这样看病，我姑父也这样，没有钱没关系，照样给看。有患者找我姑父看病，连回家坐车的钱都没有，我姑姑甚至还给对方钱让他坐车。过去这样，现在还这样，这也是传下来的。"

医者仁心，孙玉和也传承了热心、仗义这些优良传统。几个月前，一个拾废品的大娘手腕骨折，手肿得老高，老人怕麻烦也怕花钱就没去医院，找到了孙玉和。孙玉和一看这情况，免费为大娘贴了膏药，跟她说"您下次再来，咱照样不收费，放心吧。"几贴膏药贴完，大娘的手腕好了。之后每次见到孙玉和，都连声感谢。北辰区金鹏里一位80多岁的老太太摔了一跤，伤到了胯骨和外踝骨，下不了地，出不了门，孙玉和接到问诊电话，二话不说，拿着膏药开车就去了金鹏里，患者家属也是感激不尽。

声名远扬　发扬光大

孙氏骨科醋膏药治愈了无数骨病患者，对骨病的治疗起到了消肿、止痛、促进愈合、长骨髓等作用，让一般骨折患者不开刀不手术就得到治疗。醋膏药历经120余年的实践检验，受到了患者们的一致好评，据统计，目前全国已有11个省市的患者慕名前来求医问药。近年来，随着孙氏骨科醋膏药获批北辰区区级、天津市市级非遗项目，孙玉和也越来越重视对孙氏骨科醋膏药的宣传,曾多次参加天津市非物质文化遗产保护协会、北辰区辰文故里非遗传承文化促进协会等单位组织的各项活动,还走进了天津广播电视台科教频道《潮天津》节目的传统中医药类非遗项目直播间,以及天津人民广播电台的《美丽乡村说》栏目直播间介绍孙氏骨科醋膏药,一些节目片段还被网友上传到了抖音和快手上。随着媒体的宣传,醋膏药更是声名远播,孙玉和常常接到来自外地的咨询电话。

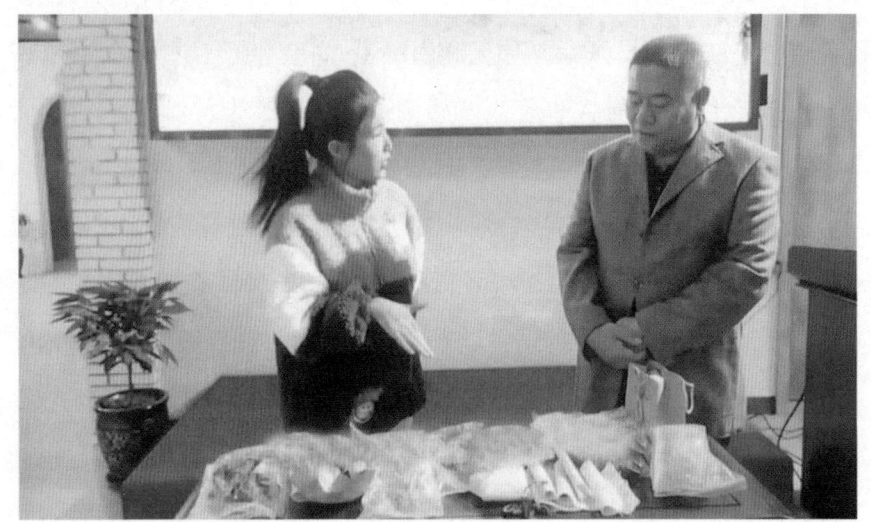

孙玉和参加《潮天津》节目

谈到孙氏骨科醋膏药作为市级非遗项目未来要如何发展,孙玉和毫不迟疑地说:"我打算继续申报国家级非遗项目,将醋膏药发扬光大,造福乡里,帮助更多的患者缓解病痛!"孙玉和还有两个心愿,一是希望能以家传的醋膏药等特色药为依托开一间骨科诊所,二是开一个现代化的制药工厂,让孙氏骨科未来发展更现代化、正规化、规模化,服务更多的百姓。孙玉和提到,自己正在积极申报相关专利,希望未来能与志同道合的人们共同合作,扩大膏药的生产,让全国的骨病患者都能从中受益。

（刘立荣）

第二十八篇

三伏咳喘膏处方及传统制作技艺

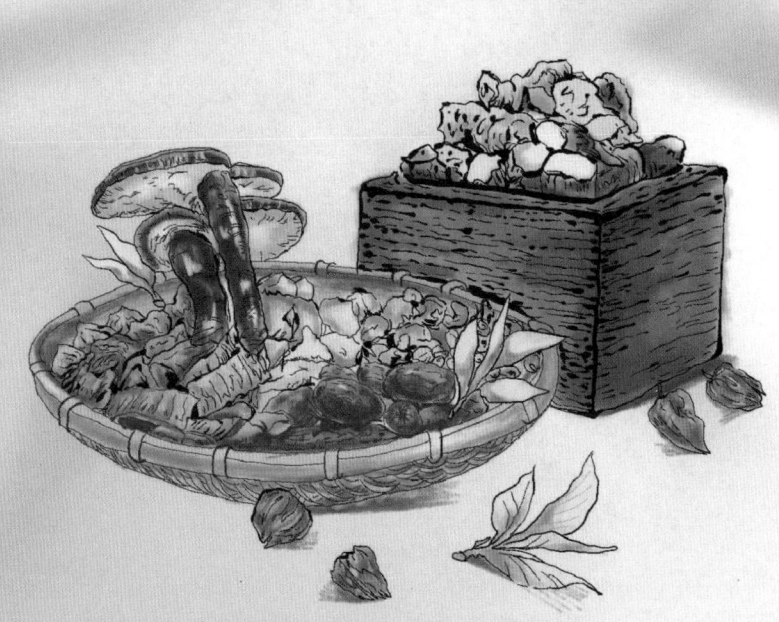

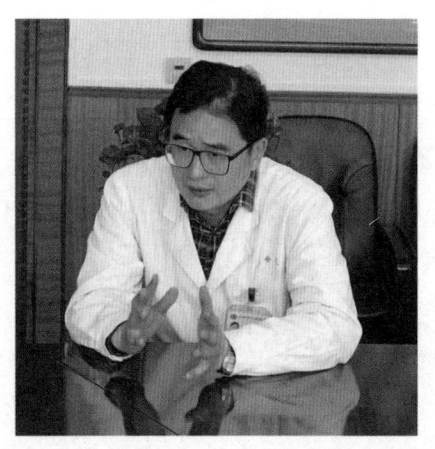

人物小传

熊湘明

　　熊湘明,出生于1971年,教授,1996年毕业于天津中医学院,2002年获天津医科大学中西医结合专业硕士学位。现任天津市公安医院中医科主任,主任医师,天津市非物质文化遗产项目"三伏咳喘膏处方及传统制作技艺"代表性传承人,天津中医药大学研究生导师,天津市中医药学会理事,中华中医药学会亚健康分会委员,中华中医药学会活血化瘀法分会委员,天津市中医药学会内科分会委员,天津市中医药学会儿科分会委员,天津市中西医结合学会消化系统疾病分会委员。

　　熊湘明师从天津市名老中医曲竹秋教授,是天津市公安医院中医科学术带头人,从事中医临床、教学、科研20余年,擅长治疗咳喘病、痛风、代谢病、心脑血管系统疾病等,对慢性咳嗽、哮喘及代谢性疾病的诊治有丰富的临床经验。

　　熊湘明以"读书与临证、温故而知新、继承和发扬"为宗旨,以留存、传承、发扬咳喘膏贴治临床精华为己任,组建形成了一支老中青三代结合、中西医专业交融的中医学术传承团队,积极开展理论和实践工作,对三伏咳喘膏及系列方、麝香糊的工艺制作进行发掘整理,组织实施天津市公安医院三伏贴治、三九贴治、四季贴治的具体工作,曾进行咳喘膏的科研及流行病学研究,其成果获公安局科技二等奖。熊湘明在造福大众的同时进一步传承与弘扬传统工艺,助力中医药文化遗产的保护和传承工作。

传承谱系

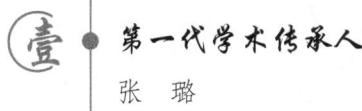

壹 ● **第一代学术传承人**
张　璐

贰 ● **第二代学术传承人**
施今墨

叁 ● **第三代学术传承人**
刘松庵

肆 ● **第四代学术传承人**
张宗文

伍 ● **第五代学术传承人**
刘　鸿

陆 ● **第六代学术传承人**
熊湘明

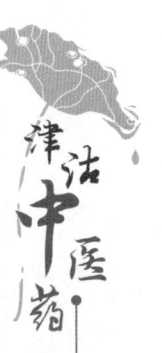

砥砺传承留香久　冬病夏治疗效佳

——记天津市级非物质文化遗产代表性项目
传承人熊湘明

　　"天津市公安医院的'三伏贴治'在全国范围内是最早的,20世纪50年代开始做,60年代已经成型,效果特别好,逐渐受到百姓的认可和各级政府主管部门的重视。"熊湘明脸上充满骄傲与自豪,话语里洋溢着坚定与自信。"天津市公安医院'三伏咳喘膏处方及传统制作技艺',2019年获得天津市和平区非物质文化遗产项目,2022年又获得天津市非物质文化遗产项目。"熊湘明拿出了这两个证书,还从书柜里拿出了制作精美的"三伏咳喘膏处方及传统制作技艺"宣传册,对"三伏咳喘膏"的发展历程如数家珍。

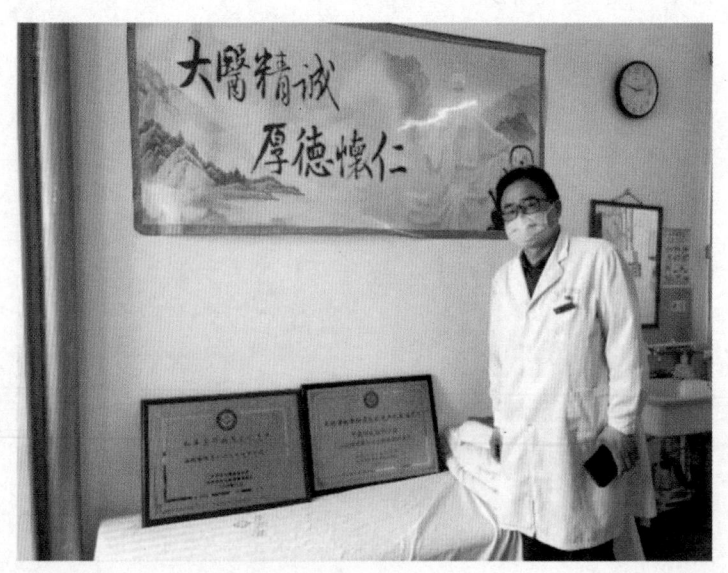

熊湘明办公室墙上"大医精诚　厚德怀仁"八个大字是他的座右铭

倾囊相授　砥砺传承

　　"三伏咳喘膏"及"三伏贴治"是天津市公安医院最为经典、最为传统的中药制剂和特色治疗方法,在其发展和施治的过程中,因其疗效显著而逐渐为百姓所熟知。治疗哮喘及其他呼吸道疾病的"三伏贴",历经"天灸""穴位瘢痕灸"等历史时期的传承与演变,成为如今的"三伏咳喘膏",其起源可以追溯到四百年前清代名医张璐在《张氏医通》中记载的"白芥子涂法"——"冷哮灸肺俞、膏肓、天突,有应有不应。夏月三伏中,用白芥子涂法,往往获效。"

天津市公安医院三伏贴创始人及科室众多医生,历经多年的潜心摸索与临证研究,翻阅大量中医文献,充分发掘古医书《张氏医通》的精髓,在沿用"白芥子涂法"的基础上,于1958年开始用"白芥子泥""中药瘢痕灸"为一些哮喘患者治疗,收到良好疗效。随后,中医科医务人员在这条道路上坚持研究,反复调整处方,改良中药制作工艺。医务人员在尝试用改良贴膏为咳喘患者治病后,发现疗效更为明显,并且夏伏时节治疗效果要优于其他时令。就这样,"三伏咳喘膏"知名度逐步提升,许多患者慕名而来。

1966年夏季,公安医院中医科正式使用改良后的"白芥子泥",并更名为"咳喘膏",用来治疗慢性咳喘病。"咳喘膏"在临床应用中效果突出,很快就传播开来,要求使用此种方法治疗的患者数量逐年递增。1978年,天津市公安医院研制的"咳喘膏"受到了"全国医药卫生科学大会"的表彰。到1983年夏的三伏天,贴治数量达万人次,每伏首日贴治千人次。

天津市公安医院中医科的中医医师们薪火相传,倾囊相授,历经了刘松庵、尉正之、张宗文、崔文琮、刘鸿、熊湘明等主任的传承发展,"三伏咳喘膏"得到了有序传承和广泛应用。如今的"三伏咳喘膏",倾注了中医科历代医家大量心血,正是因为历代医家的潜心观察,科研攻关,"三伏咳喘膏"才能辉煌至今。"三伏咳喘膏"几经时代变迁,至今仍沿用不衰,在服务患者过程中显示出强大的生命力,这也是中医药经久不衰的历史印证。

手工制作 一以贯之

早年,天津市公安医院在著名中医刘松庵的带领下,秉承"施今墨"的中医理念,对原有方剂不断挖掘、反复研究、调整处方、改良制作技艺,逐渐发展成今日的"三伏咳喘膏"。"三伏咳喘膏"有其独特的历史与文化渊源,其治疗

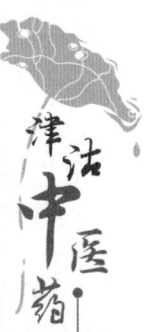

理念来自人类对自然"天火""天灸"的朴素崇拜。

熊湘明主任介绍,"三伏咳喘膏"的炮制、存放都遵守节气,且历代中医人都会严格把关每一个制药环节。"目前,天津市公安医院中医科"三伏咳喘膏"制作工艺已日臻成熟,每一道工序,每一个环节都有相应的规范和极其严格的工艺要求。公安医院一直秉承"精心、细心、耐心、爱心"的服务宗旨,在炮制过程中不省料,不省时,匠心独运。

"三伏咳喘膏"处方严谨、配伍精妙,采用天然中药、传统工艺,将独特的制作、操作方法体现在每一步、每一个环节。在药材选取方面,充分结合药效与自然特性,选用白芥子、细辛、生姜等温通散寒的中药,"一看、二闻、三摸、四掂",对药物进行严格把关——一看药物的产地色泽,制作药粉的性状;二闻药物的气味;三摸药物的质地、药粉制作的软硬度、细腻度;四掂所做药饼的分量。

在配伍方面,"三伏咳喘膏"由白芥子、延胡索、甘遂、细辛和麝香组成。白芥子利气豁痰为君药,延胡索散痰瘀理气为臣药,甘遂性寒佐辛温之性,细辛开胸中滞气为使药,麝香通关透窍,为引经之药。

贴治疗法来源于"白芥子涂法",将其应用于相应的穴位,可治病强身。"白芥子涂法"属灸法的一种,之所以称为"涂法",是因其使用方式为"贴敷"。治疗时,医师先在患者后背相应穴位拔罐10分钟,以达到开穴、促进局部血运的目的,再将咳喘膏药球置于相应穴位并固定。

"中医传承需要实打实地推行,我非常希望我们老祖宗的方子能够传承下去。"熊湘明在自身践行中医咳喘膏古方研究与传承的同时,也希望广大热爱中医的青年人积极参与。为助力中医药人才培养,公安医院也愿带领中医学生参与体验三伏贴治的活动,为学生们提供观摩与成长的平台。

冬病夏治 疗效显著

天津市公安医院"三伏咳喘膏"根据中医"天人合一"学说、"治未病"的理念和"春夏养阳""冬病夏治"的季节性治疗理论,延续中医传统思想,继承原始药方中的精华。通过几代专家的潜心研究,在具体的诊疗过程中,注重辨证与辨病相结合,"消疾于未起之患,医之于无事之前",因而得出结论,在每年的夏季三伏期间进行咳喘疾病防治,可以起到驱散体内阴寒、调节脏腑功能、恢复机体阴阳平衡的作用,从而达到治愈疾病的目的。

天津市公安医院从未停止对"咳喘膏"的研究。"咳喘膏"药剂最初主要针对寒型咳喘病。后来专门针对咳喘病不同证型,相继研制出"咳喘膏系列方"。20世纪80年代后通过对药味、穴位进行调整,对工艺进行优化,继续研制和改良"三伏贴咳喘膏",以更好地发挥"咳喘膏"的预防和治疗作用。80年代末90年代初又研制出"四季贴""三九贴"。还针对儿童的证型特点,调整相应方药配比及工艺。

天津市公安医院以古方为本,有效利用特殊节气,不断挖掘,使"咳喘膏"疗效显著提升。同时,医院还通过各种途径,提高三伏咳喘膏及三伏贴治的社会影响力,进而得以口口相传,逐渐深入人心,家喻户晓。每逢三伏天,位于市中心的天津市公安医院里中医科的医生们都格外忙碌,前来要求使用三伏贴治、三伏咳喘膏治疗哮喘、支气管炎的患者络绎不绝。因为"咳喘膏"的疗效佳,也因公安医院中医人的信念坚守、认真负责,才使得患者们相信医院、信任医生,愿意年复一年来到医院接受贴治疗法。大量的治疗分析及多年的跟踪随访结果证明了"三伏咳喘膏"贴治可有效缓解咳喘患者的发病症状,降低发病频率。在研究中,医务人员还发现"咳喘膏"在治疗咳喘主症的同时,还可以改善患者的阳虚体质,缓解患者的其他疾病,并可减少患者全年的感冒次数,有效提高人体的免疫力。

一说到疗效,熊湘明有点小兴奋:"我来到公安医院工作之后,医治过众多患者。我感触比较深的是一位九旬老太。当年她哮喘特别严重,她坚持三伏贴治30多年,即便哮喘症状消失之后,依然每年都来医院贴治,用以预防疾病,一直坚持到她96岁去世。"那些忠实的"铁粉"不分年龄,许多儿童群体也会来到公安医院接受贴治。熊湘明深情地说:"我们有很多小患者,从幼儿园期间贴治到大,贴膏药把哮喘治好了之后,还会来这里看别的病,有的孩子

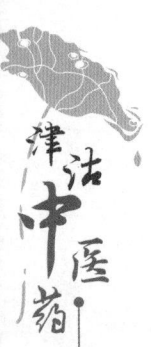

已经上大学了。"

初心不改 勇担重任

在医学高度发展的时代，"三伏咳喘膏"也面临诸多传承危机。例如，传统制作工艺流程烦琐，耗时费力，后继乏人；部分药品采购受限等。为传承好这一传统医术，天津市公安医院加大了支持力度，做了大量的传承保护工作。熊湘明对申报非物质文化遗产的工作有着自己的见解："我们申报'三伏咳喘膏处方及传统制作技艺'非物质文化遗产，其目的是更好地抢救、保存、保护和振兴该项遗产。"非物质文化遗产是中华优秀传统文化的重要组成部分，承载着人类的智慧与曾经的辉煌。申报只是手段，保护才是真正的目的。

2019年，在天津市公安医院党委领导的大力支持下，医院成立了"三伏咳喘膏处方及传统制作技艺"申遗工作组。"我们组建了一个非遗工作组，群策群力，形成合力，共同挖掘。"熊湘明作为主任，承担起非遗传承与传播的责任，与科室同道共同努力，用10个月的时间完成了整理史料、完善谱系、申报评审等系列工作。同年年底，天津市公安医院"三伏咳喘膏处方及传统制作技艺"获得天津市和平区非物质文化遗产项目，并确定天津市公安医院为非遗项目传承保护单位，熊湘明为非物质文化遗产项目代表性传承人。

2022年6月，天津市人民政府批准天津市公安医院"三伏咳喘膏处方及传统制作技艺"为天津市非物质文化遗产项目。

熊湘明语重心长地说："前辈们已经做出了许多贡献了，是历代的传承铸就了今天的成就，我实际上是踩在了巨人的肩膀上。能够在中医药和三伏咳喘膏的非遗传承中做点事情，我就很高兴了。"迄今为止，已有数不清的患者从"三伏咳喘膏"中受益，其独特的炮制技艺和治疗效果声名远播，已辐射到华北地区乃至国内边远地区。熊湘明希望通过非遗的申请，传播中医传统技艺，进而发扬中医精神内涵，将中医宝贵的成果传承下去、传播出去。

天津市公安医院"三伏咳喘膏处方及传统制作技艺"成功申遗，使这一非物质文化遗产得到了国家有关部门的认可。同时，也是对天津市公安医院中医人世代传承心血的肯定,让公安医院的中医人获得了身份归属感,增强了中医药人的文化自信心、文化自豪感,从而调动各方力量,使其更好地传承,造福更多百姓。

如今,公安医院通过各种媒体宣传报道、广泛开展义诊和讲课、积极开展公益活动等方式,使得更多的人认识、了解、体验到了这一中医药文化传统特色技艺。这些举措提高了"三伏咳喘膏"及三伏贴的知名度,增强了社会影响力,其接受度、美誉度与日俱增,进而能在更大范围、更高层面保护和传承中医药文化遗产,造福更多的患者群体。公安医院的中医人们正在尽其所能,努力让天津市公安医院"三伏咳喘膏处方及传统制作技艺"生生不息,薪火相传!

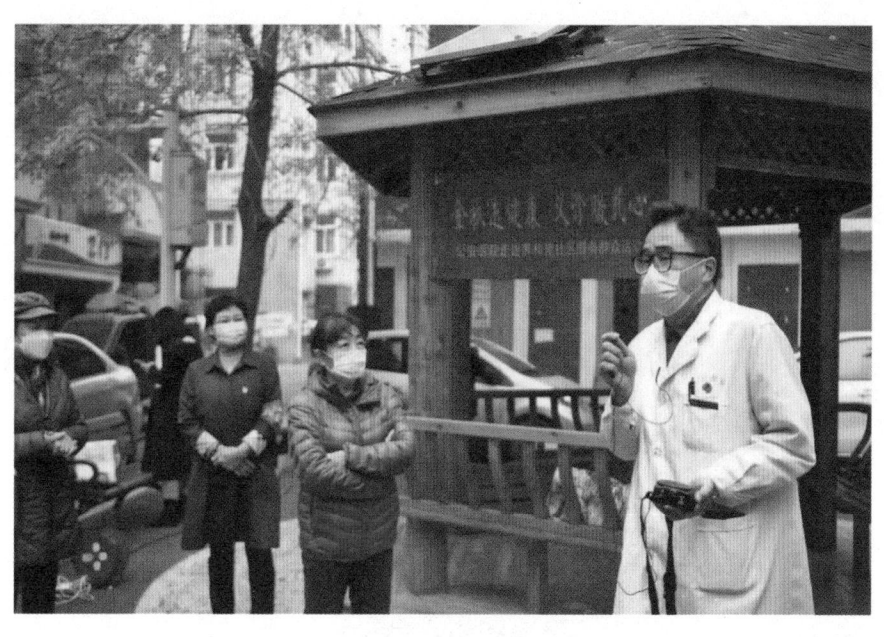

熊湘明参加社区义诊

(申红玲 许珂 孟柯男)

第二十九篇

乐仁堂胃肠安丸处方及传统制作技艺、海马补肾丸处方及传统制作技艺、通脉养心丸处方及传统制作技艺

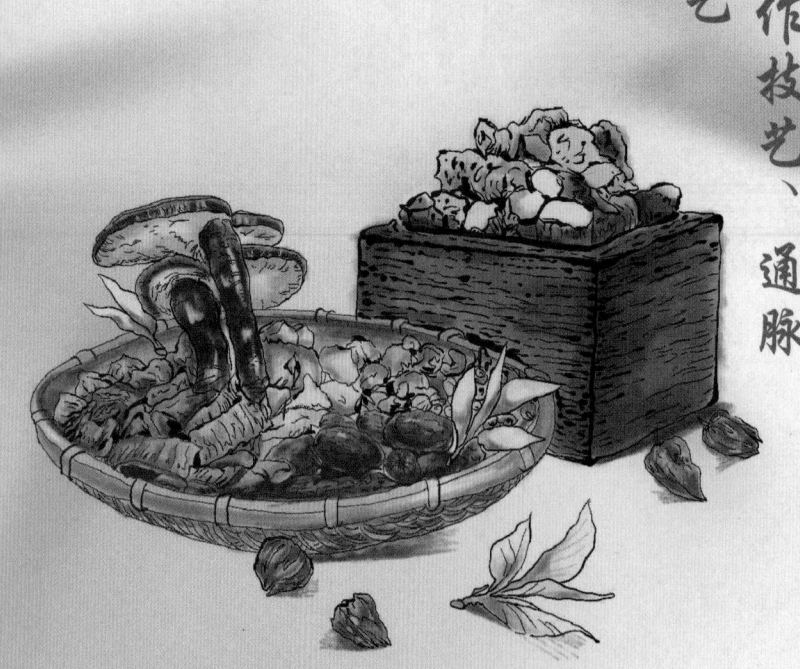

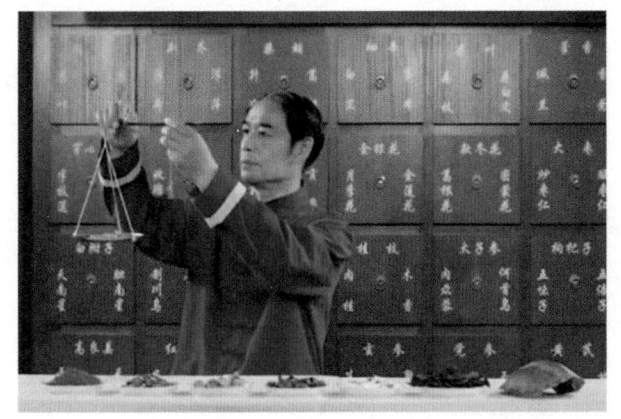

经宝堃,男,1963年7月12日出生于天津市,曾任津药达仁堂集团股份有限公司乐仁堂制药厂技术中心主管,现已退休。他被企业评聘为技师,曾获天津医药集团"金牌工人""乐仁榜样""2022年度乐仁榜样标兵"等荣誉称号,是天津市西青区非物质文化遗产项目"乐仁堂胃肠安丸处方及传统制作技艺"的传承人。

作为非遗传承人,经宝堃主要负责胃肠安丸技术资料的挖掘整理及工艺研究的具体工作,拥有30余年的实践操作经验,熟练掌握胃肠安丸微丸剂型的手工泛丸技艺,对胃肠安丸处方研究及传统制作技艺的传承做出了突出贡献。他先后参与实施了《湿丸干燥工艺参数摸索》《胃肠安小丸工艺的确认与执行》《常年不生产品种的工艺摸索》等多个企业技术委员会攻关项目,为生产一线不断提供技术支持。

经宝堃曾多次参与非遗文化研究交流活动,他在"乐仁堂国药文化馆"向来宾讲解非遗制作技艺及中医药传统文化,参与非遗研讨会现场的非遗制丸技艺演示,并多次参与录制非遗宣传片。他以精湛的技艺和深厚的文化底蕴,成为"乐仁堂"历史文化宣传的骨干力量。

在导师带徒暨非遗传承人培育工程中,经宝堃毫无保留地教导传承人,传授中药传统工艺的制作方法,同时不断地在实践中宣传中药深厚的文化内涵。他的努力在企业内形成了守护、传播非遗文化,传承百年乐仁精神的良好氛围。

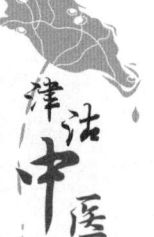

胃肠安丸传承谱系

壹 ● **第一代学术传承人**

乐佑申,1921年创办乐仁堂

贰 ● **第二代学术传承人**

李存禄、刘景发带徒王忠、信福礼(学术传承年代:1956—1970年)

叁 ● **第三代学术传承人**

王忠、信福礼带徒李松、张力行(学术传承年代:1970—1999年)

肆 ● **第四代学术传承人**

李松、张力行带徒李博华、赵建桥(学术传承年代:1999—2000年)

伍 ● **第五代学术传承人**

李博华、赵建桥带徒王琳、经宝堃(学术传承年代:2000年—)

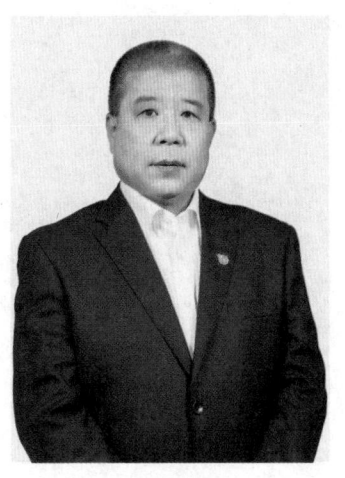

海马补肾丸
人物小传

于庆

　　于庆,男,1969年5月出生于天津市,任津药达仁堂集团股份有限公司乐仁堂制药厂质量技术部中试试制。他于2009年毕业于天津中医药大学中药学专业本科,技术职称为中药师。他被企业聘为首批工人技师,曾获天津医药集团"金牌工人""乐仁金牌好员工""2022年度乐仁榜样先锋"等荣誉称号,为天津市西青区非物质文化遗产代表性项目"海马补肾丸处方及传统制作技艺"的传承人。

　　自1992年进入乐仁堂工作以来,他先后担任制丸组组长、车间技术主管、技术中心主任助理等职务,连续多年被评为厂级先进员工,并荣获公司级先进党员称号,坚守岗位30余年,主持及参与多项技术攻关项目。

　　作为非遗传承人,于庆主要负责海马补肾丸技术资料挖掘整理及工艺研究的具体工作,并发挥传帮带作用,传道授业解惑,带出的多名徒弟成为企业丸剂生产的主力员工。

　　于庆始终遵循"遵肘后,辨地产,炮制虽繁必不敢省人工,品味虽贵必不敢减物力"的堂训,秉承企业"专业做药、实在做人"的行为准则。他用最朴实的劳动践行着一名非遗传承人的坚守。

海马补肾丸传承谱系

 壹 ● **第一代学术传承人**

乐凤鸣

 贰 ● **第二代学术传承人**

乐平泉

 叁 ● **第三代学术传承人**

乐佑申

 肆 ● **第四代学术传承人**

李存禄、刘景发带徒王忠、信福礼（学术传承年代：1956—1970 年）

伍 ● **第五代学术传承人**

王忠、信福礼带徒李松、张力行（学术传承年代：1970—1999 年）

陆 ● **第六代学术传承人**

李松、张力行带徒李博华、赵建桥（学术传承年代：1999—2000 年）

柒 ● **第七代学术传承人**

李博华、赵建桥带徒于庆、王磊（学术传承年代：2000 年—）

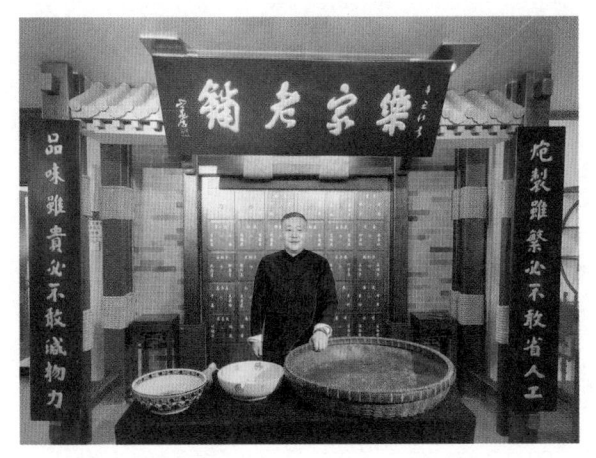

通脉养心丸
人物小传

李刚

　　李刚,男,1976年4月出生于天津市,2002年毕业于天津中医学院(今天津中医药大学)中药学专业大专,取得中级药物制剂资格证书,现任津药达仁堂集团股份有限公司乐仁堂制药厂综合车间糖衣组组长,曾获得"乐仁勇于创新好员工"荣誉称号,为天津市西青区非物质文化遗产代表性项目"通脉养心丸处方及传统制作技艺"的传承人。

　　李刚于1996年加入乐仁堂制药厂,参加工作以来,一直从事丸剂生产工作,具有丰富的中药丸剂生产经验。他具有20余年的药品生产实践操作经验,熟练掌握通脉养心丸的手工泛丸技艺。他善于学习,勤于研究,2001年任制剂车间丸剂生产组长。

　　作为非遗传承人,他负责通脉养心丸技术资料的挖掘整理及工艺研究全过程的具体工作,为通脉养心丸的工艺研究和质量提升做出了努力。结合传统制药工艺,他在实践中将制丸工艺发展创新,极大地提高了通脉养心丸的一次性合格率,降低了出渣率,提升了企业效益,对其他丸剂品种,如六味地黄丸、金匮肾气丸的生产也提供了专业的技术支持。

　　同时,李刚对通脉养心丸传统制作技艺的传承和发扬做出了突出贡献。他对徒弟从严要求,从每一个细节、每一道工序、每一个流程细心传授,很好地发挥了师傅的传、帮、带作用。多次参与企业文化宣传片录制,在"乐仁堂国药文化馆"向青年员工演示和讲解通脉养心丸的工艺流程,将实际生产中的宝贵经验教授给新员工。

通脉养心丸传承谱系

壹 ● **第一代学术传承人**

乐凤鸣

贰 ● **第二代学术传承人**

乐平泉

叁 ● **第三代学术传承人**

乐佑申

肆 ● **第四代学术传承人**

董晓初

伍 ● **第五代学术传承人**

阮士怡

陆 ● **第六代学术传承人**

李存禄、刘景发带徒王忠、信福礼（学术传承年代：1956—1970 年）

柒 ● **第七代学术传承人**

王忠、信福礼带徒李松、张力行（学术传承年代：1970—1999 年）

捌 ● **第八代学术传承人**

李松、张力行带徒李博华、赵建桥（学术传承年代：1999—2000 年）

玖 ● **第九代学术传承人**

李博华、赵建桥带徒金兆祥、李刚（学术传承年代：2000 年—）

津沽中医药·非物质文化遗产代表性传承人口述采珍

匠心制药名扬海内外

——记天津市非物质文化遗产乐仁堂三名药处方及制作技艺的传承之路

在津药达仁堂集团股份有限公司乐仁堂制药厂国药文化馆的数十种多年来老百姓耳熟能详的中成药名录中,海马补肾丸、通脉养心丸和胃肠安丸3种天津市非物质文化遗产中成名药赫然展现于馆堂。在乐仁堂制作技艺传承人和保护者的引导下,笔者探访了这3种乐仁堂中成名药处方和制作技艺的传承之路。"乐家老铺"数百年来传承的中药文化、御方和民间验方都是乐仁堂制作名药服务于民众健康的源泉和动力。

名医创名方一脉相承

"海马补肾丸的处方由36味中药配伍而成,是滋肾阴、助肾阳、补肾气、养肾血、益肾精之'五虚俱补'的名方,药方来源于《同仁堂药目》,方中传承了10余个中医药经典古方名方的精华,成为补益门类中成药的代表性药物。"讲解员向笔者讲述着海马补肾丸处方的由来。

据介绍,乐仁堂始创于1921年,其前身是遵循200多年制药祖训和成果且自1723年开始供奉御药的"乐家老铺"。乐家老铺京十三代长房长孙乐佑申以嫡传人的身份在北京西单设立了"京都乐寿堂乐家老铺",1930年,他将"京都乐寿堂"迁至天津,更名为"京都乐仁堂",以便津城患者不必赴京购药。同时,他在天津中心梨栈大街16号(今和平路)开设乐仁堂总店,相继在天津(估衣街)、石家庄、保定、太原、开封等地开设8个分店,设药厂一处、鹿苑一处。

明末清初,乐氏京一代世祖乐良才从浙江移居北京,以行医卖药为生。康熙年间,京四代传人乐显扬任太医院吏目,于1669年创办同仁堂药室。京五代传人乐凤鸣于1702年在北京前门外大栅栏路南开设同仁堂药铺,即"乐家老铺——京都同仁堂"。乐凤鸣幼承庭训,精通药理,广读医书、药书,

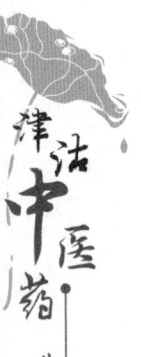

又亲手炮制各类剂型配方,改进丸、散、膏、丹的疗效。他历经几个寒暑,将收集到的各地、各朝代历经数百年的宫廷秘方、古方、验方,以及家传秘方予以优化,终于在1706年编写并出版了《乐氏世代祖传丸散膏丹下料配方簿》及《同仁堂药目》两部国药成药专著。1913年,孙乐佑申出任同仁堂新掌门,传承了乐家老铺的经典名方。

根据介绍,笔者经过查证《津门医粹》和《津沽中医名家学术要略》等史料,了解到通脉养心丸处方一段感动世人的创建与传承故事。津门四大名医之一的董晓初先生在"九一八"事变后来津悬壶,1952年底创办兆丰中医联合诊所。1956年,天津市政府决定成立天津市立中医医院(今天津中医药大学第一附属医院),董晓初将兆丰中医联合诊所无偿地捐献给国家,任内科主任,全身心投入该院的筹建工作。他于1961年创立了天津市第一个心脏病专科。他精耕仲景之学和《伤寒论》医理,对内科、妇科、儿科造诣颇深,尤其是对温病时证、心脏病等更有独到之长。他在多年的中医诊疗实践中,博采古方古医各家之所长,深耕"伤寒""温病",兼收并蓄,将两者融为一体,用于临床施治。他利用中医理论,结合现代医学,对心血管疾病(冠心病、风湿性心脏病、心力衰竭、肺源性心脏病、心肌病、心律失常等病症)进行辨证分型,在中医经典《伤寒论》炙甘草汤和《温病条辨》三甲复脉汤两方的基础上,结合临床经验加减化裁,创立了治疗冠心病的经典名方"651丸",对治疗"气阴两虚型"冠状动脉粥样硬化性心脏病供血不足、心律失常、缓解气阴两虚型冠心病患者的心绞痛等疗效显著。他在一把勺、一口锅的简陋条件下生产出这一制剂,开创了津城制剂科研的先河。后来,董晓初将此药的配方无偿献给国家,由天津市第三中药厂(今津药达仁堂集团股份有限公司乐仁堂制药厂)按此方配制投产,并将其命名为"通脉养心丸"。多年来,天津中医药大学第一附属医院冠心病治疗研究小组继承董晓初的经验,与天津药品研究所一起对通脉养心丸的临床疗效进行了整体观察,证实了通脉养心丸对治疗"气阴两虚型"冠状动脉粥样硬化性心脏病及心律失常等非常有效。该药行销全国,沿用至今经久不衰,在民间广为传颂。

董晓初去世后，他的长子董建仁以历久弥坚的意志接过家父的医道事业，继续延承着先辈的高尚医德和精湛医术，在深研心脏病治疗的基础上创新研究出"治胃八法"等中医药学成果，使无数患者摆脱了疾患的折磨。如今，董建仁的长子董鍏依然传承着"651丸"良方，以此为医宗，不断创研出适用于当代疾患病症的妙方，在诊疗一线为民服务。数十年来，国医大师阮士怡等几代名中医鼎力保护这一传承50多载的中医药科学成果，在中医诊疗的战线上为无数心脏病患者解除病痛。

胃肠安丸处方源于清宫廷御方"小儿止泻方"，曾秘不外传。清朝灭亡后，御医将此方带到民间，并传到老中医世家。1984年，老中医世家将"小儿止泻方"献给曾供奉御药的乐家老铺正宗后裔——天津乐仁堂制药厂，成为乐仁堂独家生产的中成药名药。此处方配伍精当，用药轻灵，标本兼顾，运用了中医治则下反治法中的"通因通用"法，即在止泻处方中加入具有泻下作用的大黄和巴豆霜。此法是中医理论体系中最高层次的治疗原则——"治病求本"的体现。此外，大黄和巴豆霜的小剂量使用也是处方巧妙之处，大黄寒下，巴豆霜温下，两者一寒一热、相互佐制，可以对寒邪或热邪积聚，以及寒热错杂引起的腹泻起到排毒消积的作用，结合方中理气止痛类中药，具快速消除腹痛、腹胀、腹泻之效。

名厂制名药一心担当

津药达仁堂集团股份有限公司乐仁堂制药厂是全国中药行业著名的"中华老字号"企业，海马补肾丸等3种名药是天津乐仁堂的独家品种，是全国中药行业的重点生产企业。

"乐仁堂十分珍视祖国中医药学亘古延承的成果，以一种执著坚守的责任感，担当起传承、保护'乐家老铺'传统和中医经典科学的重任，以勤工匠心的不懈实践为民众精制驱除疾病的中成药!"这是乐仁堂人的愿望和乐仁堂勇于担当的企业精魂。她介绍，海马补肾丸历经300余年的历史传承，配伍严谨、组方精良，药材珍稀、品质珍贵;通脉养心丸是经过古代、现代名医

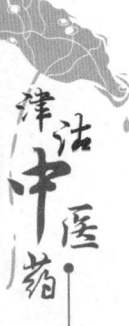

对本草纲药的深耕、提炼而收获的中医药精粹；胃肠安丸也出自世代名医之智慧的结晶，将这些弥足珍贵的研究硕果转化为惠民利众的中成药产品，成为乐仁堂人履行的职责。2012年，乐仁堂通过深挖历史资源，由企业创始人乐佑申的传人乐民成编著出版《国药世家三百年》一书。2013年，乐仁堂又倾力建立起国药文化馆，展现了海马补肾丸、通脉养心丸和胃肠安丸3种天津市非物质文化遗产中成名药的部分原始文献及制作器具。乐仁堂延续了传统的炮制技艺和手工泛丸技艺，培养了传承人队伍，为传承名方名药、古典传统制作技艺起到了至关重要的作用。

乐仁堂在承担制作技艺的过程中古法炮制，精心选配纯正药材，反复考证和试验成药产品的治疗效果，产品获得了海内外医患的认可，凭着上乘的药品质量和可靠的疗效，自1955年出口至今，行销20多个国家和地区，为传承传统中医药文化做出了突出的贡献。

妙手传妙法一腔热忱

乐仁堂始终秉承"遵肘后，辨地产，炮制虽繁必不敢省人工，品味虽贵必不敢减物力"的乐家祖训，坚持古法炮制，降低或消除药物的毒性或副作用，增强药物疗效。海马补肾丸坚持传统的炮制技艺，采用301道工序，传承了传统而独特的制作技艺。胃肠安丸属微丸剂型，以纯药粉制成，不添加任何赋形剂，每丸仅重0.004g，为现在药丸重量的1/5，如黄米粒般大小，在制作工艺上具有极为严苛的标准要求。

由于乐仁堂坚持质量管控，于2001年率先全剂型通过国家GMP认证，2002年通过澳大利亚TGA认证，2013年比国家规定提前一年半通过新版GMP认证。"传统的炮制和泛丸制作技艺丰富了中医药理论，对于研究丸剂制作的历史具有一定的参考价值，并蕴涵着文化价值。对于海马补肾丸等3种中成药，以'非物质文化遗产'的标准保护中药传统文化和制作技艺，旨在世代传承中医药文化精髓。"

1956年公私合营后，乐仁堂的员工便形成了以师带徒的方式传承中成药的制作技艺,从 1956 年至今,各代巧匠接力式地进行挖掘整理及试制的全过程。如今,企业已组建传统制药技艺技术团队,为传承和保护名药不懈奋进。"传承中医药非物质文化遗产还任重道远,仍面临着传承队伍老化和技艺濒临失传等困难,为此,乐仁堂潜心制订了中医药非遗保护计划。我们将不负众望,倾力打造古法与现代工艺相结合的道路,将中医药宝藏世代传承下去!"乐仁堂人满怀信心。

(孙桂龙　刘立荣　朱欣平　鄢然　李佳颖)

273

第三十篇 乐家老铺沽上药酒传统制作技艺

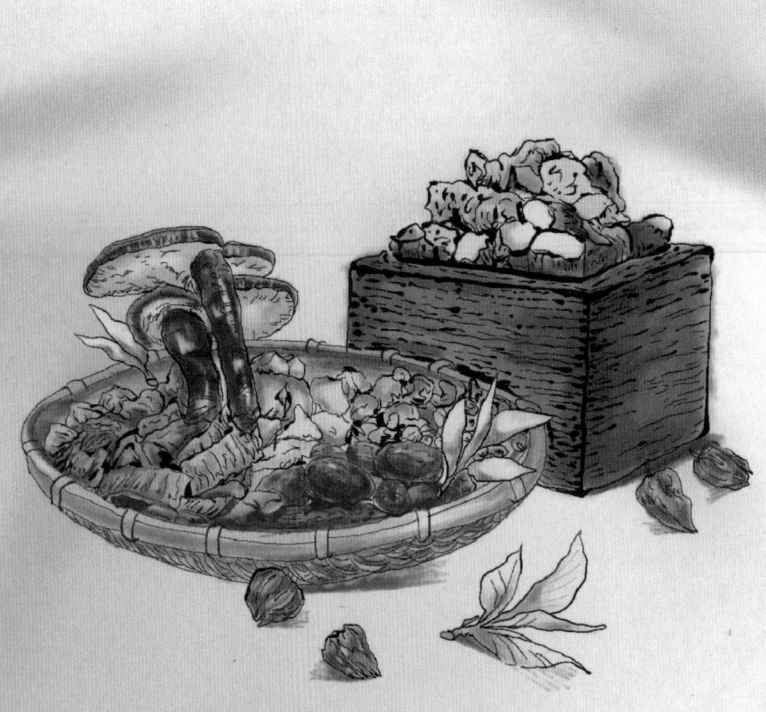

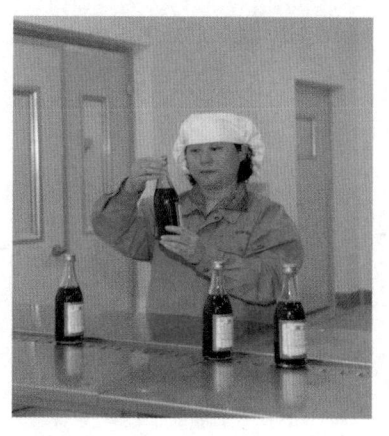

人物小传

王玉红

　　王玉红,"乐家老铺沽上药酒传统制作技艺"的第四代传承人,于2015年被认定为天津市非物质文化遗产项目代表性传承人。她深受达仁堂京万红药业企业质量文化及诚信文化的熏陶和教育,多年来严格恪守乐家老铺"炮制虽繁必不敢省人工,品味虽贵必不敢减物力"的传统古训,自1987年进厂开始,即师从于润德老师傅,熟练掌握不同品种、规格的中药材、珍贵中药材和中药饮片真伪优劣的鉴别知识和炮制技术等,并系统掌握了药酒生产的工艺流程。她从1987年开始从事药酒车间工艺点的监控工作,对于企业药酒产品的完整制作工艺流程具有系统且深入的了解。

　　多年来,她于实践中摸索、积累总结了宝贵的经验和精湛的技艺,把传统的中药检验技术和中药炮制技艺与现代科学技术有机融合,把全面质量管理工作要求和药酒生产工艺流程细致融合,特别是在药酒工艺技术的难点、工艺布局的改善、最佳操作法的确定等各方面做出了突出贡献。

　　进入生产岗位后,她注重培养年轻力量和药酒技艺的传承,坚持师带徒,把自己的生产技术、操作技能、业务知识、管理经验,无私地传授给新一代的京万红人,带出了一批懂药酒技艺、操作熟练的生产人员。在王玉红的带领下,京万红药业生产的药酒产品以选料严格精纯、成药配方精粹、药品加工精细、疗效显著而驰名中外。企业制定出高于国家药典的选材内控标准,任用熟悉各种药材性能、善辨真伪优劣的精干强手,在渠道、产地、等级上严格筛选,对原料中药材从选材、配料、水分方面进行监测,每个环节都设定严格的数据管理。在产品质量的可控性、用药的安全性上,把传统经验升级为现代科学技术,如一系列内控标准的数据化,使产品的品质恒定于最佳状态,夯实了产品的质量根基。

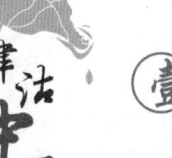

传承谱系

壹 ● **第一代学术传承人**
阮效康

贰 ● **第二代学术传承人**
程绍奎

叁 ● **第三代学术传承人**
赵国明　吕夺兴

肆 ● **第四代学术传承人**
王玉红

伍 ● **第五代学术传承人**
白云彬　冯建明　张东升

遵古法酿古酒 塑造百年酒坊

——天津市级非物质文化遗产代表性项目传承人王玉红

药与酒之间，一直有着密不可分的联系，中国自古以来就有以酒入药的传统。将能够治疗疾病、强身健体的中药融入酒中，既弥补了药的苦涩味之缺陷，又改善了酒的风味。药酒性热，既调和气血、贯通络脉，又振阳除寒、祛湿散风。走而不守，增强血液循环，调节组织代谢，增加细胞活力，促进人体胃肠分泌，往往能够产生类似于"风借火势、火借风威"的共荣效果。《汉书·食货志》中将酒称为"百药之长"，足以见得中国的药酒文化源远流长，以其特有的风采，在博大精深的中医药文化中占据一席之地。

正如天津市级非遗项目"乐家老铺沽上药酒传统制作技艺"的传承人王玉红所说："千淘万漉之酒，千挑万选之药，千辛万苦之工，方成千真万确之效。药酒，其数千年的发展历程，洋溢着秦汉华章，承载了唐宋雄风，沿袭了魏晋脉络，传承了元明清神韵，更彰显了今日乐家老铺沽上药酒之荣光！"王玉红和乐家老铺沽上药酒的发展历程，为天津中医药文化和中国传统药酒文化增添了浓墨重彩的一笔。

传承精粹 百年老铺

乐家老铺源于北京同仁堂，距今已有 300 多年的历史，沽上药酒作为其分支，也已经是名副其实的"百年老店"。在百余年的历程中，乐家老铺沽上药酒从无到有、从小到大，逐步成长为享誉津门的天津市级非物质文化遗产。讲起乐家老铺沽上药酒厚实的历史和享有的美誉时，王玉红顿时打开了话匣子，难掩内心的激动。关于药酒的由来，她介绍道："作为中国药酒文化的传承者和御制药酒工艺技术的典型代表，乐家老铺沽上药酒与北京同仁堂'乐家老铺'同祖同宗，一脉相承。早在清代康熙八年(1669 年)，乐显扬先生在创立乐家老铺北京同仁堂之初，即开始为皇室制作药酒。1914 年，乐氏第十二代传人乐达仁在天津创建了乐家老铺药酒生产基地，也就是天津达仁堂京万红药业的前身。自此之后，乐家老铺药酒制备的技术和秘方开始引入天津，乐家老铺药酒也开始在津沽大地落地生根、开枝散叶。"

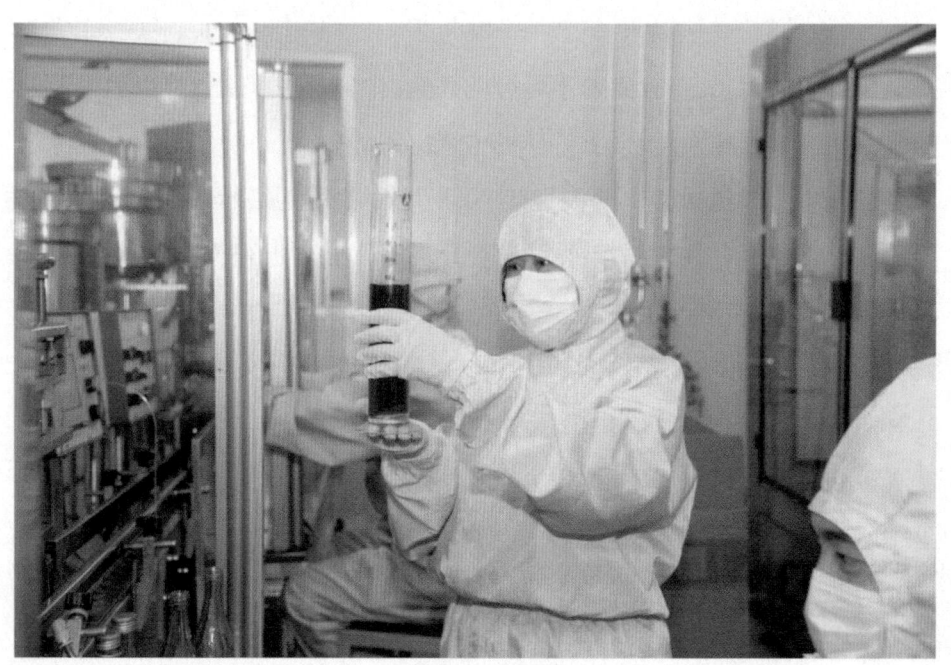

王玉红在工作中

据记载，乐家老铺最早坐落于天津估衣街沈家栅栏，一年后，乐达仁又买下了唐绍仪位于天津海关道的花园，将作坊扩大为制药厂。在发展的过程中，乐达仁不仅在天津本地开设酒坊、建立基业，也依托于北京乐家老铺，选派制酒高手来津。乐达仁非常重视药材的作用，在酿酒时对各种原料都详加挑选，严格要求。此外，乐达仁还拥有广阔的经营视野和锐意进取的创新精神，曾随清政府驻德国公使吕海寰赴德考察先进的经营管理模式，并将其应用到自己的企业之中。

经过 40 余年的发展，至 20 世纪五六十年代，乐家老铺沽上药酒的生产规模、产量和质量已达到全国领先水平，产品品牌也积累到了一个可观的高度。沽上药酒所产的茵陈酒、益肾液、五加皮酒、风湿酒、如意长生酒、史国公

278

酒、参茸酒等药酒品种，以其选料的严格精纯、配方的独到精粹、制备的醇熟精湛、疗效的确切显著而享誉中外，声名远播，成为医生和患者的重要选择。

"多年以来，乐家老铺沽上药酒传承了传统中医药文化的精髓，以'患者第一，顾客至上'为最高追求，以'可以养生，可以济人者唯医药为最'为创业宗旨，以'诚信为本，药德为魂'为经营理念，所体现的正是儒家思想的核心和诚信文化。"王玉红讲述着乐家老铺沽上药酒的内涵，"我们所传承的，是乐家老铺的传统中药炮制技术与制药特色，也是传统中医药与宫廷制药相融合的医药实践和医药理念，更是祖国传统中医药文化精华。从这个角度来说，我们所担负的，不仅是一个个具体的制药技艺，还是蕴含在技艺之中的工匠精神。在民间医药实践和宫廷制药规范相互融合的基础上，经过300余年的实践与创新，乐家老铺沽上药酒形成了具有自身特色的品牌形象、价值取向、质量文化、经营理念和队伍建设，具有完善的企业文化体系。"

严守工艺　百年匠心

乐家老铺有两句祖训，其一为"修合无人见，存心有天知"，"修"在此意为对药材的加工与炮制，"合"则可解释为对药材的挑选与组合。所谓"修合无人见，存心有天知"，指的是虽然制药的过程可能并没有人看到，但是此中之事，却瞒不过天地良心；因此，制药之人做事，当凭良心自觉，以求无愧于患者、无愧于良知。其二为"品味虽贵必不敢减物力，炮制虽繁必不敢省人工"，字面意为，就算药品成本再高，也不可以偷工减料、以次充好；制药的过程即使再复杂，也不能减少人力。其中蕴含的思想内核则是守拙持正、追求品质。从这两句祖训中可以看出乐家老铺沽上药酒对于自家产品的朴素坚持，而这种坚持，也被王玉红等传承人内化在日常的工作和生活之中。

王玉红介绍，乐家老铺沽上药酒在制酒时，会精细设定各种工艺控制标准，以保证产品的品质能够稳定地处于最佳状态。每一瓶药酒的制作，从药材原料到最终的成品总共有近百道工序，每道工序均设定了严格的工艺要求。投料的数量必须精确，各种珍贵细料药物的投料误差控制在微克以下。

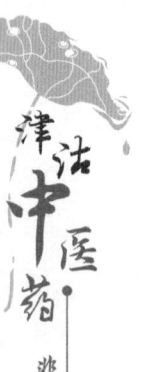

如牛黄、麝香等要研为极细粉,符合规定的目筛,保证粉剂的细度,还要颜色均匀、无花线、无花斑、无杂质。"药酒工坊讲究的是选料上乘,遵古炮制,千淘万漉,以最大限度激发药物的效力。例如,原料药材鳖甲、龟甲要经过伏雨冲洗,秋露沾淋;防风要去须;连翘要去梗;麻黄要去根节;鹿茸要用酒火烧掉绒毛;人参、玄参要削掉芦头;醋炒青皮、乳香、香附;酒炒威灵仙、何首乌。所有含动物药的品种,都必须长时间进行蒸、煮、煎。总而言之,每一道制作工序都必须严谨细致、一丝不苟。"王玉红自豪地说,"乐家老铺药酒工坊生产出的药酒,即使静置多年,仍能够保持汁色清澈明亮,没有沉渣。"

技法的继承与发展离不开一代又一代的传承人,每一个非物质文化遗产的传承,最终也要靠一代又一代的年轻人来实现。深谙此理的乐家老铺沽上药酒非常重视人才的培养与传承。"乐家老铺沽上药酒实施的是人才梯队培养工程,打造有匠心的传承人队伍。我们定期举办师带徒活动,传承技艺、传承文化、传承人品,而今药酒系列产品的每道工序都有相应的传承人。"王玉红说。从传奇式的药酒圣手程绍奎、吕夺兴,到现任技艺传人王玉红,一代又一代技艺超群的制酒英才在摸索中学习,在学习中提升,又在提升中总结和创新,从而形成了一种螺旋上升的良性循环。正是在他们的不懈努力下,乐家老铺沽上药酒传统制作技艺才得以传承并发扬光大。随即,王玉红以"制酒圣手"程绍奎的故事展现了老铺药酒人的匠心与风采。

程绍奎于1907年出生于北京,13岁进入北京同仁堂,早年师从同仁堂名家阮效康,学习炮制修合之术。他不仅精通各种中药制药工艺,而且擅长饲养梅花鹿、养蜂、烫茸,制作鲜鹿茸,鉴别和保管人参、鹿茸等技术,练就了炉火纯青的制药、鉴药和养护绝技,尤其精于药酒和中药膏的制作,遂被北京同仁堂派来天津。程绍奎是北京同仁堂的"本屋徒弟",即在师傅身边时刻学习的嫡亲弟子,很早便掌握了过硬的技术。他长期担任膏酒组组长,带领膏酒组技术员工在制备药酒的过程中严格遵循先辈的传统工艺,对各种原料逐一认真挑选,以净货投料;尤其对于投放珍贵的细料,更是兢兢小心,厘定计量,不差分毫。

例如,在制备"国公酒"的过程中,所需的药料是国公膏、红曲、广皮、玉竹及6味细料。程绍奎带领制酒师先用铜罐将上述药料与65°烧酒、黑糖、红蜜共置一处,再将铜罐置于大铜锅内,锅中注水,然后加热。酒沸时,用木棒搅拌药料,使糖融化,然后迅速将铜罐内的酒与药料的混合物注入缸内。半年后滤取缸中清液,即为国公酒。在制作过程中,程绍奎严格掌握操作数据,如果基酒度数太高,药材所含水分便被酒吸去,药效则不易发挥;要是基酒度数低于65°,药材有效成分则不易溶出;此外,酒沸不能超过1分钟,否则酒精易挥发,闷在缸里的药料有效成分也不易溶出。只有恰到好处地掌控各种参数,才能使制出的国公酒发挥最佳效用。可以说,如果没有程绍奎这样精勤的大工匠,即使乐家老铺的配方再佳、原料再优,也难做出这么经典的药酒。程绍奎为企业早期的科技进步做出了重要贡献。

更难能可贵的是,即使在已经成为广有名望的大工匠之后,程绍奎仍不辞辛苦,在药工挑拣材料时亲自在现场监督指导,将自己的技艺和经验无私传承给年轻人。通过老师傅的传、帮、带,越来越多的年轻人成长起来,这种精神上的传承,正是老字号在新时代谋求新发展的重要力量。

积淀历史 百年酒坊

酒香飘逸于酒坊之中,在有形的酒坊背后,蕴含的则是无形的悠久历史和厚重的文化。乐家老铺沽上药酒不仅重视技艺的传承,也非常重视文化的传承,这种重视体现在诸多方面。

乐家老铺沽上药酒工坊博物馆是达仁堂京万红药业师古传承创建的,集药酒酿制、药酒文化、中医药文物收藏、艺术品创作、参观者品购于一体的药酒博物馆,是融药酒生产与药酒文化于一体的展示馆。作为国内第一家以药酒为主题的博物馆,工坊先后被认定为天津市工业旅游示范点、全国中医药文化宣传教育基地、国家中医药健康旅游示范基地创建单位。整个工坊按照乐家老铺的原生态药酒工坊加以建造。"沽上药酒工坊"的牌匾和"修合无人见,存心有天知"的祖训高悬于其中,随后便是仿照传统酒坊建造的卖酒

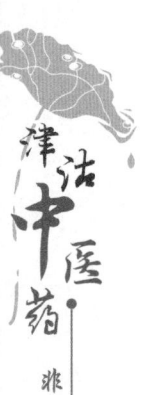

柜台及陈列的百年酒缸等。酒坊之中,在酒香的飘逸下,蕴含的是与酒香同样无形而又韵味醇厚的深厚中医药文化和药酒文化,称得上特色显著、精彩纷呈。"药酒工坊内,讲述了中国药酒历史文化及发展、天津药酒历史简志、达仁堂京万红药业深邃的药酒历史及文化、药酒工坊的药酒圣手、药酒工坊的特色药酒及传统制作秘技等,陈列了药酒制作使用的地道贵细中药材标本,并专门设置了药酒品赏区供参观者现场品尝。"王玉红说。

在沽上药酒工坊的基础上,乐家老铺还于2015年创建了乐家老铺药酒文化展示馆。展示馆坐落于天津意式风情区,全部采用古典与现代艺术相结合的装饰风格,融中医药文化展厅、馆藏文物展厅、药酒品购展厅、全品种药酒展示厅、药酒储藏室为一体,全方位、立体化地呈现和展示中医药文化及药酒文化。展示馆采用了360°全景片,将乐家老铺沽上药酒工坊全貌赫然展现在参观者面前,使其仿佛身临其境于药酒博物馆之中。馆内还对中国药酒的发展史、中医药藏品、艺术藏品和全品类药酒进行了陈列展示,并专门设置了药酒品赏区供参观者现场品鉴。通过参观和品鉴,他们不仅可以切身感受到乐家老铺沽上药酒浓厚的文化底蕴,也可以了解到药酒知识和服用常识、正确的健康养生理念及日常保健方法,更能切身体会祖国中医药文化的博大精深、源远流长。博物馆与展览馆之间互成"掎角之势",共同推进了沽上药酒文化的发展与传播。

关于博物馆和展览馆的意义,王玉红阐述道:"参观乐家老铺沽上药酒工坊的人们,不仅可以欣赏到馆藏文物和艺术品,更是可以在传统药酒制作、药酒生产和药酒文化浓厚氛围的感染下,进一步了解我国传统的中医药文化,学习药酒知识和服用常识,明白'药酒是炮制出来的,而非泡制出来的'。"炮制与泡制,一字之差,体现出的却是专业与业余、详尽与粗糙之间的区别。药酒工坊自建成以来,接待了几万人次的参观和访问,越来越多的人通过对工坊的参观,增进了对中医药和药酒知识与文化的了解。中央电视台、天津电视台也多次进行报道,足见工坊所展现出的文化特色性、历史传奇性、时代传承性和新闻价值。

王玉红感慨地说:"作为一家有使命感、有责任感的百年制药企业,京万红药业将一如既往地坚持发掘和传承传统中医药文化和乐家老铺沽上药酒传统制作技艺,不断丰富乐家老铺沽上药酒产品品种,提升工艺水平,提高产品品质,培育中国药酒的知名品牌,为弘扬中国药酒文化和非物质文化遗产的传承与保护尽心竭力。"在对乐家老铺沽上药酒的探访与梳理中,我们也能够看到一家扎实、淳朴的老字号在当今时代所蕴含的生机与潜力。对一个人而言,期颐者寥寥无几,但对于一种寓旧于新、亦新亦旧的非遗技艺而言,百年也许仅仅是个开始,未来的路还很长。乐家老铺沽上药酒的同仁站在前人的肩膀之上,不忘初心,砥砺奋进,努力为这块百年招牌续写下一个辉煌的百年。

（孙桂龙　段煜　赵麟萱　朱欣平）

后记

　　中国是非物质文化遗产(简称"非遗")大国,保护好、传承好、利用好非遗,对于延续历史文脉、坚定文化自信、推动文明交流互鉴、建设文化强国具有重要意义。中医药文化是中华民族的瑰宝,也是中国优秀传统文化的重要组成部分,它不仅是打开中华文明宝库的钥匙,更是非遗中辉煌灿烂的重要组成部分。国务院先后公布了6批国家级非遗代表性项目(传承人)名录,其中传统医药保护项目有23大项,涉及182个申报地区或单位,代表性传承人有131人。"中医针灸"和"藏医药浴法"先后被列入"联合国教科文组织人类非物质文化遗产代表作名录"。近年来,在中华人民共和国文化和旅游部、国家卫生健康委员会等部门的大力倡导和保护下,各类文化遗产蕴含的精神基因被不断激活,然而,如何推进中医药非遗走进人民的生活、融入人民追求美好生活的精神血脉,是一个值得思考和探讨的问题。《津沽中医药非物质文化遗产代表性传承人口述采珍》一书的编纂便是对这一问题的思考与回答。

　　2024年初,习近平总书记在天津视察时特别提出了对城市文化的重视,强调了优秀传统文化在城市发展中的独特地位和作用,并指出要在传承文化方面"善作善成"。天津作为一座历史文化名城,拥有众多国家级非遗项目和传承人。津沽中医药独具特色,不仅深刻体现了人民群众对生命的理解和深层次的人生哲学智慧,也是天津人文化性格的重要组成部分。近年来,天津市乃至全国都在着力弘扬优秀传统文化,在此契机之下,本书的编纂出版恰逢其时!正如张伯礼院士和曹洪欣会长两位国家级非遗传承人、医学大家为此书所作序中的评价,此书对于促进中医药文化的弘扬,挖掘、抢救、保护中医绝技和中药制作技术,具有较大的现实意义。

本书采用文化口述史的形式,记录了天津市各级中医药类非遗项目的发展沿革和传承发展历史,将"中医药"与"口述史"相结合。这种方法既能够抢救性地记录那些因为各种原因缺乏文献资料的中医药非遗项目,还能够呈现更加生动活泼的媒介形象,这对于推动中医药文化传承和中医药非遗研究都是有益的,并且是一种卓有成效的实践。这样的研究性书籍在全国尚不多见,因此弥足珍贵。

在国医大师、第一批国家级非遗项目"中医传统制剂方法"代表性传承人张伯礼院士的大力支持下,落户于天津中医药大学的天津市中医药文化研究与传播中心,以及天津中医药大学文化与健康传播学院的团队骨干50余名师生,历时3年多时间,跟踪采访了天津市30多个国家级、市级、区级中医药非遗项目,包括中医诊疗技艺和中药制作技艺。他们集合了一批享誉国内外的,包括3位中国工程院院士、国医大师在内的多名中医名家,以及全国知名的中医药品牌,如达仁堂、隆顺榕、京万红等老字号企业,津沽推拿等中医技艺。经过与项目传承人的长期沟通采访和口述史采集,对口述文字进行编辑,形成了高质量的口述史整理稿。这些稿件起先于2019年分别在专业媒体《中国中医药报》、大众媒体《中老年时报》的《中医药非遗专栏》中刊发,后经过团队师生再次深入采访记录,丰富文字,最终编纂形成此书。为确保此书的学术性、专业性,特地邀请了中医药专家、非遗专家、文化学者、出版社资深专家、传承人等进行了反复审核,从中医专业、非遗文化、文字叙事等方面把关。在文字风格上,我们试图改变以往"口述史"以第一人称的叙述方式,将传承人口述内容进行语言提炼加工"采珍",以第三人称叙述,以使书籍更为客观地记录历史和传承脉络,增添书籍的学术分量。

作为本书的主编,我代表编审委员会,感谢天津中医药大学名誉校长张伯礼院士。他一直十分关注和支持中医药非遗的传承保护,倡导并支持我们的团队在《中国中医药报》等媒体开辟专栏,宣传天津的中医药非遗项目。他还在百忙之中撰写了"开栏语",并以此再次完善作为本书的序言。

感谢中国非遗保护协会副会长兼中医药委员会会长、国家级非遗代表性项目传承人曹洪欣教授为此书欣然作序。曹会长近年来带领中医药专业委员会为中医药非遗的传承保护做出了重要贡献,并对天津的中医药非遗工作给予了巨大的支持!

感谢参与口述史采集的各位中医药非遗项目传承人和编委成员。本书系天津中医药大学中医药文化研究与传播中心被天津市文化和旅游局确定为"天津市非遗保护基地"后的第一个重要学术成果。非遗基地团队成员为了中医药非遗的传承与保护,不辞辛劳,勇担历史和社会责任,为这些非遗传承人义务服务。大家携手共同参与文化传承,不断为中华优秀传统文化、中医药文化的发展鼓与呼,使得几代中医药非遗传承人的成果得以呈现于社会大众面前。

感谢负责联系、采访、编纂本书的学院师生,以及参与组稿的媒体编辑、记者;感谢出版社领导、责任编辑的辛勤工作。所有参与人员严肃的科学态度、严谨的治学精神、精益求精的工作作风,深深地感动并激励着我,从而使书籍的质量得到不断提升。

本书也是本人主持的 2022 年度天津市艺术科学规划项目"天津市非物质文化遗产(中医药)口述史研究"(项目号:B22041)的研究成果。本书的大部分编委会成员,也是项目的主要参与者。在近 3 年的学术研究过程中,团队成员踏踏实实、精益求精地做学问,使得本书在学术深度和呈现形式上都有所创新。

"问渠那得清如许,为有源头活水来",中医药文化传承的传播工作必将为健康中国建设源源不断地注入文化动力,为铸就社会主义文化新辉煌贡献新的力量。在一代又一代中医药人的传承努力下,也必将推动中医药非遗更好地走向世界,为全人类的健康贡献中国智慧。

2024 年 7 月